KB04443

병을 무서워하지
않습니다

병을 무서워하지 않습니다

아주 작은 수고로 생애 최정점의 건강을 유지하는 방법

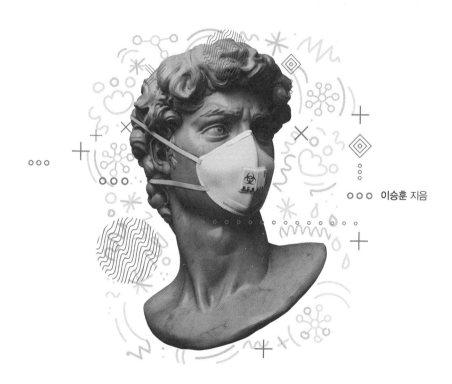

○○○ 이승훈 지음

B 북폴리오

나는 어릴 때부터 자잘하게 불편한 증상을 많이 겪었다. 생명에 지장을 줄 정도로 크게 아픈 적은 없었지만, 일상생활의 큰 불편함을 야기하는 증상은 자주 있었다. 그럼에도 불구하고 병원에 잘 가지 않는 집안 문화 덕분에 나는 내가 가진 다양한 증상들에 대해 항상 막연한 공포감을 가지고 있었던 것 같다. 사실 내가 자신의 의지로 의대에 진학한 것은 아니었다. 하지만, 그래도 의대에 가면, 그간 궁금했던 질병에 대해 완전한 이해가 생길 줄 알았다. 의대에 들어간 후 엄청난 양의 의학 지식을 머리에 입력하면서도, 당시나 지금이나 정말 이해가 안 되는 궁금증이 하나 있다.

"이런 정도의 지식을 공부하는 데 뭣 하러 성적이 좋은 사람을 국가적으로 뽑을까."

당시 의대 교육은 지식의 양만 많았을 뿐, 물리학이나 화학 등 기초 과학이나 여러 첨단 공학에 비해서는 부끄러운 수준의 단순 암기 지식 분야에 지나지 않았다. 지금도 생각하면 의대는 기억력 달인을 길러내는 공장이었지, 질병에 대한 새로운 시각을 길러내는 창의력 같은 능력과는 담을 쌓은 공간이었다. 물론 요즘 의대 교육은 과거에 비해 많이 좋아졌다고 한다.

실제로 사회주의 의료 시스템을 가진 서유럽권에서는 의대의 인기가 그다지 높지 않아서, 의대 진학이 그리 어렵지 않다. 게다가 의사의 평균 급여가 모든 직업의 평균 혹은 그 이하 수준이라고 하니, 의대를 그렇게 원할 이유도 없을 만하다. 사실 의사의 사회적 지위가 높은 나라는 선진국 중에 미국이 독보적이며, 그 외에는 중국, 인도 정도밖에 없다. 유럽 대부분의 나라와 캐나다, 호주 등 영연방 국가들에서 의사의 지위는 평범한 일반 직업인 수준이며, 일본도 과거보다 사회적 위상이 많이 떨어진 상태다. 그러니 우리나라에서 볼 수 있는 의대에 대한 과도한 열기는 절대로 전 세계적으로 일반적인 현상이 아니다.

국내에서조차 의사의 지위와 수입은 과거보다 훨씬 못한 수준인데도 이런 일이 벌어지는 것을 볼 때 요즘 과열되는 공무원 지원 열기와 같은 맥락이 아닌가 한다. 빈부격차의 확대와 같은 자본주의의 약점에 고통 받는 한국 사회에서 조금이라도 안전한 직업을 선택하려는 군중심리가 공무원 및 의대 지원 열기로 이어지는 것은 아닌지 추측한다. 사실 나는 세상 물정 모르고 자의 반 타의 반 의사를 시작했지만, 사회를 둘러볼 시야를 갖게 된 지금으로서는 맹목적인 의대 열기가 전혀 반갑지 않다.

수십 년간 의사로 활동하면서 얻은 생각에 비춰 볼 때 한국에서 의사는 사회 안전망을 책임지는 수동적인 직업 분야이지, 사회를 주체적으로 이끌어가는 힘은 거의 없다고 본다. 미래를 꿈꾸는 젊은이들이 선택할 정도의 역동성 있는 직업은 아니라고 보는데, 현실은 어찌 이리도 다른지…. 어느 사회이건 의사라는 직업은 지금의 한국 교육 현실과 의료 시스템에서 선발된 뛰어난 머리를 가진 사람보다는 병든 사람에 대한 따뜻한 봉사 의식을 갖춘 사람이 더 어울린다고 생각한다.

이런 국내 상황이 바람직하지는 않다고 생각하지만, 내 개인적으로는 의사로서 질병을 바라보는 인식에 많은 발전이 있었던 것 같다. 실제로는 매우 쉽게 이해되는 질병의 개념이 왜 이렇게 일반인들에게 어렵게 전달되는지 의아한 경우가 많았다. 아마도 20년이 넘는 의사 생활 동안 얻은 경험과 혜안 덕분일 것이다. 이런 깨달음을 일반인들에게 쉽게 알려주고자 하는 마음이 이 책을 쓰게 된 가장 강력한 동기다. 이 책에서 언급할 내용들은 아마도 그간 봐왔던 의학 교양 서적, 건강 서적에서 얻는 지식과 전혀 다를 것이라고 자부한다. 여기에는 뇌졸중, 암, 호흡기 질환을 가진 환자들과의 경험과 깨달음이 중요한 부분을 차지한다.

뇌졸중은 내 전공인 만큼 정말 너무나 많은 환자들을 만나고 치료해왔다. 하지만 뇌졸중보다는 백혈병(혈액 암의 일종)으로 이른 나이에 아버지를 잃은 경험 때문인지, 암이라는 병에 대한 존재 의미를 자주 고민했다. '암세포도 우리 몸에서 발생한 세포이지 외계세포가 아닌데, 이 세포가 우리의 삶에 주는 의미는 무엇인가?', '우리 몸이 발달하는 데에 있어서 어떤 영향/기여/피해를 주는 질환인가?', '우리는 암이라는 질환을 단순히 어쩌다 만나는 불행이라 치부하고, 가슴 졸이며 걱정하는 삶을 살 수밖에 없는 운명인가?' 암의 존재와 의의에 대한 근본적인 고찰 덕분인지, 최근 나는 생물 발생의 근원을 밝히기 위한 귀중한 가설을 하나 도출할 수 있었다. 하지만 가설 검증에는 많은 시간과 연구비가 들어가는 관계로 충분히 연구 가능한 적절한 시기를 기다리는 중이다. 이런 노력과 함께, 나는 암에 대한 생태학적, 자연과학적 고찰로 얻은 깨달음을 일반인들에게 알려주고 공유할 기회를 차분히 기다리고 있었다.

두 번째 깨달음을 얻게 된 계기는 코로나19 Corona virus Disease 2019, COVID-19 사태다. 우리나라는 사스 Severe Acute Respiratory Syndrome, SARS의 위

기를 운 좋게 넘겼지만, 메르스 Middle East respiratory syndrome, MERS 파동으로 전 세계의 비웃음거리가 된 바 있다. 하지만 2020년 초, 우리나라의 메르스 대처를 비웃었던 선진국들이 모두 수렁에 빠진 것은 물론, 인류 역사상 최대 규모 유행인 코로나19 팬데믹이 전 세계를 휩쓸었다. 코로나19 호흡기 질환은 내가 가진 감기, 독감, 폐렴에 대한 기본 지식을 시험하는 계기가 됐다. 특히 나를 비롯한 한국의 의사들이 감기라는 쉬운 병조차 병리 기초부터 제대로 배운 적 없다는 치명적 약점도 깨닫게 했다. 전 세계 수억 명이 감염되고, 지금까지 500만 명이 넘게 사망하게 만든 이 질환의 기본적인 병태 생리가 사실은 감기와 크게 다를 바 없다는 사실, 그럼에도 애초에 의대에서 감기를 진지하게 배운 적이 없다는 사실은, 지금 우리의 의학 교육이 얼마나 기본에 무지했는지를 알게 해주는 계기가 됐다.

세 번째로 언급할 집필 동기는 내가 오래전부터 고민해왔던 주제다. 뇌졸중 환자 및 보호자들과 수십 년간 대화하면서 뇌졸중이라는 병을 쉽게 이해시킬 수 있는 방법에 대해 항상 고민이 많았다. 우리나라에서는 뇌졸중을 워낙 두려워하다 보니 〈유 퀴즈 온 더 블럭〉이라는 프로그램에도 '살면서 안 만나면 좋을 사람' 특집으로 출연할 정도였다. 사실 그렇게 무서운 병은 아님에도 불구하고 병을 제대로 모르면서 과도한 두려움으로 많은 사람들이 불필요한 영양제를 먹는 등, 이상한 건강행동을 한다는 사실을 알게 됐다. 그런 공포감을 이용한 못된 마케팅이나 쇼닥터들도 TV나 유튜브에서 기승을 부리는 상황이다. 언젠가 이를 바로잡아줄 지식을 전달하리라 마음먹고 있었다.

이 책은 이런 계기들을 통해 내가 지난 수십 년간 얻었던 진료 경험과 의학적, 자연과학적 깨달음을 한데 모은 것이다. 일반인들이 쉽게 이해할 수 있도록, 가급적 내 과거의 경험을 최대한 많이 그리고 재미있게 삽입해봤다. 질병을 이해하는 데 기본이 되는 우리 몸의 구조에 대해서는 의학 교과서를 읽는 기분이 들지 않도록 쉽게 설명하려고 노력했다. 쉬운 설명으로 돼 있지만, 실제 내용의 깊이는 의과대 학생이 봐도 도움이 될 정도의 수준까지 섭렵했음을 알 수 있을 것이다.

질병의 분류에 대해서는 내가 만든 분류법을 이 책에서 처음 제시해봤다. 의료계에 난립하는 질병명과 임상 과목들로 인해 일반인으로서는 가뜩이나 어려운 질병을 더 어렵게 받아들이는 현 상황을 타개하고자, 모든 질병을 단 2개 대분류, 7개 소분류로 체계화했다. 애초에 임상의학적으로 질병 분류법이란 것이 존재하지 않지만, 나의 의도가 실용적으로 잘 활용됐으면 하는 바람이다.

그다음으로는 뇌졸중, 암, 감기/코로나19에 대한 설명을 자세히 실었다. 아마도 이 섹션들에서는 기존 의학 정보 프로그램이나 서적에서 볼 수 없었던 예상 밖의 의학 지식에 일반인들이 깜짝 놀랄 것이라 장담한다. 기존 지식에서는 터부시돼 알려지지 않았던 내용들이나, 잘못 알려졌던 내용들, 새로운 해석으로 이해되는 정보들을 최대한 이해하기 쉽게 기술했다. 독자 여러분들이 질병을 제대로 이해하고, 불필요한 두려움을 떨치는 데 조금이나마 이 책이 도움이 됐으면 한다. 마지막 섹션에서는 일반인들에게 잘못 알려진 의학 정보나 최근에 알려진 재미있는 의학 소식을 테마별로 정리했다.

이 책의 집필을 통해 여러분들께 알려주고자 하는 주제는 '사람의 몸은 부족하고 불완전해서, 누구나 어쩔 수 없이 질병과 함께 살아간다'는 사실이다. '어쩔 수 없다면 좀 더 즐거운 마음으로 받아들이고, 이를 적극적으로 대처하자'는 것이 내 의견이다. 평생 큰 질병을 피할 것이라는 막연하고 잘못된 믿음, 만나면 큰일 날 것이라는 불필요한 공포감, 그러면서도 질병 대비와 무관한 잘못된 영양제 사용과 필수적 약물 멀리하기 등의 비과학적인 건강 태도들을 최대한 의학적, 과학적 시각에서 의견을 개진하기 위해 최대한 노력했다. 나의 진정성이 여러분들의 마음에 잘 전달되기를 빌어 마지않는다.

이 책의 집필에는 많은 분들이 도움을 주었다. 서울대 의과대학 정원경 학생은 감기의 자료 조사를 도와줬고, 이수민 간호사는 원고 타이핑을, 김다영 씨와 박은채 간호사, 양욱진 전임의는 그림 작업, 참고 문헌 및 주석 작성을 도와줬다. 이분들의 도움 덕분에 풍부한 양질의 증거 및 보조 자료와 관련 문헌 등을 포함할 수 있게 됐다. 또한, 거의 1년 가까이 주말 동안 집필에만 매달린 나에게 항상 따뜻한 사랑을 보낸 아내 김나미와 딸 이지원, 아들 이준서에게도 뭐라고 감사의 마음을 표현해야 할지 모르겠다. 가족들의 희생과 응원이 없었다면 이 책은 세상에 나올 수 없었을 것이다. 마지막으로 이 책을 제안하고 출판을 맡아준 미래엔 출판사의 권병규 과장님과 그 임직원들에게도 깊은 감사를 드린다. 나는 그 전까지 전 세계 의학도를 위해 스프링거 네이처Springer Nature를 통해 글로벌 뇌졸중 교과서를 6권 집필한 적은 있어도, 국내 일반인을 위한 교양서는 이번이 처음이다. 부디 이 책을 통해, 독자 여러분들이 내가 전하고자 하는 지식과 내용을 일상에서 잘 활용하기를 바라는 마음이다.

이승훈
새벽을 여는 어느 날, 병원 연구실에서

PART 2 질병이란 무엇인가

PART 3 적어도 뇌졸중으로는 쓰러지지 않게 해줄게요

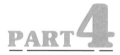

PART 6 마지막으로 독자들께 꼭 드리고 싶은 이야기

INTRO

감기에 걸려 휴학한다고?

감기에 걸려 휴학한다고?

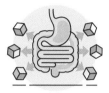

먼저 1994년 겨울 무렵, 내가 의과대학교 3학년일 때 에피소드를 얘기하려고 한다. 의대의 커리큘럼은 일반 대학교와는 전혀 다르다. 지금도 계속 달라지고 있어서 보편적으로 설명하기는 좀 애매하다. 대체로 2년 간의 방탕한(?) 의예과를 마치고, 본과로 올라가면 수강 과목이 강제로 배정되는 시스템이다. 대학교에서는 일반적이지만, 교양과 필수 과목 구분에 따른 자율적인 수강 과목 신청 시스템과 같은 사치는 의대에 없다(최근 엔 일부 자율 신청 시스템이 생긴 듯하지만, 여느 대학 수준은 아니다). 1·2학년은 주로 기초의학 과목으로 해부학, 생화학 등을 배우고 3·4학년은 환자를 보는 임상 과목으로 내과, 외과 등을 배우는 시스템이었다. 또 1·2학년에 해당하는 교육 과정은 하루 종일 한 강의 동에 가만히 앉아 있으면 교수님들이 시간마다 들어와 강의를 하는 시스템이었다. 당시 나는 자신이 대학생임에도 다시 고등학교로 퇴보한 것 같은 우울한 문화적 충격을 받았다. 그러다가 3·4학년이 되면 일주일에 1~2일 정도만 강의를 듣고, 나머지 시간 동안 병원에서 가운을 입고 실습을 받는 시스템으로 바뀐다. 당시 나는 벌써 의사라도 된 양 착각 속에 빠져 비교적 자유롭게 병원을 돌아다니며 드라마에서나 보던 의사들의 실습 생활에 취해 낭만을 느끼곤 했다.

그런데 1년 내내 자유로웠던 3학년 커리큘럼의 최대의 장점은 나중에 최대의 단점이 돼버리고 말았다. 간단한 중간 실습 테스트를 제외하고는 시험을 전혀 치르지 않다가, 겨울에 단 한 번 1년 치 학점을 결정하는 시험을 몰아서 봤기 때문이다. 1년 치에 해당하는 40학점을 한 달 동안의 시험으로 거의 결정하는 시스템이라, 그 기간 동안의 컨디션 조절이 고등학생 수능 시험만큼 중요했다. 아니다. 수능은 하루만 컨디션 조절하면 되겠지만, 이건 한 달을 조절해야 하는 일이니 더 힘들다고 보는 게 맞을지도 모른다. 나를 비롯한 3학년 동기들은 1년 내내 편하게 지내면서 중간에 술도 마시고 낭만을 찾다가 11월 무렵이 되면서부터 극도의 공포감에 휩싸였다. 그래도 같이 매를 맞으면 편하다고 했던가. 나만 당하는 상황은 아니니 친구들과 서로 위로하며 시험을 준비하고 있었던 어느 날, 친한 친구 중 한 명이 도서관 앞에서 갑자기 휴학하겠다면서 했던 말을 잊을 수가 없다.

"감기에 걸려서 시험을 망칠 것 같아. 그래서 휴학하고 내년에 다시 하려고."

의대가 학점제이긴 하나, 학년마다 듣는 과목이 정해져 있어서 다음 학년에 보충할 방법은 없다(지금은 조금 바뀐 학교가 있는지는 모르겠다). 1학점이라도 F를 맞으면 그대로 유급이었다. 그런데 1년 내내 실습을 모두 마친 친구의 입에서 나온 휴학의 이유가 단지 감기라니 도무지 납득이 되지 않았다. 다음 해를 천천히 준비하다가 쉬는 것도 아니고, 예상치 못한 감기 때문에 갑자기 인생에서 1년을 허비하게 되다니, 당시 친구의 낙담한 표정이 지금도 생생하게 기억난다.

인생을 살면서 우리는 참 다양한 질병을 마주한다. 그중 감기는 가장 친숙한 병이기도 하다. 아마도 전 세계 사람 중 감기에 한 번도 안 걸려본 사람은 없을 테다. 게다가 우습게 봤다가 큰 코 다치는 경우가 생각보다 많다. 내 친구의 에피소드는 젊은 시절의 작은 에피소드에 지나지 않지만, 많은 사람이 감기를 우습게 생각했다가 큰 불상사를 겪었으리라 짐작된다. 갑자기 걸린 감기로 운동선수가 인생이 걸린 경기를 앞두고 컨디션 조절에 실패하는 경우, 직장인이 중요한 발표나 인터뷰를 앞두고 제대로 준비하지 못해 망치는 경우처럼 말이다. 평생 감기에 안 걸리는 건 불가능해도 중요한 일정을 앞두고 그때까지만이라도 감기를 피할 비책은 사실 얼마든지 존재한다. 그것을 알려면 먼저 감기가 무슨 병인지 제대로 파악하는 작업이 필요하다. 이 책을 읽고 나면 독자 여러분들은 감기의 아주 싱거운 정체와 너무 쉬운 예방법을 이해하게 되리라 장담한다.

질병이란 무엇인가?

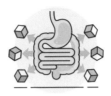

무슨 말이죠? 전 혈압이 높았던 적이 평생 한 번도 없어요

외래에서 환자에게 고혈압이 의심된다고 얘기하면, 환자로부터 아주 흔하게 듣는 답변이다. 일반인들은 고혈압이라는 심각한 병에 걸릴 것이라고 생각한 적이 없으니 저렇게 대답할 수도 있지 않느냐고 하겠지만, 의사인 내 입장에서는 사실 참 황당한 답변이다. 특히 젊을 때부터 평소 수축기 혈압이 100mmHg를 넘지 않아 저혈압이라 믿고 살아온 여성 환자들이 대체로 이런 반응을 보인다. 그러면 나는 "고혈압을 가지고 태어나는 사람은 없습니다. 누구나 살다 보면 혈압 문제가 생깁니다"라고 점잖게 타이른다. 그런데 여기서 의문이 생긴다. 과연 환자와 의사 사이에 어떤 견해 차이가 있는 걸까?

누구나 살면서 병에 걸린다. 하지만 병에 걸리고 싶은 사람은 아무도 없다. 그래서일까? 어떤 질병이 생기는 초기 신호를 많은 환자가 외면하거나 부인한다. 그런다고 그 병에 걸리지 않는 것도 아니다. 장두노미 藏頭

露尾, 즉 꿩은 매에 쫓기면 꼬리는 내놓은 채 섶에 머리만 처박는다는 의미다. 인간은 꿩보다 훨씬 현명한 만물의 영장인데, 질병 앞에서만큼은 꿩과 같은 행동을 하는 경우가 많다. 고혈압을 외면한다고 해서 자신의 몸에 있는 고혈압이 없어지지 않는다. 고혈압이란 병이 자신에게 생겼음을 인정하고, 고혈압을 병으로서 이해하고, 적절하게 대처할 때 큰 병을 막을 수 있다.

의사가 '말하는' 대로 사셔야지, 의사가 '사는' 대로 살면 요절합니다

"저도 혈압약을 먹습니다. 고혈압은 부끄러운 병이 아닙니다." 내가 이렇게 얘기하면 "의사 선생님도 병에 걸리나요? 무슨 의사가 자기 병도 미리 못 막아요?"라고 대꾸하는 환자들을 가끔 만난다. 2019년 현재 기준 우리나라 남자의 기대 수명은 80.3세, 여자는 86.3세다.[1] 한 연구에 의하면 의사의 기대 수명은 전체 국민의 평균에 미치지 못한다고 한다. 의사라는 사람들이 훨씬 건강하게 살기는커녕 국민 평균에도 못 미치는 수명을 가지고 있다는 얘기다. 단지 스트레스가 많아서일까? 사실 스트레스 없는 사람들이 어디 있나?

의사들도 다양한 병에 걸린다. 자기 자신을 진단 못 하는 경우도 수두룩하다. 의대에 입학하면 동아리나 동문회의 강압적인 선후배 문화를 겪고, 전공의로 들어오면 생각하지도 못한 도제 문화를 경험하게 된다. 또 자신이 원해서 마시는 술이 없다. 선배 의사들이, 교수님들이 술을 따라주니까 무조건 마실 뿐이다. 일반 사회생활에서 경험하는 강압적인 술 문화에 비할 바가 아닐 정도다. 건강을 책임지는 의사들이 그런 문화에서 생활한다니 믿지 못하는 사람들도 여럿 봤다. 하지만 의사들은 병원 안에서만 의사지, 병원 밖에서는 어떤 직장인들보다 몰상식한 건강 생활 문화 속에서 산다. 물론 지금은 예전보다 많이 나아지긴 했다. 내가 경험해온 환경이 그랬다는 것이니 지금도 당연히 그럴 것이라 생각하지는 않으면 좋겠다.

지금은 연락이 끊겼지만, 과거에 나와 절친했던 친구 이야기를 하고자 한다. 대학 입학 후 나는 내향적인 성격인 탓에 동기들과 데면데면하게 지냈다. 그런데 그 친구가 친근하게 먼저 다가와 우리는 금세 친한 사이가 됐다. 그런데 웬걸. 이 친구는 술만 마시면 아침 6시까지 술을 마시는 게 다반사고, 엄청난 흡연량에 비만 등 안 좋은 건강 습관은 모조리 스스로 체험하고 있었다. 그 후 다양한 이유로 차차 멀어졌는데, 군 복무를 하던 시절에 후배에게서 뜬금없는 연락을 받았다. 그 친구가 뇌졸중으로 신경과에 입원해 있다는 소식이었다. 마침 내가 전공하는 분야이기도 해서 병원으로 찾아가 정말 오랜만에 친구를 다시 만났다. 그런데 아뿔싸. 그 친구는 좌측 상하지가 완전히 마비돼 침상에 앉을 수도 없는 상태였다. 나는 뭐라 말하기도 난감해 그저 좋아질 거라고 위로만 했지만, 친구는 자신의 잘못된 건강 생활에 대해 이야기하며 후회의 눈물을 뚝뚝 흘리고 있었다. 하지만 이후 그 친구는 뼈를 깎는 심정으로 재활 운동에 집중해 장애가 많이 좋아져서 큰 지장 없이 절뚝거리며 걷는 정도로 건강을 되찾았다. 현재는 의사로서도 잘 생활하고 있다고 들었다.

그 친구에게 뇌졸중이 찾아온 당시의 나이가 만 30세 무렵이었다. 보통 뇌졸중 발생 연령보다 40년이나 빠른 나이다. 뇌졸중의 유전적 소인도 없었고, 심지어 그 자신이 의사였는데도 말이다. 술·담배·비만이라는 심각한 위험 요소는 물론이고, 나중에는 고혈압에 당뇨까지 걸렸는데도 그 치료에 무심했다고 한다. 너무나 안타까울 뿐이다. 질병에는 감정이 없다. 당사자가 의사건 아니건 병에 걸릴 이유가 있으면 걸릴 뿐이다.

하지만 자기 몸을 전혀 돌보지 않는 의사라고 해도, 모든 의사는 진료실에서 환자들에게 교과서적으로 진료를 한다. 흡연을 하는 의사가 환자에게는 금연하라고 호통을 치기도 한다. 물론 의사들도 자신의 건강을 위해 어느 정도 신경은 쓸 테고, 개인차는 있을 것이다. 일반인들이 생각하는 것처럼 의사들이 자신의 건강 생활에 대단히 철저하게 대비해 절대적으로 병과는 담을 쌓고 사는 것은 아니다. 수명도 더 짧은 데다 방사능 노출 등 직업에 따르는 위험으로 인해 일반인보다 더 많은 질환에 노출될 우려도 있다.

다들 몸에 병이 많다, 다만 모를 뿐

나는 방송에 출연해 내 스스로 진단한 병이 스무 가지가 넘는다고 얘기한 적이 있다. 당시 진행자들은 내 발언에 깜짝 놀라는 반응이었고, 시청자들도 다양한 댓글을 달았던 것을 기억한다. '병이 많은 개인사가 있으신 분인가?', '의사가 자기 병을 스스로 진단했다고 하니 멋있네' 등의 댓글이 있었다. 그런데 사실 방송에는 내가 추가로 이야기한 부분이 편집됐다. 간단히 요약하면 "사실은 여러분들에게도 모두 다양한 병이 있어요. 심지어 많은 병을 가진 사람들도 있어요. 그런데 자신들이 모를 뿐이에요. 무서워서 병원에 안 가거나 무시하는 경우도 많을 겁니다"라고 했다.

누구나 살면서 정말 다양한 병적 증상들을 경험한다. 하지만 대부분 그런 증상을 겪고도 혹시나 하는 마음으로 넘어갈 뿐, 일일이 진단하지는 않는다. 심지어 고혈압, 당뇨, 고지혈증 등 혈관에 큰 문제를 일으키는 위험 질환들은 어느 정도 진행된 이후에도 대부분 자각 증상이 없다. 악성 종양, 즉 암은 평소 증상이 없다가 치료가 불가능한 말기에 발견되는 경우가 허다하다. 내가 스스로 진단한 내 질환을 열거하면 고혈압·이상지질혈증·요추 추간판 탈출증·슬개골 연골연화증·비복 신경 장애·알레르기성 비염·편두통·위식도역류·만성 위염·대장 용종·만성 골반 동통 증후군·긴장성 진전·불안장애·치주질환·선천성 골격 이상·선천성 색소 모반·갑상선/신장/간 낭종 등이 있다. 개인적 영역이라 더 밝힐 수 없는 질환을 합하면 스무 가지가 넘는다. 그런데 나는 절대로 나 자신이 많은 병을 앓는 사람이라고 생각하지 않는다. 아마도 우리나라 대부분의 성인이 이 정도의 질병은 가지고 있을 텐데, 이를 모르거나 잊어버리거나 무시하거나 외면할 뿐이다.

질병이란 무엇일까? 질병이 사람에게 존재하는 이유는 무엇일까? 우리는 질병에 대해 종교적·도덕적인 관념으로 해석하는 경우가 많다. 하지만 질병은 지극히 자연적이고 과학적인 현상이다. 질병은 누구나 걸릴 수 있는 것이며, 그 사람의 도덕적 태도나 종교의 유무 등과는 전혀 무관하다. 아무리 성실하게 살아온 사람도 갑자기 고혈압, 당뇨에 걸릴 수 있다. 우리가 위인으로 알고 있는 수많은 사람들도 뇌졸중, 심장마비, 암 등으로 갑작스럽게 사망한다.

우리는 모두 살아가면서 다양한 질병에 걸릴 것이라는 '사실'을 액면 그대로 받아들이고, 한 개인으로서 이에 대한 대처 방식을 제대로 확립할 필요가 있다. 이를 위해서는 '질병'의 본질이 무엇인지 개인과 인류 집단의 한 일원으로서 최대한 과학적으로 인식하는 태도를 갖춰야 한다. 나는 의과대학교를 다니면서 질병의 존재 의의에 대한 의학서의 해설을 보거나 강의를 들은 기억이 없다. 최근 이 책의 집필을 의뢰받은 후 대형 서점을 다니면서 질병에 대해 서술한 다양한 국내외 교양 서적을 뒤져봤지만, 내 마음에 꼭 드는 서적을 찾지 못했다. 그보다 그런 시각으로 접근하는 시도 자체를 거의 보지 못했다.

앞으로 이 책의 본문에서 서술하게 될 인간 질병의 의의는 어떤 참고 문헌이나 학자의 영향을 받은 것이 아님을 밝혀둔다. 이승훈이라는 필자의 영감과 깨달음의 결과임을 알려두고자 한다. 일반인도 이해하기 쉽도록 최대한 쉽게 서술할 생각이다. 이러한 시도를 큰 학문적 성과로 인정받고 싶은 생각도 전혀 없다. 오랜 시간 의과학과 진료에 몰두하면서 내가 갖게 된 질병에 대한 새로운 시각을 바탕으로 앞으로 다양한 토론과 건강한 논의가 시작되길 바랄 뿐이다.

약은 안 먹을래요, 영양제는 먹어도 되죠?

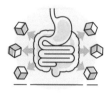

내가 근무하는 서울대병원 외래 클리닉의 진료 목적은 뇌졸중 발생 혹은 재발 예방이다. 즉 내원환자의 80퍼센트 이상이 뇌졸중으로 진단을 받았거나, 그로 인해 입원 치료를 받은 사람들이다. 그분들이 내원을 해 단 3분의 만남 동안 꼭 빠지지 않고 듣고 싶은 것이 있는데, 바로 뇌졸중 예방을 위한 귀중한 조언들이다. 나도 다양한 요청을 하는 환자분들에게 내 나름대로의 비방(?)을 알려드리려고 최대한 집중한다. 그러다 보니 3시간 반 동안 초집중, 초스피드로 60~70명의 환자를 진료하고 나면, 나는 완전히 녹초가 된다.

사실 나는 그 정도의 격무를 늠름히 버틸 정도로 체력이 좋은 편은 아니다. 성격도 내향적이어서 낯선 사람 만나기를 힘들어하는 편이다. 외래 시간은 내게 그야말로 고통스러운 시간이다. 힘든 외래 생활에도 불구하고 대부분 환자들이 친절하신 데다 그분들에게 오직 나만 줄 수 있는 도움을 드렸다는 보람 등이 계속 이 일을 할 수 있는 원동력이 돼준다. 소위 말해 기분은 훨씬 나아졌지만, 몸은 완전히 맛이 가는 희한한 경험의 연속이다. 진 빠지게 운동을 한 것도 아닌데 말이다.

이런 외래가 일주일에 네 번 계속된다. 외래 시작 직전에는 초긴장 모드라 진료실에서 말 한마디 없다가 외래만 끝나면 항상 긴장이 풀리고 기분이 좋아진다. 오죽하면 외래의 가장 좋은 점은 '끝이 있기 때문'이라는 농담이 있겠나. 게다가 나 같은 성격을 가진 사람이 이런 일을 업으로 삼을 줄이야. 인생은 참 모를 일이다.

뇌졸중 환자들은 많은 약물을 복용한다. 뇌졸중은 단일 질환이 아닌 '합병증'이기 때문에, 뇌졸중을 일으키는 데 기여한 많은 요인을 조절하는 약물을 먹어야만 한다. 뇌졸중의 원인인 혈전 생성을 억제하기 위한 항혈전제antithrombotics, 항혈소판제제antiplatelet agents로 인한 위장관 출혈 예방을 위한 위벽 보호제, 위험 요인의 유무에 따라 고혈압 치료제·당뇨 치료제·고지혈증 치료제, 뇌졸중으로 인한 우울증 발생의 경우 우울증 치료제, 여성 노인에게 나타나는 뇌졸중 후 골절 예방을 위한 골다공증 치료제, 인지 기능 저하 및 치매의 경우 이를 향상시키기 위한 인지 기능 항진제 등의 약물이 필요하다. 환자에 따라서는 하루에 최소 두 종류에서 많게는 열 종류까지 약을 먹는다. 어지간한 뇌졸중 환자들은 하루에 3~6종류의 약을 복용한다고 보면 된다.

뇌졸중 진단을 받고 약을 복용하게 된 환자들은 지금껏 거의 약을 먹지 않다가 갑자기 남은 평생 약을 먹어야 한다고 하면 각양각색의 반응을 보인다. 그래도 암과 더불어 한국인이 제일 두려워한다는 뇌졸중에 걸렸다는 진단을 받은 다음이니 대부분의 환자는 처음에는 군말 없이 술도 담배도 끊고 약도 처방에 맞춰 잘 먹는다. 그렇게 이후로도 계속 성실하게 군말 없이 약도 먹고 병원도 잘 다니는 환자들이 있는가 하면, 약을 자의로 중단하거나 외래를 잘 오지 않는 환자들도 있다. 의사로서 어떡하든 환자들을 설득해 끌고 가려고 하지만, 이렇게 따라오지 않는 환자가 10퍼센트 정도는 된다.

환자들이 뇌졸중으로 입원한 후 안정기를 지나고 회복기에 접어들면 외래에서 가장 많이 하는 질문 혹은 요청 사항이 있다.

"약 좀 줄여주면 안 돼요?"

애초에 환자에게 꼭 필요한 성분을 추려 지금껏 잘 복용해왔는데, 갑자기 줄여달라고 하면 정말 의사로서 난감하다. 하물며 내가 무슨 이득을 볼 목적으로 불필요한 약물을 넣은 것도 아니니 정말 곤란해진다. 이럴 때는 다시 환자에게 약물에 대해 설명해야 한다. 하지만 환자들은 설명을 한참 듣고 나서도 약이 너무 많아 먹기 힘들다는 둥, 약이 커서 목에 걸린다는 둥, 약 때문에 얼굴이 붓는다는 둥 다양하게 하소연한다. 그렇게 한참 실랑이를 벌이다가 결국 포기하고 나가는 환자가 문 앞에서 이렇게 말하곤 한다.

"크릴 오일은 먹어도 되죠?"

아니, 질병에 필수적인 약은 안 먹겠다며 줄여달라고 생난리를 치더니 정체불명의 크릴 오일은 먹겠단다. 도대체 건강 기능 식품이라고 분류된 유사 의약품들은 왜 멀쩡한 환자들을 이리도 현혹하는 것인지 이유를 알다가도 모르겠다. 오메가-3는 양반이다. 심지어 프로폴리스, 하와이 노니 등 듣도 보도 못한 영약들(?)을 먹어도 되느냐고 물어보기도 한다.

물론 오메가-3는 임상 시험 결과가 있긴 하다. 다만 정확하게 해당 성분이 아닌 데다 효과를 보려면 가성비가 떨어지는 편이다. 그보다 저렴하고 검증된 좋은 약들이 그 이상의 효과를 내니 굳이 더 필요하지 않을 뿐이다. 요즘에는 이런 환자들이 워낙 많아 나도 더 이상 놀라지 않고 그러려니 한다. 그리고 터무니없는 건강 기능 식품으로 환자를 나무라는 것도 의사와 환자의 관계에 좋지 않으니, 집에 갖고 있는 것만 먹고 더 사지는 말라는 정도에서 끝낸다.

약을 바라보는 일반인의 시각은 참 독특하다. 물론 그러한 속사정을 이해하지 못하는 바는 아니다. 나도 의사가 되기 전엔 같은 부류였는지, 의과대학교 다닐 때 어머니가 지어온 한약을 먹었던 기억이 있다. 당시 체중이 엄청 불었던 부작용을 경험한 뒤로는 다시는 먹지 않고 있다. 그런데 특히 우리나라 사람들은 약에 대해 비논리적이고 이중적인 태도를 취한다. 의사가 처방한 필수적인 약은 부작용을 두려워해서 어떡하든 줄여보려고 하면서도, 보약이라고 소문난 근거 없는 비방이나 건강 기능 식품은 큰돈을 들여서라도 챙겨 먹으려는 습성이 있다.

건강에 대해 이중적 모습을 보이는 우리나라 사람들의 행태를 누구도 부인하지 못할 것이다. 의사가 처방한 필수 의약품은 피하려 하고, 홈쇼핑에서 광고하는 약은 사 먹으려 한다니, 이게 도대체 무슨 비과학적인 행동인가. 이 문제에 대해서는 책의 후반부에서 내 의견을 제시하고자 한다. 많은 건강 기능 식품의 문제점과 사람들의 잘못된 행태, 그리고 환자혹은 일반인으로서 가져야 할 바람직한 건강 행태에 대해 심각하게 논의할 예정이다.

암 정복은 언제쯤?

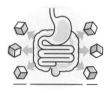

2000년 1월 1일, 밀레니엄 시대가 새로 시작되며 전 세계가 흥분에 빠져 있을 시간에 나는 한 암병동의 보호자석에서 TV 방송을 통해 보신각 타종 행사를 보고 있었다. 당시 나는 정신없이 수련 중인 신경과 4년 차 전공의였다. 하지만 아버지가 백혈병으로 쓰러져 내가 근무하던 서울대병원에 입원해 계시던 터라 의사가 아닌 간병인으로서 2000년 신년 첫날을 경험했던 기억이 지금도 또렷하다.

1999년 10월, 아버지는 빈혈의 원인을 찾기 위해 시행한 골수 검사에서 골수이상형성 증후군^{myelodysplastic syndrome, MDS}, 그중에서도 난치성 빈혈^{refractory anemia, RA}이라는 아형^{subtype}으로 진단을 받았다. 당시 내가 아는 지식으로 이 아형이 급성 백혈병으로 전환될 확률은 5년 내 25퍼센트 수준이었다. 자식 된 입장에서 이 정도로도 안심할 수 없었기에 나는 담당 교수님께 좀 더 적극적인 치료를 위해 골수 이식을 선제적으로 하는 것이 어떻겠냐고 제안했다. 교수님은 그럴 필요까지는 없다고 하셨다. 그러시고는 악화되지 않을 확률이 75퍼센트이니 모니터링하면서 기다리자고 의견을 주셨다.

담당 교수님의 말씀이기에 거스를 수 없었고, 당시 전문의도 아니었던 나로서는 따로 뭔가를 시도할 방법도 없었다. 답답한 시간만 하염없이 흘러갔다. 의사인 자식만 바라보는 어머니를 안심시키며 나는 불안한 마음으로 아버지를 모니터링할 뿐이었다. 결국 아버지는 일에서 은퇴하시고 집에서 편히 요양하면서 치료에 집중하기로 하셨다.

그런데 불과 두 달 뒤인 12월 24일 크리스마스 이브, 어머니로부터 다급한 전화를 받았다. 아버지가 다리에서 큰 통증을 느끼며 괴로워한다는 내용이었다. 불길한 짐작에 아버지를 급히 응급실로 이송한 뒤 혈액 검사 결과를 보고서 나는 까무러칠 뻔했다. 갑자기 발병한 급성 백혈병으로 인해 백혈구 수치가 20만/마이크로리터(일반인은 1만/마이크로리터 이하)를 웃돌고 있었다. 혈액에 백혈병 세포가 가득 들어차는 바람에 다리 정맥이 막혀 통증을 호소하시는 것이었다. 이미 폐와 신장에도 상당한 손상이 있음을 확인할 수 있었다. 그 후 아버지는 두 번의 항암 치료를 받으며 생사를 넘나드시다가 결국 이듬해 5월에 우리 곁을 떠났다.

아버지의 빈혈이 2개월 만에 바로 급성 백혈병으로 전환된 것이다. 하지만 5년에 25퍼센트 확률로 악화된다고 하지 않았던가. 나는 당시에 그냥 기다리자고 말했던 담당 교수가 몹시도 미웠다. 아무리 적은 확률이라도 결국 발병하게 될 백혈병을 미리 치료하지 말고 그냥 기다리자니, 그게 의사로서 제시할 의견인지 의심이 들었다. 심지어 보호자가 같은 병원 전공의인데도 이렇게 소극적인 치료를 시도하니 일반 환자들이 느낄 답답함은 오죽할까?

물론 발병 전에 골수 이식을 시도하다가 오히려 합병증으로 문제될 가능성도 있으니 담당 교수의 보수적인 태도를 이해 못 하는 것은 아니다. 교수가 된 지금의 나도 환자와 보호자의 관계에 따라 치료 태도를 바꾸곤 한다. 다만 당시 내가 직접 아버지를 치료할 만한 위치에 있지 못했다는 것이 한탄스러울 뿐이다. 아마도 아버지께서 만 55세에 돌아가신 사건은 내 의사 인생에 큰 영향을 준 것 같다. 비록 나는 뇌졸중을 전공하는 전문의로 성장했지만, 그때 느꼈던 암의 공포는 지금도 항상 생생하다.

암은 정말 무서운 병이다. 다른 질병처럼 적당한 타협은 거의 없다. 애매하게 치료하면 환자가 애매하게 사는 게 아니라 대부분 죽음을 맞이한다. 평생 살면서 이렇게 무서운 형벌이 있을까? 제아무리 건강하다고 자신하는 사람도 몸의 한구석에서 조금씩 성장하는 암세포를 스스로 느낄 방법은 거의 없다.

발병의 직접적 이유를 아는 경우도 매우 적다 보니 일부 사람들은 병의 원인을 종교적으로 해석하기도 한다. 평소 살면서 도덕적으로 종교적으로 부적절한 행동을 해왔기에 이처럼 가혹한 형벌을 받는다는 식이다. 물론 이는 틀린 생각이다. 암은 과학적으로 아주 명백하게 입증되는 병리 현상의 일종이다. 최근에는 다양한 항암제가 개발돼 치료율도 꽤 개선되고 있으니 암이 생겼다고 해서 지나치게 낙담할 필요는 없다. 압도적인 통계 수치로 우리나라의 사망률 1위인 질환이긴 하지만,[2] 이는 수명 자체가 늘어난 탓도 크다.

암은 도대체 어떤 질병일까? 일반적으로 감염병은 '외부' 병균의 침입으로 발생한다. 뇌졸중은 신체 '내부' 뇌혈관의 폐색이나 파열로 발생하는 질환이다. 이렇듯 대개의 질환은 직접적 원인을 쉽게 파악하고 이해할 수 있다. 유독 암만큼은 신체 외부에서 유래된 질병인지, 내부적으로 시작된 것인지조차 이해가 잘 안 된다. 본질적으로 인간에게 왜 이 병이 존재하는지도 잘 모른다. 의과대학교 학생일 때 종양학이라는 과목에서 암의 발생에 대해 배우면서 암을 개념적으로 이해하기 어려웠던 기억이 있다. 의과대 학생도 그러한데 일반인이라면 오죽하랴.

한편 우리는 다양한 질병들의 발생 이유와 과정을 과학적으로 접근해 이해하는 과정에서 인간이라는 존재가 우주를 포함한 대자연의 일부임을 일깨워주는 통찰력을 얻을 수 있다. 내가 이 책을 쓴 이유도 같은 맥락이다. 암을 포함한 모든 질병이 인체가 겪어야 할 고통 내지는 형벌이라는 도덕적 인식에서 깨어나길 바랄 뿐만 아니라 어쩔 수 없이 발생하는 자연현상의 일환임을 과학적으로 알려주기 위해서다.

앞으로 자세히 언급하겠지만 간단히 풀어보도록 하겠다. 암은 정상 세포의 증식proliferation 및 분열division 과정에서 발생한 유전자 돌연변이로 인해 생긴 세포들이 무한 증식하면서 벌어지는 병리학적 과정이다. 세포의 증식 및 분열은 개체가 몸을 유지하고 생존을 지속하기 위한 필수 과정이다. 그런 세포 분열 과정에서 대체 '왜' 유전자 돌연변이가 발생하는 것일까? 이것이 바로 암이 발생하는 과정에 대한 핵심 질문이다.

우리 몸에서 중추신경을 이루는 뇌와 척수를 제외하고 모든 세포는 평생 세포 분열 과정을 거친다. 알려진 바로는 아무리 분열이 늦은 장기에서도 7년이면 모든 세포가 완전히 새것으로 바뀐다고 한다.[3-5] 즉 인간이 태어날 때부터 가지고 있던 세포는 뇌, 척수를 제외하면 거의 존재하지 않는다. 또 세포마다 건강한 생존 기간이 정해져 있다. 따라서 새로운 세포가 태어나 늙은 세포를 대치해야만 각 장기의 형태 및 기능을 유지할 수 있다. 궁극적으로는 사람이라는 전체 개체의 건강함을 유지할 수 있다. 그만큼 세포 분열은 기존 세포와 동일한 세포를 새로 만들기 위해 진행되는 필수 과정이다.

암 유전자도 원래 세포의 증식 및 분열에 필요한 정보를 담고 있는 유전자이자 모든 세포가 '정상적으로' 가지고 있는 유전자다. 그런데 수십 년에 걸쳐 반복되는 증식과 분열 과정 속에서 약간의 실수, 즉 돌연변이가 발생될 수 있다.

만약 돌연변이가 세포 증식을 무한히 지속하라는 잘못된 명령 스위치라면 새로 태어나는 세포가 암세포로 바뀌는 결과를 낳는다. 즉 암세포를 일으키는 돌연변이는 사람이 오래 살수록 확률적으로 발생할 가능성이 높다. 급속도로 고령화가 진행 중인 우리나라에서도 당연히 암 발생이 급격히 늘 수밖에 없는 현실이다.

반드시 노화가 아니더라도 암세포는 발생할 수 있다. 만약 세포가 죽을 만한 자극을 받는다면 당연히 새로운 세포로 바뀌기 위한 증식 및 분열 과정이 더 자주 발생할 수 있다. 이러한 자극을 '발암물질'이라고 부른다. 발암물질에 자주 접촉된 세포는 더 많은 증식과 분열 과정을 거치기 때문에 암세포로 발전할 확률이 높아진다. 간단하게 소개했지만 암 발생의 이유를 이해할 수 있을 것이다. 너무 걱정하지 말길 바란다. 앞으로 더욱 자세한 설명을 할 예정이다.

그렇다면 과연 우리 인류는 암을 정복할 수 있을까? 아마도 우리나라에서 암과 관련된 슬픈 사연 하나 없는 집이 거의 없을 게다. 또 그 많은 과학자와 의학자들이 그토록 징그럽게 싫은 암을 왜 정복하지 못하는 것인지 답답해하는 사람들도 많을 듯싶다. 사실 방금 언급한 암의 발생 과정을 이해했다면 어느 정도 이미 답을 짐작하리라 생각한다. 궁금한 독자라면 이 책을 계속 따라와주길 부탁한다. 차근차근 한 단계씩 다양한 병의 원리를 최대한 쉽게 풀어보도록 하겠다.

수명 연장의 꿈

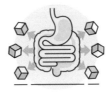

　내 외래에는 100세가 넘은 환자가 세 분 있다. 그중 한 분은 만으로 104세인데 청력은 조금 불편하시지만, 놀라울 정도로 정정하셔서 지팡이 없이도 병원까지 잘 걸어오신다. 특이한 점은 세 분 모두 여성이며 100세 넘은 남성 환자를 아직 보지 못했다는 것이다.

　내가 서울대병원에서 외래 클리닉을 시작한 지 벌써 24년이 흘렀다. 초기에는 80세를 넘긴 환자를 고령으로 분류하며 초급성기 혈전용해술을 시행하지 말라는 지침이 있었다. 요즘에는 80세 이상 환자가 더 많을 뿐만 아니라 임상 경험이 쌓이다 보니 나이와 무관하게 잘만 시행하고 있다. 외래 환자들의 구성만 봐도 우리나라의 급속한 고령화를 매년 피부로 절감한다. 지금 글을 쓰는 현재(2019년 기준), 우리나라의 기대 수명은 83.3세라고 한다.[1] 10여 년 후엔 한국이 세계 최장수 국가가 될 것이라는 전망도 있다.[6] 2017년 영국 임페리얼 칼리지 런던 연구팀은 세계보건기구WHO와 함께 경제협력개발기구OECD 35개국의 2030년 기대 수명을 예상한 보고서를 발표했다. 이 보고서에 따르면 한국 여성의 기대 수명은 세계에서 가장 먼저 90세를 돌파해 2030년에 90.82년이 된다고 한다. 한편 한국에 이어 프랑스(88.55년) 여성과 일본(88.41년) 여성이 뒤를 이을 것이라 전망했다. 연구팀은 우리나라 여성의 기대 수명 증가 속도가 너무나도 경이로운 수준이어서 전 세계 어떤 단위 그룹과도 비교가 안 된다고 밝혔다. 일본 같은 장수 국가나 불가리아의 장수 마을이 모두 우리나라 여성들에게 장수 비결을 배워야 할 판이다.

그런데 요즘은 기대 수명이 늘어난다는 소식이 그리 반가운 뉴스가 아닌 듯하다. 불과 10년 전만 해도 우리나라는 장수가 큰 모토였던 나라였다. 〈장수만세〉라는 일요일 아침 프로그램이 있을 정도였다. 하지만 최근 들어 황혼 우울증 환자와 고령 자살자가 급증하면서 노인들이 결코 행복하지 않은 나라로 바뀌고 있는 듯하다. 복잡한 정치 얘기를 제외한다면 두 가지 이유가 문제일 것이다. 바로 경제와 건강이다.

먼저 경제 문제. 노인들에게 돈이 없다. 우리나라는 사회 복지 시스템이 덜 발달된 까닭에 60세 이후 은퇴한 국민에게 이전의 경제적 수준을 유지할 만한 자금을 제대로 지원하지 못한다. 대다수 서유럽 국가에서 살아가는 사람들은 은퇴 이후 국가에서 주는 연금을 받으며 훨씬 안락한 삶을 누리며 산다. 그에 비해 우리나라는 선진국이라는 타이틀을 딴 지 얼마 되지 않은 터라 복지 시스템의 수준이 아직 제대로 확립되지 못했다.

몇 해 전 프랑스에서 전국적으로 대대적인 파업이 난 기사를 본 적이 있다. 그 이유를 살펴보니 사르코지 전 대통령이 정년을 60세에서 62세로 연장하도록 추진한 것이 발단이었다.[7] 우리나라 같으면 대환영할 일이었을 텐데 프랑스 국민들은 되레 왜 국가가 국민을 2년이나 더 일하게 만느냐고 분노했다고 한다. 개인적으로는 우리나라도 저런 의미의 데모를 하면 참 좋겠다. 노인 경제 문제는 이 책의 주제가 아니니 패스.

노인들이 행복하지 않은 이유 두 번째는 바로 건강이다. 내 외래 과목은 뇌졸중 클리닉이라 많은 뇌졸중 환자가 재발을 막기 위해 상담을 하고 약물을 처방 받는다. 새로운 환자 중 약 절반 정도는 '뇌졸중이 전혀 없음'에도 용감하게(?) 내원하곤 한다. 이유는 십중팔구 집안에 뇌졸중 가족력이 있어서, 얼마 전에 친구가 뇌졸중으로 쓰러져서, 얼마 전부터 머리가 어지럽거나 아픈데 뇌졸중이 걱정돼서 등이다. 모두 뇌졸중을 걱정하는 사람들일 뿐 뇌졸중 환자들은 아니다. 또 전혀 관계없는 증상이라고 안심을 시켜도 막무가내로 MRI를 찍고 싶다는 환자가 대다수다.

왜 이렇게 많은 사람이 뇌졸중을 걱정할까? 사실 당연한 걱정이긴 하다. 우리나라 국민이 노후에 걸릴까 봐 걱정하는 질병에 대해 설문하면 뇌졸중, 치매가 항상 1, 2위를 차지한다. 아무래도 이 병들이 본인 의지와 무관하게 남은 가족들에게 몹쓸 민폐를 끼칠 것이라는 공포가 작용하기 때문이다. 더욱이 뇌졸중은 평생 건강하게 살아온 사람이 난생처음 장애인으로서 살아가는 경험을 선사하는 질병이다. 그런 점에서 환자들의 공포가 납득이 되지 않는 것도 아니다. 반면 암은 생각보다 순위가 높지 않다. 아마도 암에 걸리면 죽든 살든 결판이 나기 때문에 본인의 문제이지 가족의 문제는 아니라고 여기는 듯하다.

대부분 사람들은 그저 오래 살기보다는 건강하게 오래 살고 싶어 한다. 또 장애인이 돼 집안 살림을 축내면서 민폐를 끼치고 싶어 하지 않는다. 이런 것을 측정하는 지표가 건강 수명인데, 현재 우리나라의 건강 수명은 아직 OECD 국가 중에서 그다지 높은 순위는 아니다.[8]

그럼 건강 수명을 어떻게 늘릴 수 있을까? 사실 뼈 빠지게 일하는 국민성에 높은 흡연율과 음주율을 생각하면, 건강 수명의 연장은 언감생심이다. 그럼 어차피 건강하게 살아오지 못한 인생, 남은 건 그냥 포기하고 부초처럼 살라는 말인가? 물론 아니다. 이런 질문을 하나 생각해보자. 질병이 하나도 없는 건강 수명이 가능한 것일까? 앞서도 얘기했듯이, 나 자신이 가진 병만 해도 스무 가지가 넘는다. 물론 지금 당장 수명에 결정적인 영향을 주는 병은 없지만 평소 조절하지 않으면 큰 화가 생길 고혈압, 고지질혈증은 잘 관리하는 중이다. 그럼 암이나 뇌졸중이 있으면 건강하지 않은 것인가? 아니다. 암 환자 중에도 완치되거나 조절하면서 사는 환자도 많다. 뇌졸중 환자는 완전히 완치되거나 일상생활에 전혀 지장이 없는 수준으로 회복되는 비율이 50퍼센트 이상이다.

병이 없어도 생활이 몹시 괴로운 사람도 있지만, 반대로 뇌졸중 같은 병을 가졌음에도 행복한 노후를 지내는 사람도 많다. 내가 강조하고 싶은 것은 질병의 유무가 아니다. 심각한 질병은 예방하기 위해 최선을 다해야겠지만 어쩔 수 없이 질병에 걸렸다면 충분히 치료하고 건강하게 살 기회가 있다는 말이다. 이 책에서 가장 중요하게 말하고 싶은 것은 병이 곧 우리의 적이 아니라는 사실이다. 그리고 우리는 병과 함께 살 수밖에 없는 운명이라는 점이다. 병을 가지고도 행복하게 사는 삶은 병을 대하는 사람의 태도가 얼마나 슬기로운지에 달려 있다. 우리는 모두 질병을 안고 살 수밖에 없는 생명체다. 과연 어떻게 사는 것이 자신의 몸을 위해 가장 적절한 태도인지, 지금부터 각론에서 하나씩 살펴보도록 하자.

（한국어）

주석 및 참고문헌

질병이란 무엇인가?

1 보건복지부, OECD Health Statistics 2021(요약본) 소책자, 2021

암 정복은 언제쯤?

2 통계청, 2020년 사망원인통계 결과 (https://kostat.go.kr/portal/korea/kor_nw/1/6/2/index.boar d?bmode=read&bSeq=&aSeq=403046&pageNo=1&rowNum=10&navCount=10&currPg=&se archInfo=&sTarget=title&sTxt=)

3 Livescience, Does the Human Body Really Replace Itself Every 7 Years? April 05, 2011 (https://www.livescience.com/33179-does-human-body-replace-cells-seven-years.html)

4 Sender R, Milo R. The distribution of cellular turnover in the human body. *Nat Med*. 2021;27(1):45-48. doi:10.1038/s41591-020-01182-9

5 Cell biology by the numbers: HOW QUICKLY DO DIFFERENT CELLS IN THE BODY REPLACE THEMSELVES? (http://book.bionumbers.org/how-quickly-do-different-cells-in-the-body-replace-themselves/)

세포 종류	재생 주기
소장 상피세포	2~4일
위	2~9일
호중구	1~5일
호산구	2~5일
창자샘세포	3~4일
자궁경부	6일
폐포	8일
혀의 미뢰 (쥐)	10일
혈소판	10일
뼈의 파골세포	2주

장 호산성 과립세포(paneth cell)	20일
피부 상피세포	10~30일
췌장 베타세포 (쥐)	20~50일
B 세포 (생쥐)	4~7주
기관	1~2개월
조혈모세포	2개월
정자	2개월
골모세포	3개월
적혈구	4개월
간세포	0.5~1년
지방세포	8년
심근세포	매년 0.5~10%
중추신경계	평생
뼈대	매년 10%
수정체세포	평생
난모세포	평생

주석 재생이 가장 빠른 세포로는 소장 상피세포이고, 뇌세포, 안구의 수정체세포, 난소의 난모 세포는 재생되지 않는다.

수명 연장의 꿈

6 조선일보, 2019년 5월 1일 (https://www.chosun.com/site/data/html_dir/2019/04/30/2019043 000046.html)

7 시사인, 2010년 9월 20일 (https://www.sisain.co.kr/news/articleView.html?idxno=8379)

8 한국경제, 2021년 5월 12일 (https://www.hankyung.com/economy/article/2021051265791)

PART

1

사람의 몸이란 무엇인가

당신은 오장육부의 상태를 느끼고 사십니까?

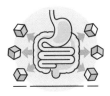

초등학교 학창 시절, 깜빡 잊고 숙제를 안 했다가 몹시 창피해 어쩔 줄 몰라했던 기억, 복도를 지나가는 예쁜 여학생을 보고 쿵쿵대는 가슴을 진정시키지 못했던 기억이 있다. 이런 상황에선 보통 내 의지와 무관하게 얼굴이 뻘게지곤 한다. 또 창피하다는 마음에 심장보고 제발 좀 진정하라고 내면에서 소리 없는 아우성을 쳤던 것 같다. 그때는 마음이 심장에 있다고 생각해 감정이 내게 주는 시그널이라고 생각했던 것도 사실이다. 하지만 이는 과학적으로 완전히 잘못된 생각이다. 우리 마음은 심장에 있는 것이 아니고, 뇌 안의 변연계limbic system의 일부인 편도체amygdala에 존재한다. 그럼에도 여전히 마음이 심장에 있다고 믿는 사람들이 너무 많다. 이에 대해서는 뇌를 설명할 때 자세히 언급하도록 하겠다.

만물의 영장인 사람이 어떻게 자기 몸의 상태도 제대로 모르고, 또 기능도 잘 모르는 영양제와 목적도 잘 알지도 못하는 검사에 목을 매고 사는 것일까? 아직도 우리는 마음이 심장에 있다고 착각할 정도로 우리 장기의 기능을 제대로 모르는 걸까? 하물며 인간이 만든 컴퓨터나 자동차는 자기 시스템의 이상을 체크하는 기능을 탑재한 덕분에 스스로 이상을 감지하고 심지어 고치기까지 하는 경우도 있다. 그런데 왜 인간은 자기 몸을 느끼는 기능조차 이토록 불완전한 존재일까?

완전하지 못한 사람의 감각

한의학에서는 우리 몸의 내장이 오장육부五臟六腑로 돼 있다고 말한다. 오장은 심장·폐·간·신장·비장이고, 육부는 대장·소장·쓸개·위·삼초三焦·방광을 말한다. 뇌와 신경-근육 시스템, 피부, 면역계 등이 누락되고 삼초라는 비해부학적 기관을 포함하고 있으니 지금의 의학 수준으로 언급할 개념은 아니다. 우리 몸의 내장 기관이 어떻게 구성돼 있든지 게임 속 플레이어가 상태 창을 통해 현재 업무 상황과 효율 등을 확인하듯이 각 기관의 현재 상태를 파악할 수는 없다. 그런 수준은 고사하고 우리는 몸 컨디션이 좋고 나쁜 정도밖에 인지하지 못한다. 컨디션이 나빠도 대체 어떤 장기의 문제로 안 좋은 것인지조차 거의 알 길이 없다.

우리가 느끼는 몸의 감각을 흔히 시각·청각·후각·미각·촉각의 오감五感이라고 한다. 그중 시각·청각·후각·미각은 외부 물질을 감지하는 감각이라 내부 기능과는 거의 무관하다. 내장 기관의 상태와 이상을 느끼는 감각은 주로 촉각이다. 촉각은 압각·온각·냉각·통각·고유 감각으로 구별된다. 통각을 제외하면 모두 외부 물질과의 접촉을 통해 느끼는 감각이므로 내부 장기의 이상은 통각이 거의 모든 것을 담당한다고 봐야 한다.

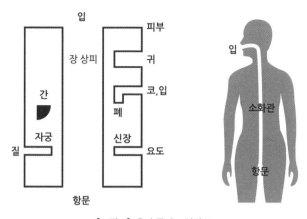

[그림 1] 우리 몸의 도식적 구조

통각은 우리 몸의 이상을 감지하는 시스템이 맞지만 사실 장기의 예민한 변화를 느끼는 기관은 아니다. 주로 심각한 문제가 있을 때 이를 몸에 알려주는 경고 시스템으로서 존재한다. 따라서 우리는 내부 장기가 상당히 망가질 때까지, 심하게는 약 90퍼센트의 기능을 소실할 때까지도 증상을 느끼지 못하는 경우가 많다. 통각으로 증상을 느낄 때 즈음이면 암 말기와 같이 이미 되돌리기 힘든 수준으로 질병이 진행된 경우가 많다.

그럼 다른 측면으로 우리의 감각을 분석해보자. 인간의 몸에서 감각이 발달된 부위를 확인하려면 우선 몸의 구조를 단순하게 다시 이해해야 한다. 우리 몸을 최대한 단순화하면 외부와 내부로 나눌 수 있다(그림 1). 우측 그림은 소화기만을 기준으로 사람의 몸을 단순화한 것이고, 좌측 그림은 우리 몸을 최대한 도식화한 모습이다. 사실상 소화관 내부는 우리 몸의 외부다. 따라서 우리는 음식물을 섭취할 때 몸의 내부로 들여보내는 것처럼 생각하지만 실제로는 외부에 음식물들이 존재하면서 몸의 내부로 일부만 흡수돼 이동한다. 소화관 안에 존재하는 물질도 결국 항문을 통해 배설된다. 변은 끝까지 우리 몸 내부로 들어오지 못하고 버려지는 물질이라고 볼 수 있다.

그럼 몸의 감각이 어디에 발달해 있는지 한번 생각해보자. 혹시 우리의 감각이 외부와 맞닿은 곳에 집중적으로 발달된 것처럼 느껴지지 않는가? 우리 몸은 피부 혹은 점막을 경계로 외부와 구별된다. 외부 경계면에서는 피부의 상피세포들이, 소화관이나 귀, 코, 요도, 질, 자궁 등의 내부 경계면에서는 점막세포들이 외부 물질로부터 몸을 보호하는 역할을 하고 있다. 주로 외부와 맞닿은 곳에 감각이 최대한 집중돼 있음을 알 수 있다.

피부는 아주 미세한 접촉을 통해서도 온도, 압력, 움직임, 통증을 느끼도록 설계돼 있다. 게다가 우리 몸은 음식물이 조금만 맵거나 문제가 있어도 소화관 전체를 멈추게 하거나(소화불량) 복통을 느끼게 하거나 설사나 변비와 같은 극단적인 반응을 보인다. 이런 자극이 몸 전체의 생존에 큰 영향을 주지 않는 수준이라고 해도 해당 부위의 감각들은 매우 예민하게 반응하면서 뇌에 지속적인 시그널을 주려고 한다. 반면 내부로 분류된 장기들인 폐·간·비장·심장·신장의 감각세포는 대단히 둔하다. 그래서 병이 상당히 진행돼도 별다른 신호를 주지 않는 바람에 말기 암으로 진행할 때까지 정작 환자 자신은 모르는 상황이 흔하게 발생한다.

도대체 우리 몸의 감각은 왜 이처럼 불균형하게 발달한 것일까? 피부와 점막은 불필요할 정도로 예민하고 내부 장기 감각은 멍청하다 싶을 정도로 자기 감각에 둔하다. 이는 아마도 인체가 지금까지 외부 세계와의 소통과 대결을 통해 발달했기 때문일지 모르겠다. 원시시대부터 최근까지 감염증은 인간의 질병 중 다른 어떤 병보다 가장 심각한 문제였다. 따라서 우리 몸은 우선적으로 외부 물질의 방어에 집중하는 방향으로 발달·진화해왔을 가능성이 높다.

농경 사회가 시작된 이후 식량이 풍족해지고 수명이 늘어나면서 감염증 이외에도 여러 내부 장기의 손상이 문제가 되고 있다. 인류 집단 차원에서 아직 우리 몸이 지속적으로 발달되고 있다면 미래의 인간은 지금보다 훨씬 예민한 감각을 내부 장기 쪽에도 갖게 될지 모른다. 물론 감각 불균형에 대한 시나리오는 나의 가설일 뿐이며 직접적 증거들이 필요하다. 앞으로 전 세계 많은 학회의 과학자들이 이런 가설을 뒷받침하는 증거를 제시하거나 반박하는 목적으로 다양하게 연구하기를 바라는 마음이다.

정리하자면 우리 몸의 감각 시스템은 장기의 세밀한 기능 변화를 감지하기 위해 존재하는 것이 아니다. 그보다는 상당한 기능 손실이나 오작동에 대응하기 위한 시스템이라고 보는 것이 타당하다. 즉 우리는 몸의 평소 상태를 제대로 인지할 방법을 애초에 가지고 있지 않다. 어쩌면 우리가 우리 몸을 잘 모르는 것은 당연한 일이다. 그러다 보니 불완전하고 불균형한 감각 체계를 가진 인간들이 모인 사회에서 의사라는 직업이 고대로부터 필수적일 수밖에 없었나 보다.

독립적인 장기의 기능

대부분의 몸속 장기들에는 인간이 자의적으로 명령을 내릴 필요가 없다. 물론 팔다리를 움직이는 운동 기능은 우리의 의도대로 작동하므로 이를 체신경계 somatic nervous system 라고 부르지만 내장 기관은 모두 스스로 작동하는 자율신경계 autonomic nervous system 로 분류된다. 숨을 쉴 때 사람은 자의로 의식하고 쉬는 것 아니냐고 생각할 수도 있다. 하지만 잠을 자거나 의식하지 않을 때를 포함해 대부분의 경우, 우리 몸은 자율신경계의 지배를 받는다. 심지어 체신경계의 영역인 걸음이나 운동조차 그 영향력에 속한다. 우리가 골똘히 생각하면서 걸을 때 낙상을 방지하도록 규칙적인 걸음을 유지할 수 있는 것도 자율신경계 덕분이다. 그러니 우리가 평소 별다른 영향을 끼치지 못하는 심장·신장·간·내장 기관 등은 사실 알아서 움직이는 기관들이라고 봐도 무방하다.

뇌를 기점으로 서로 간의 호르몬이나 신경 연결을 통해 영향을 받기는 하지만 기본적으로 장기마다 가지는 자율성이 기능의 핵심이다. 인간이 각 장기의 기능을 일일이 신경 쓸 필요가 없다는 것은 자율성의 엄청난 장점이다. 단, 단점이 있다면 자율성의 반대급부로 기능 이상을 초기에 알기 힘든 시스템이라는 점이다. 결국 우리 스스로 큰 병을 만드는 중요한 이유이기도 하다.

인간이 몸의 작은 이상부터 실시간으로 인지할 수만 있다면 아마도 장수라는 숙원은 쉽게 해결될 가능성이 높다. 코로나19 팬데믹 초기에 극찬을 받은 K-방역의 핵심은 조기 진단이 가능한 진단 키트를 즉각 도입한 것이었다. 양성과 음성인 사람을 빠르게 구분해 그다음 수순인 치료를 최소한의 인력으로 효율적으로 해결할 수 있었다. 같은 원리를 적용해 매일같이 몸에 문제가 있는 부분과 없는 부분을 정확히 알 방법만 있다면, 문제가 발생한 부분만 집중적으로 관리해 병을 키우기 전에 빨리 해결할 수 있을 것이다. 하지만 앞서도 살펴봤듯이 우리는 상당히 심각한 불균형을 느끼거나 통증이 생겨야 병원을 찾는다. 진단이 지연되는 것은 필연적일 수밖에 없다. 이런 문제를 조금이나마 해결하기 위해 만든 것이 건강검진이다. 여기에도 여러 문제점들이 새롭게 발생하고 있는데, 이는 암에 관한 섹션에서 자세히 논하도록 하겠다.

장기에 대해 좀 더 자세히 들여다보도록 하자. 우리가 가진 장기는 일정 기능을 공유하는 구획으로 구별된다. 각 구획들은 동일한 세포군들이 기본 요소를 이루고 있다. 물질의 특성을 유지하는 가장 기본 단위가 분자이듯이 우리 몸의 특성을 이루는 가장 작은 단위는 세포다. 세포는 핵, 미토콘드리아 등 여러 세포 소기관들과 함께 세포질을 감싸는 세포막으로 구성돼 있다. 핵에는 46쌍의 상염색체, 성염색체(XY 또는 XX)가 들어 있고, 각 염색체는 DNA로 구성돼 있어서 우리 몸의 발달 및 기능에 관련된 모든 유전 정보를 담고 있다. DNA는 mRNA를 거쳐 단백질로 발현되면서 세포의 다양한 기능을 발휘하게 된다.

사실 우리 몸의 세포별로 저장된 DNA 정보에 차이는 전혀 없지만 세포마다 발현되는 단백질의 차이가 세포마다 그 장기에 필요한 차별적인 기능을 보여주게 된다. 우리 몸을 이루는 세포들이 과거 하나의 세포에서 생물학적 발달 과정을 통해 점차 복잡한 개체를 이뤄온 것이라는 진화론을 바탕으로 이해하면 내부 장기의 독립성과 자율성은 어느 정도 이해할 수 있다. 하나의 세포만으로 생명을 이루고 있을 때에는 아마도 해당 세포가 생존하고 번식하는 것이 유일한 목표였을 것이다. 이후 진화를 통해 여러 세포들이 합쳐지고, 한 개체에서 여러 조직과 장기로 구별돼 일을 분담하는 시스템으로 변해갔다. 아직까지는 조직과 장기의 생존이라는 목적과 전체 유기체의 생존이라는 목적이 완벽하게 조화되지 않은 상태일 가능성이 있다. 즉 세포들은 낮은 수준에서 조직의 유지가 가장 중요한 목표임은 인식하고 있으나, 각 장기들이 조화를 이뤄 하나의 생명체를 유지해야 한다는 궁극적 목적까지는 인식하지 못하고 있는 것이다. 이 역시 나의 가설에 불과하다. 하지만 우리 몸의 세포 단위에서 개체 수준의 방향성을 이해하지 못한다는 증거는 너무도 많다. 심각하지 않은 외부 침입에 과도한 염증 반응을 일으켜 조직이나 개체가 사망하는 상황이 생긴다든지 잘못된 면역 반응으로 인해 자가 면역 질환이 생긴다든지 하는 경우들이다.

정상적 상태일 때 우리의 몸은 각 장기의 영향을 대단히 예민하고 정교하게 파악하고 단계별로 조절하고 있다. 다만 각 장기가 문제에 직면했을 때에도 원래의 기능을 유지하려 하거나 스스로 극복하기 위해 지나치게 노력한 나머지 심각성을 인식하지 못해 상부(즉, 뇌)로 문제 상황을 제대로 보고하지 못하는 한계를 갖고 있다. 이런 한계는 아직 인간이 더 완전한 상태로 진화 중이거나 더 큰 문제에 대비해 그런 기능을 갖지 않기로 했거나 둘 중 하나일 것이다.

내부 장기의 독립적 기능에 의해 진단이 늦어지는 문제는 책의 말미에서 다시 한번 다루도록 하겠다. 지금부터는 인간의 각 장기가 가진 독립적 기능을 세세하게 다루도록 하겠다. 장기의 세부적 기능에 대한 이해는 우리가 살면서 갖게 될 다양한 질환을 이해하는 데 있어서 가장 기초가 되는 지식이다. 약간 어려울 수 있으나 학창 시절 생물 시간에 배웠던 지식보다는 훨씬 쉽고 재미있게 구성해보도록 하겠다.

인간 장기의 작동 원리: 호흡

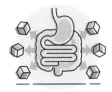

호흡기 질환은 사람이 살면서 평생 겪을 수밖에 없는 가장 흔한 질환이다. 대개 어린 아기일 때부터 감기 등의 다양한 호흡기 질환을 앓으면서 성장한다. 청소년기나 성인 이후에도 이 질환에서 자유로울 수가 없다. 그만큼 일상적으로 흔한 질병이라 가볍게 생각해왔지만 최근 들어 우리의 인식을 바꾸는 계기들이 있었다. 사스, 메르스, 코로나19 팬데믹이다. 평소 가볍게 생각했던 호흡기 질환이 자신의 생명을 앗아 갈지도 모른다는 공포감을 주며 치명적 질환으로 재인식된 것이다.

팬데믹을 선포한 지 2년이 넘어가는 지금, 건강 문제가 일상생활 및 경제 활동에 이토록 큰 영향을 끼치는 상황에 전 세계인이 모두 절망을 느끼고 있다. 초기 발생 지역에서 잘 막았더라면 이렇게 전 세계가 고통을 받는 일은 없었을지도 모른다. 어떻게 보면 스페인 독감 이래로 거의 100년간 제대로 된 팬데믹을 겪지 않았던 인류에게 피할 수 없었던 일일지도 모른다. 앞으로 비슷한 상황이 얼마든지 벌어질 수 있으니 그때는 지금처럼 만시지탄晩時之歎하지 말고 초기에 잘 대처하면 좋겠다.

대표적인 호흡기 질환인 감기에 대해서는 한 섹션을 할애할 예정이니 여기서는 호흡기의 해부학적 구조와 생리학적 기능에 대해 기반 지식 차원에서 설명하도록 하겠다. 먼저 우리 몸을 이루는 기관과 조직에 대해 큰 줄기만 알아보도록 하자. 이 부분이 좀 딱딱하거나 어렵게 느껴지더라도 가급적 흐름을 따라오길 바란다. 이 부분을 잘 이해하고 나면 뒤이어 나올 호흡기 질환의 원리를 이해하는 데 큰 도움이 될 것이다. 만약 너무 어렵다고 느끼는 분들은 이 부분을 건너뛰고 다음 부분으로 넘어가도 된다. 하지만 건너뛴 분들도 나중에 다시 이 부분을 읽었으면 한다. 우리 몸의 작동 원리를 이해해야 잘못된 상황에서의 병적 원리도 이해할 수 있는 법이다.

호흡에는 두 가지가 있어요

일반인들은 단순히 숨을 쉬는 과정을 호흡이라고 생각한다. 사실 정확한 호흡의 정의는 '산소를 받아들이고 이산화탄소를 배출하면서 에너지를 얻는 생명 활동'이다. 다시 말해 호흡은 섭취한 영양분을 분해해 에너지를 얻는 모든 과정을 의미한다. 대부분 중·고등학교 교육 과정에서 이 내용을 이미 배운 바 있다. 지금부터 다시 한번 쉽게 정리해보도록 하겠다.

호흡은 크게 두 가지로 나눌 수 있다. 생리적 호흡physiologic respiration, breathing(외호흡)과 세포 호흡cellular respiration(내호흡)이다(그림 2). 일반적으로 알려진 대로 생리적 호흡이란 호흡 기관(인간의 폐, 어류의 아가미 등)에서 이뤄지는 기체 교환을 의미한다. 이는 호흡 운동을 통해 외부에서 산소를

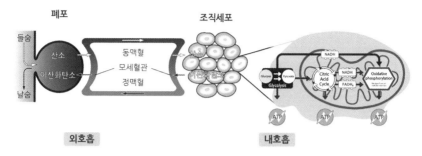

[그림 2] 외호흡과 내호흡

체내로 받아들이고 이산화탄소를 몸 밖으로 배출하는 활동 전체를 말하는 것으로, 호흡기라는 해부학적 기관에서 벌어지는 생리적 활동을 정의한 것이다. 반면, 세포 호흡은 세포 안에서 일어나는 과정이다. 포도당의 해당glycolysis(당분해) 과정, TCAtricarboxylic acid cycle; Krebs cycle 회로, 전자전달계electron transport system의 세 과정으로 나뉜다. 이 과정을 통해 생명체는 에너지원인 ATPadenosine triphosphate(아데노신 삼인산)를 생산하고 산소를 소모하며 이산화탄소를 발생하게 된다. 즉 세포 호흡은 세포 단위에서 발생하는 생화학적 활동을 정의한 것이다.

정리하면 호흡이란 단순히 숨을 쉬는 작용이 아니라 소화기를 통해 들어온 에너지원과 호흡기를 통해 들어온 산소를 합쳐서 우리 몸에 필요한 활동의 근원인 에너지를 만드는 모든 작용을 말한다. 생각보다 호흡의 의미가 대단하지 않은가?

호흡기의 구조와 작동

그럼 호흡기를 통해 들어오는 공기의 양은 얼마나 될까? 알려진 바에 의하면 1분 동안 남자는 약 7~8리터, 여자는 4~5리터 정도의 공기를 들이마신다고 한다. 코나 입으로 들어온 공기는 인두pharynx, 기관trachea, 기관지bronchus 및 분지된 세기관지bronchiole를 거쳐 폐포alveolus에 도달한다(그림 3). 폐포에는 혈액-폐포막blood-alveolar barrier이 있어 모세혈관 안의 적혈구와 폐포 사이에서 산소 및 이산화탄소의 교환이 발생한다. 들숨에 들어온 공기 중에서 세포 호흡에 필요한 산소를 받아들이고, 날숨에는 세포 호흡에서 발생한 폐기물인 이산화탄소를 모아 한꺼번에 내보내는 원리다. 폐에는 이러한 폐포가 약 3억 개가량 있으며, 각 폐포의 지름은 200~500마이크로미터 정도다.[1]

앞서 말했듯이 우리 몸의 구조를 전체적으로 보면 폐포까지도 몸의 외부에 해당된다. 몸은 외부와 여러 계면interface을 통해 맞닿아 있다. 바깥 부분에서는 피부로 방어하고 음식물을 섭취하면 장상피intestinal epithelium로 방어한다. 호흡기에서는 폐포가 외부 공기의 방어를 담당하는 구조다. 좀 더 세부적으로 살펴보면 음식물과 같은 큰 물질이 우리 몸에 들어올 때 이를 물리적으로 막는 후두덮개epiglottis가 있고, 좀 더 작은 음식물 성분을 막기 위한 섬모가 존재한다. 이런 해부학적 구조를 통해 우리 몸은 외부 물질이 호흡기에 침투했을 때, 기침 반응이나 분비물(가래)을 통해 이를 내보내기 위해 노력한다. 또 표면에 존재하는 면역 시스템에서는 폐포 대식세포alveolar macrophage 등의 백혈구 세포들이 중요한 역할을 한다. 하지만 호흡기가 가진 방어 기제는 외부 공기의 해로운 성분을 막기에 충분하다고 할 수 없다. 면역 시스템 정도를 제외하면 폐포까지 들어온 공

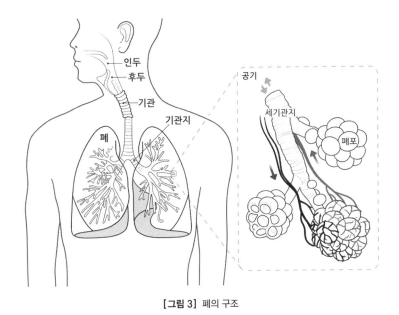

[그림 3] 폐의 구조

기에 대한 추가적인 방어 기제가 부족한 편이라 우리는 평생 많은 호흡기
질환을 겪을 수밖에 없다.

　외부에서 호흡기로 침입하는 인자들은 크게 나눠 물리학적 성분(미세먼
지, 분진, 나노입자 등), 화학적 성분(유독 가스 등), 생물학적 성분(박테리아, 바
이러스 등)으로 구분할 수 있다. 이 중 어떤 물질이건 기관지나 폐로 침입
했을 때, 호흡기가 이를 바로 내보내지 못하면 염증inflammation이 발생하
게 된다. 이런 염증 상황을 임상적으로 기관지염이나 폐렴이라고 부른다.
만약 면역 시스템의 힘으로 외부 물질을 적절하게 물리치지 못하면 호흡
부전respiratory distress이 발생하거나 더 심해지는 경우에는 패혈증sepsis으
로 파급돼 개체가 사망할 수도 있다. 그나마 바이러스나 박테리아 등의

미생물 침입에 의한 염증은 선천 면역 체계^{innate immune system}와 후천 면역 체계^{acquired immune system}가 중요한 역할을 수행하면서 물리치는 경우가 많다. 하지만 호흡기 내부에는 화학적 성분을 1차적으로 거를 만한 장치가 없다. 유독 가스와 같은 화학적 성분에 대한 방어 기제가 부족한 까닭에 약간의 노출만으로도 금세 질식을 일으켜 호흡 부전이나 사망에 이를 수 있다. 특히 일산화탄소는 무색무취라서 대부분의 사람은 누출된 가스를 전혀 인식하지 못한다.

화재 등이 발생하면 화상보다 질식사로 인한 사망자가 많은 것도 모두 호흡기의 불완전한 방어 기제와 연관 있다고 볼 수 있다. 사실 우리는 미세먼지나 주방에서 발생하는 분진 등의 물리적 성분을 자각하는 경우도 거의 없다. 미세먼지가 많이 끼면 시각적으로 불편하게 느낄 뿐, 호흡까지 곤란해지는 상황은 흔하게 겪지 않는다. 실제로는 몸에 상당히 좋지 않은 성분이지만 우리 몸에서 이를 잘 인식하지 못하는 증거라고 볼 수 있다. 만약 방어 기제가 충분하지 않은 호흡기가 반복적으로 이런 성분들에 노출되면 만성 폐쇄성 폐질환이나 폐암까지 유발할 수도 있다.

간단하게나마 호흡기의 구조와 작동 원리 및 약점에 대해 기술해봤다. 책의 후반부에 감기를 포함한 코로나19 등의 호흡기 질환에 대해 자세히 언급했으니, 지금 설명한 호흡기의 기본 지식과 연관해 같이 이해하면 큰 도움이 될 것이다.

인간 장기의 작동 원리: 순환

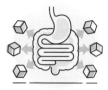

　많은 공포 영화에서는 강력한 공포 유발 효과를 주기 위해 음향 효과와 함께 시각 효과로서 피가 사방으로 튀는 장면을 연출한다. 이렇게 유혈이 낭자하는 장면에서는 빨간색이 공포 유발의 핵심이 된다. 사실 빨간색은 그저 혈액의 색일 뿐이다. 요즘 국내 만화나 웹툰에서는 심신미약 독자의 충격 예방을 위해 혈액을 검은색으로 표현하는 경우도 많다. 다들 알다시피 혈액은 가장 많은 부피를 차지하는 적혈구 때문에 빨간색으로 보일 뿐이다. 무서운 물질이 아니라 오히려 우리 몸에 너무도 귀한 물질이다.

　우리 몸에 있는 혈액은 5리터 정도밖에 안 되기 때문에 출혈이 발생했을 때 지혈을 빠르게 해야만 저혈량성 쇼크로 인한 사망을 예방할 수 있다. 그러니 공포 영화에서 선혈이 낭자한 것을 보면 질겁할 게 아니라 "아이고, 저 아까운 것을…" 하면서 보는 게 더 타당하다. 물론 웃자고 하는 얘기다. 피에 대한 공포는 우리 머리에 오래도록 학습된 상태라 이렇게 생각한다고 간단히 없어지지 않는다. 이렇게 말하는 나도 사실 놀라는 것을 싫어해서 공포 영화를 전혀 보지 못한다.

순환계의 물질: 혈액의 귀한 기능

순환계circulation system는 혈액의 이동에 관여하는 우리 몸의 장기와 시스템을 말한다. 기본적으로 순환계는 혈액을 몸으로 보내는 원동 기관 역할을 하는 심장과 혈액의 이동 통로 역할을 하는 혈관계로 구성된다. 순환계의 존재 이유인 혈액에 대해 먼저 알아보자.

혈액은 크게 두 가지 성분으로 구성된다. 세포 성분(적혈구, 백혈구, 혈소판)과 혈액의 액체에 해당하는 혈장 성분이다(그림 4). 세포 성분 중 적혈구는 폐에서 얻은 산소를 조직에 전달하고 이산화탄소를 가져오는 역할을 하고, 백혈구는 우리 몸의 손상이나 감염에 대처하는 역할을 하며, 혈소판은 출혈이 발생했을 때 1차적 지혈을 담당한다. 혈장 성분은 단순히 세포 성분을 전달하는 액체 성분의 역할만 하는 것이 아니라 우리 몸의 에너지를 만드는 데 필수인 포도당, 지방, 단백질 등의 영양 성분과 호르몬hormone 등의 다양한 기능 조절 물질 등을 함유하고 있다. 즉 혈액은 몸이 먹고사는 데 필요한 필수 성분을 필요한 곳에 직접 조달하는 역할을 한다. 또 다양한 기능 조절 물질을 전달하면서 각 기관의 기능을 상황에 따라 조정하는 역할을 담당한다. 기능

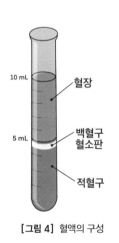

[그림 4] 혈액의 구성

조절 물질에는 호르몬, 마이크로RNA ^{miRNA}, 펩타이드 ^{peptide}, 사이토카인 ^{cytokine} 등이 있다. 해당 물질을 모두 설명하기에는 너무 전문적이므로 여기서는 호르몬에 대해서만 부연 설명을 한다.

호르몬은 신경계와 더불어 상위 기관의 명령을 전달하는 내분비계 물질이다. 우리 몸의 기능을 조절하는 중추 역할은 뇌가 담당한다. 뇌는 즉각적인 변화가 필요할 때에는 신경을 통해 명령을 전달하고, 자율신경계에서는 조금 느리더라도 전신적인 명령을 내릴 때 호르몬을 사용한다. 시상하부 ^{hypothalamus}와 뇌하수체 ^{pituitary gland}에서 나오는 호르몬은 혈액을 타고 부신 ^{adrenal gland}, 난소 ^{ovary}, 고환 ^{testis} 등 목표 장기에 도달해서 뇌의 명령을 수행하게 한다. 이를 인간 사회의 연락 시스템으로 비유해 설명하자면 신경은 전화나 이메일과 같은 즉각적 연락망이라고 보면 되고, 호르몬 등은 편지나 서신, 택배 배달 등을 통한 연락망이라고 볼 수 있다.

순환계의 순환

중학생 시절, 순환계를 배우면서 어류·양서류·포유류의 차이를 공부했던 기억이 있다. 생물마다 순환계 차이가 생각보다 심해서 이해하는 데 꽤 고생했던 것 같다. 물론 지금 나는 사람의 순환계만 잘 알고 있다. 사람의 순환계는 간단하게 폐순환와 체순환로 나눠 설명할 수 있다(그림 5).

일단 혈액은 동맥과 정맥으로 구분된다. 동맥은 폐의 세포인 폐포에서 산소를 만나 산소 포화도가 높아진 혈액을 말하고, 정맥은 조직에서 산소를 공급하고 난 후 산소 포화도가 낮아진 혈액을 말한다. 실제로 동맥은 눈으로 보면 선홍색이고, 정맥은 암적색을 띤다. 앞서 말한 대로 폐포 모

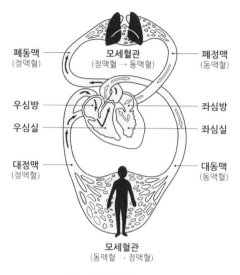

폐동맥
(정맥혈)

모세혈관
(정맥혈 → 동맥혈)

폐정맥
(동맥혈)

우심방

좌심방

우심실

좌심실

대정맥
(정맥혈)

대동맥
(동맥혈)

모세혈관
(동맥혈 , 정맥혈)

[그림 5] 폐순환과 체순환

세혈관을 통해 산소-이산화탄소 교환을 마친 혈액은 동맥혈이 되어 폐를 빠져 나온다(폐정맥: 설명은 하단에 있음). 폐정맥은 좌측 심장으로 흘러들어가(폐순환 종료) 강한 압력으로 분출돼 전신에 동맥혈로 퍼진다(체순환 시작). 전신으로 퍼진 혈액은 조직의 모세혈관에서 산소를 보내고 이산화탄소를 받아서 정맥혈로 바뀌고 큰 정맥혈관을 이룬 후에 우측 심장으로 돌아온다(체순환 종료). 심장에서 박출된 정맥혈(폐순환 시작)은 폐동맥을 타고 분지되면서 다시 폐포에 이르게 된다. 이와 같은 순환 구조로 심장은 1분에 평균 70회 정도 박동을 한다. 그리고 하루에만 10만 회 정도로 순환을 반복된다.

　여기서 잠깐! 아마도 폐정맥과 폐동맥의 명칭이 실제 혈액과는 반대로 돼 있어 의아할 것이다. 우리 혈관의 명칭은 심장을 중심으로 나오는 혈관을 동맥이라고 부르고, 들어오는 혈관을 정맥이라고 부르도록 약속돼 있다. 하지만 혈액은 산소 포화도가 높은 혈액을 동맥혈, 낮은 혈액을 정맥혈이라고 부르기에 폐정맥과 폐동맥은 이 관계가 유일하게 반대인 기관이다. 폐동맥은 심장에서 나가지만 정맥혈을 가지고 있고, 폐정맥은 심장으로 들어오지만 동맥혈을 가지고 있기 때문이다.

아마도 동맥은 인체에 중요한 역할을 하고, 정맥은 마치 노폐물처럼 회수되는 혈액에 불과하다는 선입견을 많이 갖고 있을 것이다. 하지만 실제로 반드시 그런 것은 아니다. 동맥이 산소를 운반하는 중요한 역할을 하는 것은 맞지만 우리 몸은 소화관에서 나온 정맥, 즉 간문맥portal vein에 영양분이 함유돼 간을 통과하면서 온몸으로 퍼지는 시스템이다. 또한 뇌에서 나오는 호르몬은 뇌하수체를 통과한 정맥에 함유돼 심장을 통해 온몸으로 퍼진다. 사실상 산소를 제외한 나머지 물질의 운반에서 정맥이 핵심적인 역할을 한다고 보면 된다.

순환계의 펌프: 심장

심장은 순환계의 순환을 일으키는 펌프 역할의 원동 기관이다. 사람은 심장이 멈추면 모든 기관으로 가는 혈류가 정지해cardiac arrest(심정지) 대개 수 분 내에 목숨을 잃고 만다. 우리나라를 포함해 대부분의 국가에서는 심정지를 기준으로 법적 사망을 판단하고 있다. 하지만 의학적으로는 뇌사brain death도 100퍼센트 사망이기 때문에 심정지와 함께 법적 사망의 기준이 될 필요가 있다. 단, 현행법상 장기 기증의 특별한 이유를 제외하고는 인정되지 않고 있는 현실이다.

과학적으로 볼 때 사람의 사망은 심장보다 모든 기관의 우두머리 역할을 하는 뇌를 기준으로 판단하는 것이 훨씬 타당하다. 오래전부터 사회적으로 심정지 상태를 사망으로 인정해오던 관습 때문에 과학적 근거에 의거한 뇌사를 아직도 받아들이지 못하고 있을 뿐이다. 이는 과학 지식과 관습에 의한 실생활의 기준이 다른 가장 대표적인 사례다.

심장에 대해 좀 더 자세하게 살펴보도록 하자. 심장은 엄청난 압력으로 혈액을 분출하는 기관이다. 심장의 역할을 한마디로 정의하면 '규칙적인 혈액의 충분한 분출 rhythmic, sufficient pumping of blood'이라고 할 수 있다. 여기서 '규칙적'이라는 조건과 '충분한 분출'이라는 두 가지 조건을 염두에 두면 대개의 심장병을 이해할 수 있다. 규칙적인 조건이 망가진 대표적 질환이 부정맥 arrhythmia이고, 충분한 분출이라는 조건이 깨진 질환이 심근경색 myocardial infarction과 심부전 heart failure이다.

심장은 충분한 혈액을 분출하기 위해 매우 두꺼운 근육으로 구성돼 있다. 심장근은 골격근 skeletal muscle과 내장근 intestinal muscle의 중간 형태다 (그림 6). 이게 무슨 의미일까? 한마디로 골격근은 우리 몸의 골격을 이루는 근육을 말하며 우리의 의지에 따라 움직이는 수의근 voluntary muscle이다. 반면 내장근은 소화기관의 근육 형태로서 우리의 의지와 무관한 불수의근 involuntary muscle이다. 사실상 심장은 우리의 의지와 무관한 불수의근이면서 동시에 골격근과 같은 횡문근의 모양을 가지고 있다. 따라서 심장근은 우리 몸에서 차별적으로 분류되는 제3의 근육이자 생명 유지에 가장 중요한 근육이라고 볼 수 있다.

보통 심장의 분출 압력은 수은 혈압계를 기준으로 100~140mmHg 정도로 표현한다. 쉽게 말해 액체 금속인 수은을 10~14센티미터가량 밀어

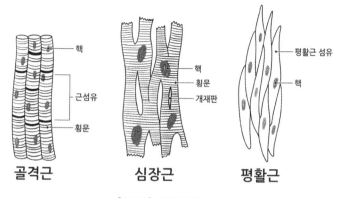

골격근   심장근   평활근

[그림 6] 근육의 종류

올리는 압력이라는 의미다. 수은의 비중이 13.6이니까 이를 물로 환산하면 물을 13.6~19.0미터로 밀어 올리는 압력이라는 뜻이 된다. 참고로 혈액은 비중이 1.053으로 물과 거의 같다. 만약 정말로 목 동맥이 깔끔하게 절단되는 사고가 벌어진다면 혈액이 분수처럼 13미터 이상 콸콸 솟구쳐 오르는 것이 영화에서만 일어나는 일은 아니라는 뜻이다.

한편 심장 박동은 대정맥과 우심방이 연결되는 부위에 존재하는 동방결절sinoatrial node에서 시작된다. 동방결절이 만든 전기 신호는 심방에서 심실로 전달되면서 특유의 박동을 만든다. 이를 심전도electrocardiography, ECG를 통해 분석할 수 있다. 이 박동이 적절치 않아 규칙적이지 않은 맥박을 정맥整脈이 아니란 뜻으로 부정맥不整脈이라고 부른다.

폐정맥에서 들어온 혈액은 좌심방으로 들어온 후 좌심실로 간다. 이때 혈액의 역류를 막기 위해 존재하는 판막이 승모판mitral valve이다(그림 7). 좌심실에서 대동맥으로 혈액이 나갈 때, 역시 역류를 막기 위해 존재하는

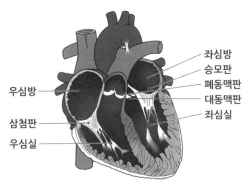

[그림 7] 심장의 구조

판막이 대동맥판막^{aortic valve}이다. 두 판막이 우리가 인생을 살면서 다양한 질환을 얻기 쉬운 판막들이라고 보면 된다. 그리고 같은 방식으로 우측 심장에는 삼첨판^{tricuspid valve}과 폐동맥판막^{pulmonary valve}이 있다.

혈액과 림프액의 순환

심장을 나온 혈액은 대동맥^{aorta}을 거쳐 동맥^{artery}, 세동맥^{arteriole}, 모세혈관^{capillary}으로 이동한다. 모세혈관에서 각 장기의 조직과 활발히 산소·물질 교환을 한 후 정맥과 대정맥을 거쳐 다시 심장으로 돌아오는 경로다. 혈관의 단면을 살펴보면 기본적으로 내막^{tunica intima}·중막^{tunica media}·외막^{tunica adventitia}의 세 가지 벽으로 구성된다. 대동맥이나 동맥은 이 막이 수 겹에서 수십 겹으로 돼 있어 혈압을 견디면서 탄력성을 유지하고 있다 (그림 8). 세동맥에서는 각 층이 매우 얇아지고, 모세혈관에서는 단 한 겹의 내피세포로만 혈관벽이 구성돼 있다.

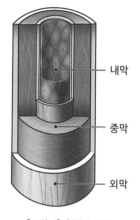

내막

중막

외막

[그림 8] 혈관의 단면

좌심실이 수축하는 수축기^{systole} 압력은 100~140mmHg인 반면, 확장하는 확장기 ^{diastole} 압력은 거의 0에 가깝다. 하지만 이런 식으로 혈압이 혈관에 전달되면 각 장기는 수축기에 큰 압력을 받고, 확장기에 혈액을 받지 못해 극단적인 경우에는 허혈 상태에 빠지게 된다. 이를 막기 위해 대동맥과 동맥은 혈관벽의 신축성과 탄력성의 도움을 받아 확장기 시에 혈액의 저장고 역할을 함으로써 60~80mmHg 수준의 혈압을 유지한다.

우리 몸에는 혈관 말고도 림프관^{lymphatics}이 존재한다. 혈관을 일반 도로에 비유한다면 림프관은 군용 도로라고 볼 수 있다. 즉 백혈구의 일종인 림프구들이 면역 작용을 위해 조직의 구석구석 말단 부위까지 이동할 수 있도록 만들어놓은 또 다른 혈관이다. 림프액 성분은 혈액에서 적혈구를 제외한 나머지 성분으로 볼 수 있다. 적혈구가 없으므로 투명하거나 담황색을 띤다.

림프관에는 중간마다 림프절^{lymphatic node}(임파선)이라고 부르는 정거장이 존재한다. 주로 림프구들이 대량으로 머물면서 출동을 위해 대기하는 길목이거나 외부에서 들어온 균을 처리하는 작업장이라고 보면 된다. 임파선 중 매우 큰 형태로 존재하는 장기가 흉선^{thymus}과 비장^{spleen}이다. 비장은 면역 기능 외에도 늙은 적혈구의 처리 및 예비 적혈구의 저장 등 적혈구를 위한 기능도 추가로 수행한다.

여기까지가 순환계에 대한 간략한 설명이다. 조금 어렵게 느꼈을지도 모르지만 그림과 함께 이 부분을 몇 번 반복해 읽어보길 바란다. 그동안 어렴풋이 알고 있었던 순환계를 최대한 쉽게 이해할 수 있을 것이다. 이제 다음 기관으로 넘어가보도록 하자.

인간 장기의 작동 원리: 섭취, 소화, 흡수, 배설

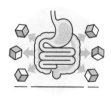

'저렇게 아름다운 여자는 화장실에 갈 리 없어.'

여자분들은 잘 모르겠지만 남자들이 어릴 적 예쁜 여자에게 가지는 환상 중 하나다. 중·고등학교 시절 학교에서 남자들 틈바구니에서만 지냈던 나는 여자와 어울리기를 몹시 부끄러워했다. 여자들과 대화는 고사하고 만나는 기회조차 거의 없었다. 그러니 예쁜 여자에 대한 환상은 어쩌면 당연했던 것인지도 모른다. 그런데 너무나 자명한 이야기지만 대변을 보지 않는 인간은 없다. 애초에 흡수와 배설은 모든 생명체가 공유하는 기본 생리 현상이니 숙맥 남자들의 환상은 소설이나 영화에서나 소재로 쓸 얘기다.

우리는 매일 외부 물질을 먹고 마시고 영양분을 흡수한 후 외부로 노폐물을 배출하는 일상을 반복한다. 아무렇지 않게 계속 반복되는 생리 현상이다 보니 이게 얼마나 놀라운 생명 현상인지를 느끼는 사람들이 드물다. 사실 소화 기관은 어떤 공장보다 복잡한 공정을 가진 데다 효율성까지 높은 정밀 화학 공장이다. 그 복잡한 소화 기작을 모든 사람이 자세히 공부할 필요는 없다. 더구나 이 책은 의학 교과서가 아니므로 소화 기관의 모든 기능을 살펴보지 않을 것이다. 일반인 수준에서 이해할 수 있는 수준의 소화 기관 관련 질환의 발병 원리와 상식적인 해부학·생리학 지식 정도만 설명하도록 하겠다.

입에서 항문까지의 여정

복습용 질문 하나. 소장의 음식물은 우리 몸 안에 있는 것일까, 밖에 있는 것일까? 앞서도 설명한 바 있지만 답은 밖이다. 생각해보면 입에서부터 항문까지 하나의 관으로 연결돼 있으니 당연한 답이긴 하다. 즉 우리 몸은 입에서 항문까지 큰 관을 가진 도넛 모양 생명체라고 보면 된다. 음식물 입장에서는 소화돼 장벽을 통과해야만 비로소 몸 안으로 들어갈 수 있다. 그리고 대변으로 방출되는 노폐물은 말 그대로 우리 몸에 들어오지 못하고 쫓겨난 음식물 찌꺼기다.

입에서 구강을 거쳐 식도, 위, 소장, 대장, 직장, 그리고 마지막으로 항문에 이르기까지 우리가 음식물을 처리하고 에너지와 영양분을 얻는 경로는 길고 복잡하다. 이는 외부 물질이 우리가 원하는 형태로 쉽게 분해되지 않기 때문이다. 물리적으로 부수고 화학적으로 분해해야만 겨우 우리 몸에서 받아들일 수 있는 형태로 바뀐다. 이 과정에서 해결되지 못하거나 몸에 불필요한 물질은 변으로 배출된다. 탄수화물 중에 단당류로 분류하는 물질들은 거의 소화 과정 없이 우리 몸에 흡수될 정도로 간단한 형태를 띤다. 우리 몸 입장에서는 힘들이지 않고 바로 에너지를 얻을 수 있으니 편하고 귀한 물질일 수밖에 없다. 설탕, 포도당, 과당 등이 단당류들이다. 주로 대단히 단맛이 나는 음식들이다. 그러고 보면 우리가 왜 그토록 이 물질들을 좋아하고 달게 느끼는지 알 수 있을 것이다. 가장 쉽게 흡수해 곧바로 에너지원으로 쓸 수 있는 물질이니 우리가 그것을 좋아하도록, 즉 달다고 느끼도록 발달된 것일 수밖에.

식도는 왜 그렇게 길지요?

음식을 먹으면 먼저 식도를 통해 위로 내려간다. 입에서 들어온 음식을 위까지 전달하는 통로인 식도의 길이는 성인 기준 약 25센티미터다. 입과 위를 바로 연결하지 않고 중간에 긴 통로를 거치는 이유는 뭘까? 흉부 공간이 협소하기 때문이다. 가슴은 심장과 폐라는 생체 필수 기관이 활동하는 공간이므로 여기에 위가 있으면 적절하지 않다. 횡격막을 경계로 그 아래인 복부에 위가 위치하는 것이 적절하다 보니 전용 고속도로, 즉 식도가 길게 발달된 것이다. 다만 식도와 심장의 위치가 흉부에서 겹쳐 있다 보니 위식도역류와 협심증의 증상을 임상에서 감별하기 어려운 경우가 많다.

식도는 음식물을 '완전'하고 '안전'하게 전달하기만 하면 된다. 그럼 어떻게 음식물을 전달한다는 것일까? 먼저, 식도는 음식물을 '완전하게' 전달하기 위해 연동 운동을 한다. 이 기능 덕분에 우리는 물이 많이 마시지 않아도 어지간한 음식물을 통과시킬 수 있다. 다음으로 식도와 위의 해부학적 접합 각도, 그리고 접합 부위에 위치한 위식도괄약근 덕분에 식도는 음식물을 '안전하게' 위까지 전달할 수 있다. 식도는 위로 들어갈 때 수직

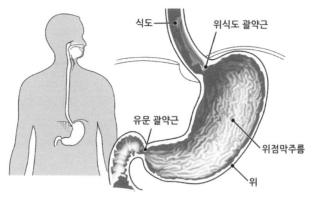

식도　위식도 괄약근

유문 괄약근　위점막주름

위

[그림 9] 위의 구조

으로 바로 들어가지 않고, 마치 옆문으로 들어가듯 위의 옆으로 들어가는 구조를 띤다. 이런 해부학적 구조가 음식물의 역류를 막아주는 가장 기본적인 장치다. 이에 더해 괄약근이 접합부를 조임으로써 2차적으로 역류를 막아주는 역할을 한다. 이러한 구조 덕분에 위로 전달된 음식이 식도로 역류하지 않는다(그림 9).

위는 흡수기관?

보통 위에서 영양소를 흡수한다고 알고 있지만 위에는 흡수 능력이 전혀 없다. 오히려 위는 분비 기관이다. 하루에 3리터나 되는 위액을 분비한다. 과장해서 말하면 위액 때문에라도 탈수가 생길 판이다. 위액에는 염산과 펩신이 포함돼 있다. 펩신은 음식물 중 단백질을 1차적으로 분해하는 역할을 하며, 염산은 음식물을 살균해 부패를 막는다.

　위액에 의한 화학적 소화와 더불어, 위의 또 다른 중요한 기능은 물리적 소화 작용이다. 위는 음식물을 일단 저장한 후 물리적으로 '다구리'치는 곳이다. 갑자기 은어를 사용해 당황했겠지만 위 운동을 환자들에게 설명할 때 이것 이상 간단하고 임팩트 있는 설명이 없어서 잠깐 활용해봤다. 한마디로 음식물을 물리적으로 '쥐어짜고 패는' 곳이라는 의미다.

이런 소화 작용도 식도와 마찬가지로 연동 운동이라고 부른다. 이 운동을 하려면 위 근육이 많은 에너지를 써야 하므로 한동안 혈류가 위로 집중된다. 그런데 성인이 가진 혈액은 5리터 정도로 정해져 있다. 만약 위로 많은 혈액이 집중되면 뇌로 가는 혈액이 부족해져 우리 몸에서는 '식곤증'이라는 형태로 뇌의 휴식을 강요하게 된다. 즉 식곤증은 식사 후 몸에서 효율적으로 혈액을 배치하면서 발생하는 부작용이라는 뜻이다.

또 한 가지, 더부룩한 소화불량을 느끼면 곧바로 약국으로 달려가 소화제 처방을 받는 사람들이 있다. 소화제는 대개 소화효소제로서 십이지장에서 일어나는 소화를 돕는 소화액을 보충할 용도로 먹는 약제다. 그런데 소화 불량의 상당수는 위 운동의 저하로 인해 발생한다. 위 운동 저하의 극단적인 형태는 위장 마비 gastroparesis다. 이러한 소화 불량에는 사실상 소화효소제가 도움이 될 가능성이 별로 없다. 차라리 위 기능을 향상시키기 위한 위장촉진제 prokinetics가 도움이 된다. 더욱이 일상생활에서 겪는 대개의 소화 불량은 가벼운 정도가 많아 이런 처치 없이도 대부분 저절로 낫는다. 그러니 소화 불량이 생겼다면 먼저 정확한 진단이 필요하다.

십이지장은 십이지신과 무슨 관계인가요?

물론 둘 사이에는 아무런 관계가 없다. 이름만 비슷할 뿐이다. 십이지장+二指腸이라는 단어 자체를 글자 그대로 해석하면 '열두 개 손가락의 장기'다. 십이지장의 길이가 손가락 열두 개를 옆으로 늘어놓은 길이와 비슷해 그렇게 지었다는 설이 있는데, 이건 나도 잘 모르겠다. 의과대학에서도 명칭의 어원을 배운 적이 없다. 의사도 모르는데 우리가 사는 데 굳이 알 필요는 없을 것 같다.

명칭은 그렇다 치고, 기관에 대해서는 자세하게 알아둘 필요가 있다. 십이지장은 짧은 길이에 비해 소화 기능 면에서 매우 중요한 곳이다. 위에서 내려온 소화물뿐만 아니라 췌장의 소화액이 유입되는 췌도와 담즙이 유입되는 담도가 모두 만나는 곳이기 때문이다(그림 10). 췌장은 외분비 기능과 내분비 기능을 가지고 있는 우리 몸의 필수 장기다. 먼저 외분비란, 췌장이 만든 물질인 소화액이 몸의 외부에 해당되는 십이지장으로 분비되는 기능을 의미한다. 내분비란, 췌장이 만들어낸 호르몬이 혈액으로 분비돼 온몸의 세포에 영향을 끼치는 기능을 말한다. 두 가지 기능 중 내분비 기능은 이번 장에서 자세히 다룰 얘기는 아니지만 간단히 언급하

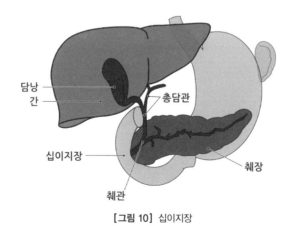

담낭
간
총담관
십이지장
췌장
췌관

[그림 10] 십이지장

분비 위치	호르몬	기능
알파세포	글루카곤	간에서 글리코겐을 포도당으로 전환, 아미노산 흡수 촉진, 지방을 분해해 에너지원으로 사용하고 혈당을 상승시킴
베타세포	인슐린	체내 포도당 저장량을 증가시키고 지질의 합성과 저장, 단백질 합성을 촉진함
델타세포	소마토스타틴	인슐린과 글루카곤 분비를 조절함
엡실론세포	그렐린	인슐린 분비를 억제하고 글루카곤 분비를 촉진하며 식욕을 증가시킴

[표 1] 췌장이 분비하는 호르몬과 기능들

면 베타세포에서 분비하는 인슐린, 알파세포에서 분비하는 글루카곤, 델타세포의 소마토스타틴, 엡실론세포의 그렐린 등을 의미한다(표 1).

외분비 기능에 대해 좀 더 살펴보도록 하자. 음식물은 십이지장으로 이동하면서 본격적인 화학적 분해 과정을 거치게 된다. 이때 위액의 산성을 중화시키는 성분과 탄수화물·지방·단백질을 분해하는 성분을 모두 가지고 있는 췌장의 소화액이 분비된다. 만약 술이나 감염 등으로 인해 췌도가 막히면 소화액이 역류해 췌장 세포를 거꾸로 소화시키면서 망가뜨리는 질병을 유발할 수 있다. 이를 췌장염이라고 부른다. 또 지방의 소화를 돕기 위해 간에서 생성된 담즙이 담도를 통해 분비된다. 담즙에는 빌리루빈 성분이 있어서 노란색에서 갈색을 띤다. 이 색깔이 곧 변의 색깔을 결정하게 된다. 혈액에 포함된 독소나 약물 등은 간의 해독 기능에 의해 대사된다. 이때 독소가 제거되고 남은 물질 중 일부는 담즙을 통해 변으로 배출되는 구조를 가지고 있다. 이는 간에서 다시 설명하겠다.

소장, 대장, 직장 그리고 항문

소장의 길이는 8~10미터나 된다. 십이지장에서 소화된 소화물은 긴 소장을 지나면서 융모를 통해 그야말로 '영혼까지' 빨리게 된다. 수분을 포함한 모든 영양분은 여기에서 거의 다 흡수된다고 보면 된다. 통과하는 시간은 사람마다 개인차가 아주 크지만 1~10시간 사이 정도다.

대장과 직장은 소장에서 흡수된 변이 통과하는 창자로서 영양분 흡수보다 마지막 수분 흡수가 주 기능이다. 변이 아주 더럽다고 생각하는 분들이 많을 텐데, 실제로도 더럽다. 몸에서 불필요하다고 생각되는 음식물 찌꺼기가 응축된 것이고, 세균도 많아서 전체 건조 중량의 50퍼센트를 차지한다. 물론 사람과 함께 살아가는 정상 세균총이 많기 때문에 모두 나쁘다고 볼 것은 아니지만 장염은 대부분 다른 사람의 분변이 내 입으로 들어가면서 생기는 '대변-구강 감염 fecal-to-oral infection'임을 잊어서는 안 된다. 항상 손을 자주 씻는 습관만으로도 장염은 대부분 예방이 가능하다.

직장은 마지막으로 변을 보관하는 장소이고, 항문은 인간을 인간답게 만들어주는 고마운 괄약근이 존재하는 곳이다. 차마 입에 담기는 주저하지만 실제로 거의 매일 사용하는 곳이다 보니 치질에서 치루 및 암에 이르기까지 정말 많은 질병이 발생하는 곳이기도 하다. 대장직장암의 발병 기작은 다음 장에서 다루도록 하겠다.

인간 장기의 작동 원리: 대사의 중추, 간

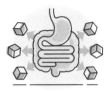

　나는 순대를 참 좋아하지만 같이 나오는 간과 허파는 먹지 않는다. 어릴 때부터 무섭게 생긴 것에는 잘 덤비지 않는 '초딩 입맛'인 탓에 편식이 심했다. 대학교에 들어와서 많이 나아졌지만 그래도 간과 허파는 절대 먹지 않았다. 허파는 그로테스크한 느낌이 들 정도로 기관지와 폐엽이 적나라하게 보여서 싫어했다. 반면 간은 입에 넣으면 약간의 텁텁함이 있을 뿐 독특한 고소함도 함께 느껴져 못 먹을 정도는 아니었다. 그런데 왜 간을 못 먹는다는 것일까. 아마도 의대 과정에서 배운 해부학 수업 때문이었던 것으로 기억한다. 당시에 배운 간 조직이 아직도 생생하다. 하필이면 돼지 간이 음식점에서 파는 그것과 너무나 똑같이 생겼던 것이다. 간의 모든 해부학적 구조가 생생하게 눈에 보여서 좀 더 징그러웠던 것 같다. 사실 간만 그런 것이 아니고, 해부학을 배운 후에는 치킨을 먹는 것도 쉽지 않았다. 대퇴골, 대퇴동맥 등 그간 신경 쓰지 않고 먹었던 해부학적 구조물이 다 보이는 바람에 먹는 재미를 잃었다고나 할까. 아는 것이 힘이 아니라, 먹는 행복을 방해했던 소소한 기억이다.

"간 때문이야. 간 때문이야. 피곤한 간 때문이야."

여러분도 아마 이 CM송을 기억할 것이다. 그런데 한동안 유명했던 바로 이 문구 덕분에 모든 국민이 피곤함은 간 때문이라고 오해하고 있다. 의학적으로는 사실 거의 틀린 얘기지만 영양제 광고에 일일이 의학적 지식으로 반박하기도 좀 그렇다. 간이 안 좋으면 피곤한 것은 맞는 말이다. 그런데 그러려면 간 기능이 정말 안 좋아야 한다. 영양제를 먹는 수준으로 해결될 일이 아니다. 게다가 피곤함을 일으키는 몸의 이상은 간 말고도 엄청나게 많다. 신장 기능, 심폐 기능, 근골격계, 불안장애 등으로 인한 모든 피곤함을 간 때문이라고 인식하면 곤란하기에 조금 설명이 필요하다. 이제부터 여러분이 오해하고 있는 간의 기능에 대해 아주 쉽게 이해해보도록 하자.

간은 영양분의 엄청난 2차 가공 공장

간은 인체에서 두 번째로 큰 장기다. 첫 번째가 아니라는 게 이상하지 않나? 사실 첫 번째는 피부다. 체내 장기로 한정한다면 간이 가장 크다고 볼 수 있다. 의외로 가장 큰 장기인 간을 구성하는 세포의 종류는 몇 가지 되지 않는다. 주요 세포로는 간세포 hepatocyte, 간혈관 내피세포 sinusoidal endothelial cell, 쿠퍼세포 Kupffer cell, 별 모양 세포 stellate cell 로 네 가지 정도다 (그림 11). 뒤에 설명할 간의 기능 대부분은 간세포가 수행하며, 나머지 세포들은 보조적인 역할을 한다. 보조적인 역할이라고 썼지만 단순한 보조 이상의 수준이다. 특히 이 세포들은 간과 관련된 질환의 발생에서 결정적

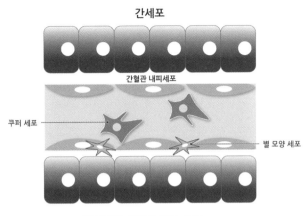

간세포

간혈관 내피세포

쿠퍼 세포

별 모양 세포

[그림 11] 간을 구성하는 세포

인 역할을 하는 경우가 많아 간과 관련된 많은 신약의 치료 목표가 되고 있다.

간의 역할을 크게 구별해보자. (1) 탄수화물과 지방 영양분의 생분해, 생합성, 분비 및 저장, (2) 단백질의 합성과 분비 및 저장, (3) 필수 비타민과 미네랄의 저장, (4) 독성 물질의 해독, (5) 담즙 분비로 지방 소화 보조, (6) 체내 염증 반응의 조절까지 모두 여섯 가지로 나눠볼 수 있다(그림 12). 그중 여섯 번째 기능은 최근 부각되고 있는 간의 새로운 기능이지만 너무 어려운 내용이라 여기에서는 언급하지 않는다. 나중에 면역 기능에 관한 글을 쓰는 기회가 생기면 자세히 설명하도록 하겠다.

간의 구조와 기능을 완전히 이해하기는 쉽지 않다. 마치 장난감 레고 블록처럼 입체적으로 구성돼 있어서 혈액 및 담즙의 흐름과 세포의 유기적 활동을 통합적으로 이해하려면 잘 만든 3D 동영상이 필요할 정도다. 하지만 첫 번째와 두 번째 기능을 설명하기 위한 간의 구조는 2차원으로

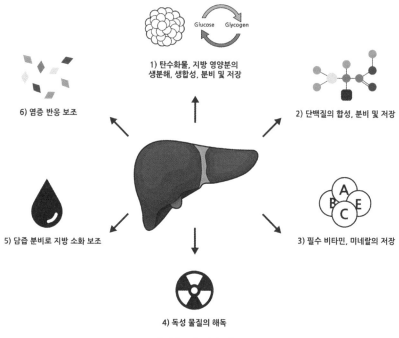

1) 탄수화물, 지방 영양분의
생분해, 생합성, 분비 및 저장

6) 염증 반응 보조

2) 단백질의 합성, 분비 및 저장

3) 필수 비타민, 미네랄의 저장

5) 담즙 분비로 지방 소화 보조

4) 독성 물질의 해독

[그림 12] 간의 기능

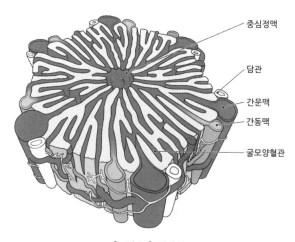

중심정맥

담관

간문맥

간동맥

굴모양혈관

[그림 13] 간의 구조

설명해도 충분하다(그림 13). 소장에서 분해되고 흡수된 영양분은 혈관, 즉 간문맥을 타고 간으로 들어온다. 대표적인 영양분이 탄수화물의 분해 산물인 포도당, 지방의 흡수 형태인 중성지방 triglyceride과 콜레스테롤 cholesterol, 단백질의 분해 산물인 아미노산이다.

각 영양분들이 어떻게 처리되는지 살펴보도록 하자. 체내에서 필요한 포도당은 즉시 사용되지만 남는 포도당은 글리코겐 형태로 변환돼 보존된다. 이는 나중에 체내에 포도당이 부족할 때 아주 유용하게 활용된다. 동시에 간세포는 포도당을 지방산과 콜레스테롤로 변환시켜 지방세포 내에 저장하거나 필요한 세포로 이를 잘 포장해 배송한다. 지질 lipid은 지방산과 콜레스테롤을 포함해 물과 섞이지 않는 모든 영양소를 말한다. 이들은 혈액에 녹지 않기 때문에 계면활성제 surfactant로 포장해서 혈액에 녹는 형태로 만들어야 한다. 아포단백질 apoprotein이 인지질 phospholipid layer과 함께 지질단백질 lipoprotein을 만들어 지질을 포장하고 전달하는 역할을 한다. 지질단백질 중 간에서 지질 유리를 위해 포장한 형태를 VLDL very low density lipoprotein이라고 부른다.

간에서는 소화 기관을 통해 들어온 지질을 그대로 보내기도 하고, 필요할 때에는 직접 지질을 생합성하기도 한다. 한편 간으로 들어온 아미노산은 몸에 반드시 필요한 수많은 단백질로 재조립돼 혈액을 통해 배출된다. 혈액에서 필수적인 기능을 하는 단백질들이 여기서 만들어진다. 대표적으로 알부민이나 혈액 응고를 조절하는 혈장 단백질들이 모두 간에서 만들어진다. 한 가지 강조하자면 포도당을 지방산과 콜레스테롤로 전환시키는 기능이 간세포에 있다고 언급한 점을 잘 기억해야 한다. 한마디로 밥만 먹어도 우리 몸은 지질을 생산하는 능력이 있다는 얘기다. 굳이 지질을 먹지 않아도 된다. 심지어 이 과정은 콜레스테롤 생합성에 있어서 가장 주된 과정이라고 알려져 있다.

일찍이 사람들은 탄수화물이 주된 에너지원이므로 날마다 필요한 만큼 탄수화물 섭취를 해야 한다고 알고 있었다. 하지만 탄수화물을 너무 많이 섭취하면서 비만 현상이 가속화되자 탄수화물의 영양학적 기능에 대한 심층적인 고민을 하게 됐다. 이후 필요 에너지원 이상의 탄수화물이 지질로 변환되면서 비만을 일으킨다는 사실이 밝혀졌다. 또 예상과는 반대로 탄수화물이 없을 때 지방이 즉각적인 에너지원으로 소비될 수 있다는 사실도 함께 알려지면서 탄수화물과 지방의 위상이 역전되기도 했다.

그 결과로서 탄수화물 섭취를 극도로 줄이고, 지방 위주로 섭취하는 식단, 일명 '황제 다이어트'로 불리는 '저탄고지' 다이어트가 탄생한다. 영양학적 기초 지식에서 출발한 것이니 저탄고지 다이어트의 체중 감량 효과는 임상적으로도 잘 증명돼 있다. 하지만 이런 다이어트로 비만을 줄일 수 있을지 몰라도 심근경색 등 동맥경화증atherosclerosis을 증가시킬 수 있다는 사실도 보고되고 있다. 단정적으로 말할 수 있는 것은 아니지만 다이어트든 뭐든 지나치게 극단적인 것은 바람직해 보이지는 않는다.

한마디로 간은 식품 가공 공장과도 같다. 포도당·아미노산·지방산처럼 완전히 소화된 원재료를 받아서 각각 글리코겐·단백질·지질단백질로 재합성한 후 필요한 장기나 조직으로 이를 배송하거나 저장하는 기관이다. 즉 우리 몸에 필수적인 영양분에 대해 끊임없이 화학 공정을 가해 우리 몸이 원하는 형태로 바꿔 저장하거나 배달해주는 곳이다. 창자가 음식물들을 단위 물질로 잘게 분해해 간으로 전달하면, 간에서는 이를 각 장기가 활용할 수 있는 형태로 포장, 재합성, 또는 저장하게 된다. 농산물,

축산물, 수산물 등 원재료를 가져와서 우리가 먹을 수 있는 형태로 포장하거나 가공시키는 소위 식품 가공 공장과 같은 역할을 한다. 사실 그것보다 훨씬 엄청난 역할을 하고 있다. 한 나라 발전의 근간이 되지만 엄청난 인프라를 갖춰야 하는 중화학 공장들을 보면서 대단하다고 생각하겠지만 사실 그것보다 훨씬 정밀하고 복잡한 화학 공장이 우리 몸에 있는 셈이다. 그것이 바로 우리의 간이다.

간세포는 멀티태스킹의 제왕

간의 여섯 가지 기능 중 두 가지를 설명했고, 세 번째인 필수 비타민과 미네랄의 저장 기능은 몸에서는 중요하지만 그다지 자세히 얘기할 필요가 없으니 넘어가도록 하자. 간의 엄청난 기능 중 하나가 네 번째 기능인 해독detoxification이다. 음식물로 섞여 들어온 일부 독소나 술 등의 물질을 해독하는 간의 기능은 우리 몸에 있어서 매우 중요하다.

평소 먹는 영양분을 제외하면 간은 모두 다 독소라고 인식한다. 우리가 흔하게 먹는 약물도 간에서는 모두 독으로 인식한다. 의학적으로는 해독보다는 대사metabolism 과정이라고 표현하는 경우가 많다. 무엇보다 해독 과정에 들어가는 물질이 모두 독은 아닌 데다 영양분을 제외하고 우리 몸에 들어온 거의 대부분의 물질이 거치는 과정이기 때문이다. 어쨌든 간에서 독성으로 인식한 물질은 간에서 미리 준비한 시스템에 의해 해독 과정에 들어간다. 보통 두 가지 단계로 구별된다.

해독의 1단계는 독소를 1차적으로 처리하는 과정을 말한다. 이때 사이토크롬 P450계 효소 그룹이 관여한다. 우리 간세포에는 그 계열 효소의 종류만 50~100가지가 넘는다고 한다.[2] 이 과정에서 카페인과 같은 일부 물질들은 비독성 물질로 완전히 중화돼 배출되지만 대다수 물질들은 해독 2단계까지 넘어간다. 사이토크롬 P450계 효소들은 대상 물질을 좀 더 독성이 적은 수용성 물질로 전환시키거나 화학적으로 훨씬 더 활성이 높은 형태로 변화시킨다. 우선 대상 물질을 수용성으로 바꾸는 이유는 신장을 통해 배설하도록 만들기 위해서다. 화학적 반응성을 높이는 작용은 해독 2단계에서 잘 반응하게 만드는 준비 과정이라고 볼 수 있다. 1단계를 마친 물질은 아직 해독 과정이 끝난 것이 아닌 중간 단계의 산물이어서 그 자체로 축적되면 간세포 독성을 유발할 수 있다. 따라서 간세포는 해당 물질들을 그대로 두지 않고, 즉각적으로 해독 2단계로 넘어간다.

해독 2단계에서는 1단계를 마친 중간 산물을 처리하는 여섯 가지 과정을 거친다. 글루타치온 접합glutathione conjugation, 아미노산 접합amino acid conjugation, 메틸화methylation, 황화sulfation, 아세틸화acetylation, 글루크론산화glucuronidation다.[3] 대부분 간이 준비한 여러 화학물질들을 독소에 접합시키는 화학 반응 과정들로서 해당 과정을 촉매하기 위한 여러 물질과 에너지가 수반된다. 이 과정을 거치면서 간에 의해 중화제가 접합된 독소 성분들은 독성이 약화되거나 상실되면서 신장 혹은 변으로 배설될 준비를 갖춘다. 최종 산물이 수용성이라면 간정맥hepatic vein을 통해 유리돼 신장을 거쳐 배설되는 경로를 따르고, 물에 녹지 않는 지용성이라면 담관bile duct를 통해 담즙과 함께 십이지장으로 분비돼 변을 통해 배출된다.

이토록 복잡한 과정을 처리하는 데 얼마나 많은 종류의 세포들이 참여할까? 앞서도 말했듯이 답은 간세포 한 종류다. 사실 앞에서 설명한 영양분의 분해, 생합성, 저장 과정도 대부분 간세포 혼자 하는 일들이다. 간의

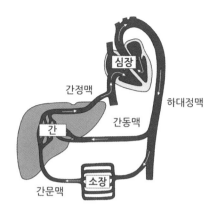

[그림 14] 간세포의 처리 과정

기능 중 여섯 번째만 제외하고 나머지 모두 간세포 혼자 하는 일들이다. 동일한 간세포들 사이에 위계질서가 있거나 업무를 구분하는 것도 아니어서 한 종류의 세포가 모든 기능을 발휘하게끔 설계돼 있다고 한다. 간세포가 업무를 처리하는 과정을 3차원적으로 살펴보면 더욱 이해하기 쉬울 것이다(그림 14). 지금까지 알려진 간 기능을 세분화하면 많게는 500여 가지라고 하니 정말 멀티태스킹의 제왕답다. 이쯤에서 간 기능에 대해 자연스럽게 떠오르는 여러 의문들이 있을 것이다. 아래 질문들을 통해 한번 생각해보도록 하자.

간은 얼마나 똑똑하게 독소를 구별하나요?

사실 간은 똑똑하지 않다. 간세포가 신경세포도 아닌데 그런 판단을 할 리 만무하다. 간세포 유전자에 이미 저장된 해독 기능만을 제공하는 것일 뿐, 물질을 구별해서 해독하는 것이 아니기 때문이다.

그런 이유로 의료진이 독이 아닌 약을 줄 때도 똑같은 상황이 벌어진다. 몸에 꼭 필요한 약임에도 간은 이를 독으로 인지하고 대사시켜서 배출하는 해독 기능을 그대로 가동시킨다. 우리가 투여하는 모든 약물은 흡수 absorption(A), 분포 distribution(D), 대사 metabolism(M), 배설 excretion(E)의 과정을 거친다. 이를 약물 및 독성학에서는 ADME라고 부른다. 간은 여기에서 대사의 핵심 기관 역할을 한다. 모든 약은 어쩔 수 없이 대사 과정을 거치면서 약물의 약효가 감소, 소실, 상승되는 등의 다양한 과정을 거친다. 약을 만들 때에는 실험을 통해 간의 이런 반응을 살피면서 환자에게 필요한 가장 최적의 화학 구조, 용량, 주기 등 여러 변수를 결정한다.

어떤 물질은 확실한 독임에도 불구하고 간세포가 이를 처리할 방법이 없거나 부족하다. 설령 방법이 있어도 매우 느려서 도움이 안 되는 경우도 많다. 대개 인간에게 소량만 투여해도 독극물로 작용한다고 알려진 많은 물질은 간의 해독 기능이 있으나 마나 한 경우다. 즉 간이 알아서 독을 구별해 처리하는 능력을 해독 기능이라고 오해하면 안 된다. 그저 간세포는 외부 물질이 들어오면 미리 저장된 프로토콜만 돌리는 것일 뿐, 효율적으로 이를 처리하기 위한 지휘 체계까지 갖춘 것은 아니라는 뜻이다.

간은 해독 가능한 독소는 완전히 해독하나요?

해독 가능한 독소는 그렇다. 하지만 충분히 빠르다는 뜻은 아니다. 음주로 인한 숙취는 간이 제일 고생하는 대표적인 해독 과정이다. 해독이 빠르고 충분하다면 술을 마시고 숙취가 전혀 없어야 할 텐데, 과연 그렇던가? 알코올은 다양한 신경행동학적 효과로 인해 많은 성인이 즐기는 기호 음료이지만 몸 입장에서는 대표적인 독소에 불과하다. 물론 알코올이 열량을 만들어내고, 혈액 순환에 미치는 일부 좋은 효과가 있기는 하지만 나쁜 효과가 더 많다는 것은 여러분도 잘 알고 있으리라 생각한다. 아무튼 간에서는 알코올을 독소로 인식하고 해독에 들어간다. 그 과정에서 부산물로 나오는 아세트알데히드 등이 숙취라는 형태로 전신에 악영향을 미친다.

아무리 해독 가능한 독소라고 해도 너무 많은 양이 들어오면 간도 감당할 수 없다. 심지어 간에서 이를 처리하다가 힘에 부치면 간세포가 정지하거나 파괴될 수도 있다. 이를 독성 간염 toxic hepatitis이라고 하며 이를 일으키는 대표적인 약물이 알코올과 아세트아미노펜이다. 사실 모든 약물은 정량을 지키지 않으면 모두 독이 될 수 있다. 독성학의 아버지 파라셀수스Paracelsus는 약 500년 전 "용량이 독을 만든다The dose make the position"고 말했다.⁴ 아무리 좋은 약이라 해도 고용량을 섭취하면 독이 될 수 있고, 독이라 알려진 물질도 필요량만큼 잘 복용하면 약이 될 수 있다는 얘기다.

소장은 음식물과 배설물이 섞여 있답니다

갑자기 무슨 뜬금없는 말인가 싶을 것이다. 그런데 소화 과정과 간의 대사 과정을 잘 생각해보자. 먼저 십이지장에서 췌장 소화액과 담즙에 의해 음식물이 분해되기 시작한다. 음식물은 아래로 내려가면서 완전히 분해되면 소장의 융모를 통해 천천히 흡수된다. 흡수된 영양분은 간문맥을 타고 간세포로 가서 위에서 설명한 다양한 과정을 거친다. 이때 간에서 독소로 인식하는 성분이 음식물에 있다면(사실 간에서는 엄청 많은 성분을 독소로 인식한다), 해당 성분은 해독 과정을 거친다. 이후 중화된 산물이 지용성이라면 담관을 통해 담즙과 함께 배출된다. 어디로 배출된단 말인가? 바로 십이지장이다. 즉 담관을 통해 나오는 담즙에는 소화액도 있지만 독소 중화를 끝내고 몸에서 배출하는 성분도 섞여 있다. 담즙과 위에서 들어온 음식물이 섞이는 십이지장은 사실 음식물과 배설물이 섞이는 곳이었다. 이런!

하지만 이 물질이 소장을 거쳐 다시 재흡수되는 것은 아니므로 배설물을 다시 흡수할 일은 없다. 아무리 그래도 말이지, 굳이 십이지장에서 같이 섞이게 한 것은 좀 이상하다고 생각하지 않는가? 물론 여기서 말하는 배설물이 변을 의미하는 것은 아니다. 학술적으로 변은 대장까지 내려가면서 흡수되지 않은 물질과 장내 세균 덩어리를 의미한다. 아무리 그래도 간에서 처리된 지용성 배설물과 소화할 음식물이 섞이는 것은 맞지 않나? 그렇게 생각하면 좀 찝찝하고, 생각보다 효율적이지도 않은 듯하다. 간의 배설관을 담도와 구별해 소장 하부나 결장으로 연결하면 훨씬 좋지 않았을까 하는 생각을 해본다.

인간 장기의 작동 원리: 뇌

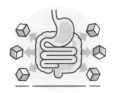

일반인에게 물었을 때, 의대를 상징하는 대표적인 수업은 무엇일까? 대부분 해부학이라고 답한다. 나에게도 본과 1학년 해부학 실습은 평생 뇌리에 남는 기억이다. 처음 실습용 시신을 만나면 다들 거부감을 느껴 시신에 씌운 비닐을 여는 것조차 어려워한다. 해마다 첫 수업엔 실습방을 뛰쳐나가 우는 여학생들이 항상 있을 정도였다. 그런데 몇 주 지나 시험 때가 다가오면 처음에 울던 여학생들은 온데간데없이 다들 포르말린 냄새가 코를 찌르는 시신에 머리를 박고 구조물의 이름을 외우곤 했다.

그렇게 힘든 1학기를 지나면 2학기엔 신경해부학 실습을 하면서 처음으로 뇌를 실물로 보게 된다. 그때의 경험을 돌이켜 생각해보면 '이게 뇌가 맞나?' 하는 느낌이었다. 조직을 포르말린으로 고정했음에도 너무 물러서 해부하다가 잘못 누르면 쑥쑥 들어가곤 했다. 또 애써서 조직을 해부해도 뇌 조직 안에 뚜렷한 구분이 없어서 구조물과 이름을 짝짓기가 너무 어려웠다. 하여간 신경해부학은 도대체 한 학기 내내 내가 뭘 배운 건지 갈피를 잡지 못했다. '어차피 해부학 교수가 될 것도 아니니 임상 과목으로 들어가면 뇌를 잘 배울 수 있겠지' 하는 생각으로 4학년 신경과 과목을 듣는데, 다행히 예상 적중이었다. 1학년 때 이해하지 못했던 기능과 개념이 쏙쏙 머리에 들어온 것이다. '역시 사람의 몸은 병과 함께 배워야 머리에 잘 들어가는구나' 하는 교훈을 얻었다.

지금은 뇌에 관한 한 내가 전문가다. 그런데 아는 게 너무 많아서 그런 것일까? 일반인 수준으로 간단히 설명하려다 보니 내 기준에서는 너무너무 재미있는 지식이 많아 도대체 어느 부분부터 건드려야 할지 감조차 오지 않는다. 그래서 자잘한 욕심은 버리기로 했다. 나 말고도 훌륭한 분들이 뇌의 구조와 기능에 대해 설명한 좋은 교양서가 많이 있으니, 여기서는 뇌졸중을 이해하기 위한 수준에서 중요한 질문과 답 형식으로 간략하게 설명해보도록 하겠다.

뇌 전체는 같은 일을 하나요?

우리가 공부를 하거나 일을 할 때 또는 스포츠 경기를 관람하거나 직접 운동을 할 때 등 우리의 뇌는 1초도 쉬지 않고 끊임없이 생각하고 일을 처리하고 있다. 이런 과정에서 뇌의 어떤 부분이 주로 작용하는지 어떤 화학 성분이 관여하는지 등을 우리 스스로 알 수는 없다. 그래서 우리는 뇌에서 모든 것이 단번에 처리되는 것처럼 느낀다. 사실 뇌의 작용은 나라는 인간의 본질 그 자체이기 때문에 뇌를 객체로 놓고 판단하는 것은 불가능한 일이다.

우리는 뇌가 어떤 식으로 분업을 하고 협업을 하는지 느껴본 적이 없으

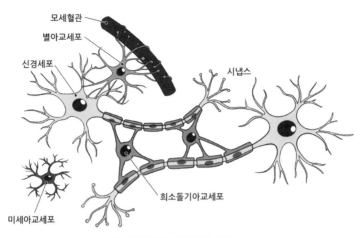

[그림 15] 뇌를 구성하는 세포

모로 항상 뇌 전체가 동시에 같은 일을 하는 것처럼 느낀다. 하지만 우리 몸의 팔, 다리, 심장, 폐, 간 등이 서로 다른 일을 하면서 몸 전체에 기여하는 것처럼 뇌도 구역마다 하는 일들이 철저하게 구별돼 있다. 의과대 학생들이 신경해부학을 너무 어렵게 느끼는 이유는 안타깝게도 뇌가 복잡해서가 아니라 가르치는 분들의 개념이 부족해서다. 여기서는 눈높이를 일반인에 맞추고 뇌의 구조와 기능을 최대한 쉽게 개념적으로 설명해보겠다.

뇌의 무게는 1,300그램 정도로 전체 몸무게의 2퍼센트 정도밖에 되지 않는다. 하지만 우리 몸의 산소와 포도당의 25퍼센트를 뇌에서 사용할 만큼 에너지 활용도가 가장 높은 기관이다. 뇌의 구성 성분을 보면 80퍼센트는 수분이고, 20퍼센트는 여러 물질들이다. 뇌를 구성하는 세포에는 딱네 가지 종류만 존재한다. 신경세포 neuron · 별아교세포 astrocyte · 희소돌기아교세포 oligodendrocyte · 미세아교세포 microglia다(그림 15). 뇌 기능은 신경세포에 의해 이뤄지며 나머지 세포는 신경세포를 돕기 위해 존재하는 세포들이다. 뇌에는 1,000억 개의 신경세포가 있는데, 이들을 한 줄로 펼쳐 놓으면 약 4만 4,000킬로미터 정도가 된다. 이들이 우리 몸의 모든 활동을 주관하고 관여하는 역할을 한다.

신경계는 크게 중추신경계와 말초신경계로 나눌 수 있다. 중추신경계에 해당되는 구조물은 뇌와 척수이며, 말초신경계는 12쌍의 뇌신경과 31쌍의 척수신경을 말한다. 중추신경계는 우리 몸의 중요한 활동을 판단하고 결정하는 신경세포들이 존재하는 곳이고, 말초신경계는 중추신경계에 정보를 전달하거나 중추신경계의 명령에 맞춰 일하는 하위 신경 그룹들이다. 말초신경계와 중추신경계의 척수는 이 책에서 중요하게 다룰 내용은 아니어서 지금부터는 주로 뇌에 대해 자세히 설명하겠다.

뇌는 크게 대뇌 cerebrum · 간뇌 diencephalon · 뇌간 brain stem · 소뇌 cerebellum 의 네 부분으로 구별된다(그림 16). 이 네 부분은 모든 포유류 동물에서 거의 비슷하게 구성된다. 그중 인간은 다른 동물들에 비해 대뇌가 훨씬 큰 영역을 차지하고 있다. 이곳에서 모든 이성적 정신 활동이 처리된다. 다른 동물에 비해 비교할 수 없을 정도로 우월한 대뇌의 기능이 인간을 만물의 영장을 만드는 데에 가장 중요한 역할을 한다. 간뇌와 뇌간은 인간의 감정과 자율신경계의 핵으로서 우리의 생명을 유지하고 희로애락 喜怒哀樂의 감정을 느끼는 데 핵심적인 기관이다. 소뇌는 대뇌, 뇌간과 연결되면서 대뇌의 기능을 보조하는 역할을 한다.

대뇌는 전두엽 frontal lobe · 측두엽 temporal lobe · 두정엽 parietal lobe · 후두엽 occipital lobe 으로 나뉜다(그림 17). 후두엽은 시각중추로서 눈을 통해 들어온 시각적 정보를 인식하고 주변과 연계하는 영역이다. 두정엽은 시공

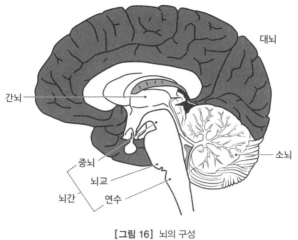

대뇌

간뇌

소뇌

중뇌

뇌교

뇌간   연수

[그림 16] 뇌의 구성

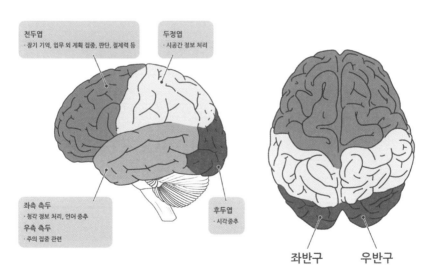

전두엽
· 장기 기억, 업무 외 계획 집중, 판단, 절제력 등

두정엽
· 시공간 정보 처리

좌측 측두
· 청각 정보 처리, 언어 중추
우측 측두
· 주의 집중 관련

후두엽
· 시각중추

좌반구   우반구

[그림 17] 대뇌의 구분 및 기능

간 정보visuospatial information를 받아 처리하고 관장하는 영역이다. 즉 우리 몸의 위치와 우리가 쳐다보는 사물의 위치 등을 파악하는 곳이다. 우리가 길을 찾을 때 가장 많이 활용하는 대뇌 영역이라고 보면 된다. 우성 반구(대개 좌측)의 측두엽은 청각 정보를 인식하고 처리하는 영역이며, 언어의 이해와 관련된 언어 중추 역할도 수행한다. 비우성 반구의 측두엽은 주의 집중attention과 관련된 역할을 수행한다. 전두엽은 장기 기억·업무 외 계획·고도의 집중·판단·절제력·언어의 표현 능력(우성 반구)을 모두 관장하는 영역으로 대뇌에서 가장 큰 부위이고 인간의 이성적 정신 활동에 가장 결정적 역할을 하는 부위다(그림 17).

우리 뇌는 설명한 바와 같이 해당 영역에서 신경세포들이 고유한 뇌 기능을 하며 매우 철저하게 분업이 이루어지는 구조다. 물론 필요한 만큼 신경세포끼리 시냅스synapse로 연결돼 효율적인 협업도 이뤄지고 있다. 만약 외상이나 뇌졸중으로 뇌의 일부가 파괴된 환자라면 전체 기능이 아닌 파괴된 부위만큼의 뇌 기능을 잃게 된다. 우성 반구의 측두엽만 일부 파괴된 환자들은 다른 사람의 언어를 전혀 이해하지 못하는 감각성 실어증sensory aphasia 증상을 보인다. 이와 같이 부분적으로 손상된 뇌에서는 그만큼만 인지 기능을 잃게 되곤 한다.

사람의 뇌 전체를 하나의 완전체라고 본다면, 이와 같이 부분적으로 인지 기능이 손상되는 상황을 어떻게 이해해야 할까? 부분 손상으로 기존의 인성을 잃고 성격이 달라지는 환자를 보면 뇌(물질)와 정신이 분리돼 있다는 생각은 하기 힘들 것이다. 나는 신경학자로서 정신을 '철저하게 뇌 조직이라는 물질을 기반으로 나오는 신경학적 활동'이라고 정의하고자 한다. 뇌(물질)와 정신이 분리될 수 있어서 몸과 분리된 다양한 영적 체험을 할 수도 있다는 믿음은 신경과학적 견지에서는 사실 말도 안 되는 상황이다. 과학적인 이해를 바탕으로 정신 기능을 고찰할 때 영혼과 관련된 많은 미신이나 마술적 사고부터 벗어날 수 있지 않을까?

마음은 어디에 있나요?
긴장할 때 가슴이 떨리는 것 보면 심장에 있는 게 맞죠?

얼마 전 강의를 준비하다가 모 포털 사이트에 지식 검색 결과를 보고 경악한 적이 있다. 마음이 어디에 있는지를 묻는 간단한 질문이었는데, 대부분의 대답들이 마음이 심장에 있다고 알려주고 있었다. 심지어 굉장히 높은 수의 추천을 받아 정답처럼 인식되고 있었다. 아직 의과학의 지식이 쌓이지 않은 어린 친구들이 만약 해당 내용을 본다면 도대체 무엇을 배울지 몹시 걱정됐다. 긴장을 하거나 놀라거나 무서워하거나 설렐 때처럼 심장 박동이 빨라지고 두근거림을 느낄 수 있다고 해서 심장에 마음이 있다고 생각하다니 놀라울 따름이었다. 심지어 초중고 시절 동안 어떤 생물 시간에도 심장에 마음이 있다고 가르치지 않았을 텐데 중세시대에나 있을 법한 대화가 최첨단의 과학 시대에 버젓이 사실인 것처럼 받아들여지고 있다니 두 눈을 의심하게 된다. 그 후로 주변인들과 의과대학 학생들에게 틈만 나면 같은 질문을 던지곤 한다.

일단 마음은 뇌에 있다. 구체적으로 뇌의 편도체에 있다(그림 18). 답답한 나머지 일단 답부터 알려드린 것이다. 지금부터는 신경세포들이 만들어내는 본능basic instinct · 감정emotion · 이성intellect의 정신 활동과 그것을 매개하는 신경전달물질neurotransmitter의 역할들을 알기 쉽게 보여주고자

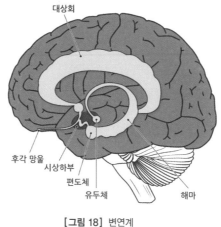

대상회

후각 망울
시상하부
편도체
유두체
해마

[그림 18] 변연계

한다(표 2). 인간의 정신 작용은 방금 얘기한 것처럼 본능·감정·이성의
세 가지로 구별할 수 있다.

먼저 본능은 상황에 따라 무서워하거나 두려워하는 기분 및 싸우거나
도망가는 행동 등으로 대표된다. 어두운 밤길에 칼을 든 강도를 갑자기
만날 때 순간적으로 대처하는 행동들로 예시될 수 있다. 아마도 대부분
사람들은 깜짝 놀라면서 걸음아 날 살려라 하고 죽을힘을 다해 도망치거
나 죽을 각오로 싸우는 등의 반응을 보일 것이다. 넓은 의미에서 보면 공
포 영화를 볼 때 약간의 음향 효과에도 엄청난 공포를 느끼게 되는 반응
들 역시 이런 본능의 범주에 들어간다. 이런 본능적 행동을 '투쟁-도피
fight-or-flight 반응'이라고 통칭한다. 이때 가장 중요한 역할을 하는 신경전
달물질이 아드레날린 adrenaline(에피네프린 epinephrine이라고도 부름)이다.

아드레날린이 작용하는 뇌 부위는 시상하부다. 이 부위는 대뇌가 완전
히 제거된 실험동물에서도 동일하게 반응하는 것을 미국의 생리학자 월

아드레날린	노르아드레날린	도파민	세로토닌
스트레스 상황에서 분비된다. 심박수와 혈류를 증가시킨다. 뇌와 근육에 산소와 포도당의 공급을 촉진시키며, 소화 속도를 늦춘다.	뇌에서 주의와 충동 부분에 영향을 미치며, 투쟁-도피(fight-or-flight) 반응에도 관여한다. 혈관을 수축시키고 혈류를 증가시킨다.	기쁨, 중독, 자발적 행동, 동기 부여에 중요한 역할을 한다. 사람들은 주로 도파민 분비를 일으키는 행동을 반복한다.	행복감을 포함한 광범위한 감정을 느끼는 데 기여한다. 수면 주기, 소화기 조절을 돕는다. 운동과 빛의 노출 정도에 영향을 받는 신경전달물질이다.
GABA	아세틸콜린	글루탐산	엔도르핀
중추신경계에 작용하는 억제성 신경전달물질이다. 많으면 집중을 향상시키고 낮으면 불안을 야기시킨다.	생각, 학습, 기억에 관여한다. 근육 움직임을 활성화시킨다. 집중과 각성에도 관련된다.	가장 흔한 신경전달물질이다. 학습과 기억에 관여하며 신경의 발달과 생성을 조절한다.	운동, 흥분 시 분비되며 극도의 행복감을 발생시키고 고통을 감소시킨다.

[표 2] 신경전달물질

터 캐넌^{Walter Cannon}(1871~1945)이 밝힌 바 있다.[5] 즉 본능적 반응은 대뇌에 의한 이성적 판단에 전혀 지배를 받지 않는다는 것을 보여준다. 다시 말해 우리가 공포에 질려 무모하게 싸우거나 도망가는 행동은 이성적 사고로부터 나온 행동이 아니라 동물적 본능에 의한 것이니 굳이 창피해할 필요는 없다.

다음으로 감정에 대해 알아보자. 우리 감정에 영향을 주는 신경전달물질은 세 가지 혹은 네 가지로 구분할 수 있다. 가장 유명한 신경전달물질은 세로토닌^{serotonin}으로서 이 물질은 우리 마음의 행복감^{happiness}을 담당한다. 세로토닌이 증가하면 별다른 이유 없이 행복하다고 느낄 수 있고 (일명, 행복한 바보: 행복하기는 한데 그 이유를 모르는 경우), 감소하면 우울증 환자가 되기도 한다. 대부분의 우울증 약들은 뇌 속에 세로토닌을 증가시키기 위해 개발돼왔다. 가장 많이 이용하는 물질이 '선택적 세로토닌 재흡수 억제제^{selective serotonin reuptake inhibitor, SSRI}'다. 이 물질들은 시냅스에서 한 번 사용된 세로토닌이 버려지지 않도록 재흡수를 억제해 시냅스 공간에 더 많은 양의 세로토닌이 유지되도록 고안된 약물이다. 이 약을 복용하면 뇌의 시냅스에서 세로토닌의 총량이 늘어나기 때문에 세로토닌이 작용하는 '행복' 신경회로가 더 많이 가동돼 행복감을 유지할 수 있다.

두 번째 물질은 도파민^{dopamine}이다. 도파민은 기쁨·성취욕·동기유발·쾌락을 유발하는 신경전달물질로서 대부분의 중독과 관련 있다. 흡연의 대표적 원인은 니코틴 중독이다. 체내에 니코틴이 늘어나면 뇌에 도파민이 증가하면서 니코틴을 계속 흡수하라는 명령으로 연결시킨다. 또 인위적으로 도파민을 크게 끌어올리는 물질인 마약은 대부분 시냅스에서 도파민의 재흡수를 억제해 극도의 쾌락을 느끼도록 만든 약물들이다. 이러한 도파민은 적절한 수준을 유지하면 업무나 학업의 재미와 효율을 높이는 데 큰 영향을 주기 때문에 일상생활에서는 '삶의 의미'와 가장 연관된 물질이라고 볼 수 있다. 반면 파킨슨병은 기저핵^{basal ganglia}과 중뇌^{midbrain} 사이의 신경 시냅스에서 도파민이 극도로 감소돼 발생하는 질환이다. 이 질환을 가진 환자는 몸을 움직이고 싶지 않을 정도의 무력감과 무감동 등을 느끼는 심각한 정서적 문제를 겪는다. 이들에게 도파민 전구체인 'L-dopa'로 이뤄진 약물을 투여하면 뇌의 도파민 농도가 증가하면서 증상이 극적으로 호전되는 경우를 많이 보게 된다.

세 번째 물질은 노르아드레날린^{noradrenaline} (노르에피네프린^{norepinephrine} 과 동의어)이다. 이 물질은 주의 집중과 관련된 물질로서 이 물질이 부족하면 주의력결핍 과잉행동장애^{attention deficit hyperactivity disorder, ADHD} 와 같은 주의가 산만한 행동을 보인다. 반대로 이 물질이 많으면 한 가지 업무나 학업에 고도의 집중력을 발휘하고 식욕도 감소되는 효과도 있다. 과거에 많은 식욕억제제가 이 물질을 증가시킬 목적으로 개발됐다. 하지만 심혈관계에 미치는 부작용으로 인해 지속적 사용은 절대 금물이라는 점을 참고하기 바란다.

마지막 네 번째 물질은 엔도르핀^{endorphin}이다. 과거 아침방송에서 어떤 재미의학자가 이 물질을 소개하면서 전국적으로 엔도르핀 열풍이 불었던 것을 기억하는 사람이 많을 것이다.[6] 이 물질은 내인성 진통계의 대표 물질로서 체내에 존재하는 일종의 '마약'이다. 평상시에는 잘 분비되지 않지만 극도의 희열을 느끼는 상황이나 고도의 집중력을 발휘하는 상황 등에서 인체의 고통을 느끼지 못하게 하고 극도의 행복감을 느끼게 하는 물질이다. 일례로 흔히 마라톤 등을 취미로 하는 사람이 겪는다고 말하는 '러너스 하이^{runners' high}'와 같이 오히려 극도의 스트레스에서 느낄 수 있는 극도의 행복감^{euphoria}이 이 물질과 관련 있다. 당연히 평상시에 작용하는 물질은 아니므로 과거에 불었던 엔도르핀 열풍은 과장된 측면이 많다.

여기에서 설명한 감정과 관련된 네 가지 물질들은 변연계와 뇌간에서 주로 작용한다. 즉 대뇌의 영향과 간섭은 크지 않기 때문에 우리가 감정을 이성적으로 이해하기 힘든 경우가 많다. 감정의 영역은 동물의 본능까지는 아니지만 우리가 사고를 통해 이해할 수 있는 이성의 영역과는 분리돼 있다는 것이 매우 중요한 특징이다. 우리가 어떤 이성을 갑자기 만났을 때 행복감과 긴장감으로 가슴이 떨리면 "내가 왜 이러지?" 하고 느끼며 이해를 못 하는 경우가 많다. 감정으로는 사랑을 느꼈을지 모르나 아직 대뇌에서는 그것을 이성적인 사고로 해석하지 못했기 때문이다.

이런 감정의 중추는 변연계 안에서도 주로 편도체에서 발생되는 것이며, 이들의 명령으로 자율신경계가 작동하면서 심장 박동이나 호흡 등의 영향을 미치게 된다. 즉 우리의 마음이 심장에 있기 때문에 두근거리는 것이 아니고, 편도체에서 느낀 감정이 자율신경계에 영향을 주어 그에 대한 반응으로 심장의 두근거림이 생긴 것뿐이다. 이렇게 쉽게 이해되는 의학적 상태를 두고, 사회에서는 아직도 마음이 심장에 있다는 둥 허무맹랑한 소리가 난무하고 있다. 다시 말하지만 마음은 편도체에 있다. 제발 좀 누가 지식 검색 결과 좀 바꿔주길.

본능과 감정에 이어 세 번째, 이성적 정신 활동과 관련된 신경전달물질에 대해 설명해보도록 하겠다. 이성적 사고의 대표적인 활동으로 기억·학습·판단·절제 등이 있다. 이런 능력들에는 전두엽의 활동이 가장 중요한 역할을 하며 그 외 측두엽·두정엽·후두엽에서도 나름 역할을 맡는다. 여기에 작용하는 신경전달물질은 세 가지다. 첫 번째는 글루탐산glutamate 으로 기억력에 중요한 역할을 하는 신경전달물질이다. 하지만 너무 과량이 분출되면 대부분의 신경세포들이 흥분하며 독성 사망에 빠질 수 있어 '글루탐산 연관 과흥분 세포사glutamate-related excitotoxic cell death'는 수십 년간 많은 질환 연구의 주요 주제다. 그에 따라 글루탐산의 기능을 억제하거나 분비를 줄이는 식으로 뇌전증 혹은 치매치료제 약물을 개발해왔다. 두 번째로 중요한 신경전달물질은 아세틸콜린acetylcholine 이다. 이 물질은 학습 learning에 가장 큰 영향을 미치는 물질로 기억이나 행동적 학습 등 다양한 정신 활동에 모두 관여한다. 현재 치매치료제로 인정받고 있는 도네페질은 아세틸콜린의 재흡수를 억제함으로써 아세틸콜린의 작용을 높이기 위한 약물로 개발된 것이다. 마지막 세 번째 신경전달물질은 GABA y-aminobutyric acid다. 이 물질은 절제력 및 진정과 연관된다. GABA 농도가 높으면 절제 및 자제 능력이 좋아지고, 떨어지면 불안장애 등이 발생하는 것으로 알려져 있다. 이에 우울증이나 뇌전증 치료에 있어서 GABA를 조절하기 위한 약물들이 많이 개발돼왔다.

위에서 언급한 이성적 활동은 모조리 대뇌에서 벌어지는 정신 활동들이다. 여기서는 변연계나 간뇌, 뇌간 등이 거의 관여하지 않는다. 따라서 대뇌는 인간의 이성적 사고에 물질적 중추라고 볼 수 있고 감정 및 본능을 느끼는 부위와는 물리적으로 구분돼 있음을 알 수 있다. 인간은 동물에 비해 대뇌가 극도로 발달돼 있지만 본능 및 감정과 관련된 부위에서는 큰 차이가 없는 편이다. 본능이나 감정적인 정신 활동은 반려 동물 등을 통해서도 많이 관찰할 수 있듯이 동물에게서도 상당히 활발한 편이므로 그들이 느끼는 슬픔과 기쁨을 이해하려는 자세가 필요하다.

이로써 우리 몸의 장기와 시스템을 설명하는 부분을 마무리하고자 한다. 매우 어렵지만 중요한 내용을 어떤 책보다 쉽게 정리했다고 생각하는데 여러분은 어떻게 느꼈는지 잘 모르겠다. 이번 장에서 모든 장기와 시스템을 다룬 것은 아니다. 신장·근골격계·피부·면역계 등에 대한 설명은 누락돼 있다. 이미 일반인 수준에서 이해할 수 있는 범위를 넘어섰다고 생각되지만 이 정도면 우리 몸을 대체로 이해하는 데 충분한 수준이라고 판단된다. 다음 장에서는 우리 몸의 정상 구조에 어떤 식으로 질병이 발생하는지를 설명하기 위해 내가 제시하는 새로운 질병 분류법을 소개하고자 한다. 정상 구조의 설명과 마찬가지로 질병 분류법도 나만의 분류 방식으로 새롭게 만든 것이다. 그럼 다음 장으로 넘어가보도록 하자.

주석 및 참고문헌

인간 장기의 작동 원리: 호흡

1 Stanton, Bruce M.; Koeppen, Bruce A., eds. (2008). Berne & Levy physiology (6th ed.). Philadelphia: Mosby/Elsevier. pp. 418–422.

인간 장기의 작동 원리: 대사의 중추, 간

2 Palrasu M. Siddavaram N. Cytochrome P450 Structure, Function and Clinical Significance: A Review. Current Drug Targets 2018;19(1):38–54.

    주석 사이토크롬 P450은 여러 화학물질의 해독에서 중요한 역할을 하는 효소로, 일산화탄소에 의해 환원된 상태에서의 최대흡수파장이 450나노미터인 점에서 그 명칭이 유래했다. 사람에서는 최소 57종류의 사이토크롬 P450 유전자와 58종류의 유사 유전자가 존재하는 것으로 보고돼 있다.

3 Jancova P. Siller M (2012). Phase II Drug Metabolism. In J Paxton (Ed), Topics on Drug Metabolism. IntechOpen. (https://www.intechopen.com/chapters/29241)

4 위키피디아, The dose makes the poison (https://en.wikipedia.org/wiki/The_dose_makes_the_poison)

인간 장기의 작동 원리: 뇌

5 Walter Bradford Cannon (1915). Bodily changes in pain, hunger, fear, and rage. New York: Appleton-Century-Crofts. p. 211.

6 스포츠동아, 2013년 7월 8일 (https://www.donga.com/news/Entertainment/article/all/20130708/56332301/5)

    주석 1980년대 TV 프로그램에 한 의사가 출연해 '엔돌핀이 피 속에 들어가면 면역세포가 생기고 그것이 활성화될 때 건강해진다'는 주제의 건강강좌로 선풍적인 인기를 끌었다. 이후 엔돌핀을 유행시키며 긍정적인 생각과 웃음으로 엔돌핀 분비를 늘리면 면역력이 높아진다는 내용으로 열풍을 일으켰다.

질병이란 무엇인가

이승훈 박사의 새로운 질병분류법

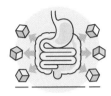

스스로 한번 물어보자. 자신의 몸 중 어딘가 불편하면 무슨 질환이니 무슨 과에 가야 한다고 처음부터 바로 알 수 있겠는가? 아마 대부분 어렴풋한 짐작으로 병원을 찾을 것이다. 거기다 생소하거나 특이한 진단명이 나오면 도대체 무슨 병인지 몰라 혼란스러운 경우가 더 많을 것이다. 개인적으로 과거의 교육과 수련 기간을 되돌아보면, 의대 교육과 임상과의 분류가 산만해 그다지 체계가 없다고 느꼈던 것 같다.

의대 교육 과정은 처음에 해부학, 생리학, 생화학, 약리학, 병리학 등을 배우다가 내과, 외과, 산부인과, 소아과, 정신과(지금은 정신건강의학과) 등으로 넘어간다. 알다시피 병원은 내과, 외과 등 임상 과목별로 분류된다. 그런데 환자들이 진료를 받을 때는 이런 식의 분류가 오히려 불편하지 않을까? 환자들은 증상을 가지고 병원에 올 뿐, 자신이 진단명을 찾아 분류한 후 병원에 오지 않는다. 어떻게 보면 병원에서 진단에 대한 책임의 일정 부분을 환자에게 떠넘기고 있는 시스템이다.

환자가 두통이나 복통 등을 느껴 병원에 왔다고 말하면, 병원에서 가장 적절한 의사와 임상과를 선택해주는 시스템이 필요하다. 현재 시스템에서는 환자 스스로 자신에게 적합한 과를 찾아야 한다. 당연히 해당 진료과를 잘못 찾아가는 경우가 부지기수다. 현재 의료 시스템이 이렇게 확립돼 있긴 하지만 그나마 환자 중심으로 진료 과목을 바꾸려는 노력이 이뤄지고 있다. 예를 들어 과 간 장벽을 없애고 암 센터나 뇌졸중 센터 등을 만들고 있는 추세다. 그렇다고 해서 모든 파트가 전면적으로 개편되고 있는 상황은 아니다.

현재 병원 시스템에 적응하려면 환자 입장에서도 어떤 증상을 느꼈을 때, 어떤 질환군에 속하는 증상인지에 대해 개략적인 지식을 함양해야 한다. 문제는 일반인이 보기에 진단명이 너무 어렵다는 점이다. 내가 속한 신경과의 질환들부터 한번 나열해보겠다. 뇌졸중, 뇌전증, 파킨슨병, 말초신경병증, 운동신경원질환, 뇌수막염, 우울증, 치매, 헌팅턴병, 이석증 등이 대표적이다. 각 질환을 분류하는 체계가 전혀 없다 보니 전문가인 내가 나열하는 것도 쉽지 않다. 과연 우리 몸에 생기는 다양한 질환들을 이런 식으로 산만하게 나열할 수밖에 없는 것일까?

나는 몇 년간 고민 끝에 우리가 평생 앓게 되는 질환을 두 가지 대분류와 일곱 가지 세분류로 나눌 수 있다는 깨달음을 얻었다. 만약 병원 시스템도 이런 분류법으로 바뀐다면 환자들이 병원을 이용할 때 훨씬 편할 것 같다는 생각이 든다. 지금부터 내가 확립한 새로운 질병 분류법을 소개해보도록 하겠다.

질병의 대분류

질병은 크게 외인성 질환과 내인성 질환으로 분류할 수 있다. 외인성 질환은 신체 내부 문제가 아닌 외부의 공격에 의해 발생하는 모든 질환을 뜻하고, 내인성 질환은 신체 내부에서 내재적으로 발생하는 모든 질환을 의미한다. 우리 몸에서 발생하는 모든 질환을 자동차에 빗대어 비유해보도록 하겠다. 자동차가 다른 차량과 충돌하는 교통사고, 외부 오물에 의한 오염, 홍수에 의한 차량 침수 등을 외인성 질환의 상황들이라고 볼 수 있고, 엔진이나 브레이크 패드 등 운행에 중요한 장비의 손상 등을 내인성 질환의 상황으로 비유할 수 있을 것이다. 그럼 지금부터 각 대분류에 해당되는 세분류의 질환군들을 설명해보겠다.

외인성 질환

이 분류법은 전체 질환을 대상으로 한 것이므로 외인성 질환에 해당되는 질환군들은 특정 장기에 국한되지 않는다. 여기서는 크게 감염성 질환·외상성 질환·독성 질환의 세 가지 질환군으로 분류할 수 있다.

1) 감염성 질환

감염성 질환은 바이러스, 박테리아, 곰팡이 및 기생충 등 외부 생물에 의한 신체 감염 질환 전체를 의미한다. 거의 모든 임상 과목에서 감염성 질환에 해당되는 질병들을 다루고 있다. 신경과에서는 바이러스성 뇌수막염·바이러스성 뇌염·박테리아성 뇌수막염 등이 대표적으로 포함되고, 소화기내과에서는 바이러스성 간염·기생충 간염·급성 장염 등을 다루고 있다. 내 생각에는 각 장기를 따로 떼어내서 진단하는 현재 시스템보다 이렇게 모든 장기를 통틀어서 감염성 질환으로 바라본다면 일반인들이 이해하고 자신의 몸을 관리하는 데 더 나을 것 같다.

모든 감염성 질환의 공통 발생 원인은 '위생의 실패'다. 뇌염·에이즈·간디스토마 등 어떤 감염성 질환이건 간에 병인을 신체에 침투하도록 만든 개체의 위생 실패가 1차 원인이다. 평생 감염성 질환을 완전히 피할 방법은 없겠지만 최소한으로 줄이기 위한 가장 최선의 방법은 위생과 자기보호다. 코로나19 팬데믹으로 인해 국내뿐만 아니라 전 세계적으로도 위생 관념이 매우 높아지긴 했지만 평소에도 손을 자주 씻고 소독하고 귀가 후 바로 샤워를 하는 등 철저하게 위생 관리를 한다면 감염성 질환에 걸릴 기회를 최대한 줄일 수 있을 것이다.

2) 외상성 질환

외상성 질환은 외부 충격에 의해 몸이 다치는 모든 질환을 의미한다. 인간은 평생 살아가는 동안 다양한 외상을 피할 수 없다. 외상의 발생 빈도는 어릴 때 많다가 청장년기에 조금 줄어들고 다시 노년기에 많아지는 특징이 있다. 하지만 청장년기는 빈도만 줄어들 뿐, 교통사고 등 치명적 외상이 많아 단순히 외상성 질환의 빈도가 적다는 것을 가볍게 볼 수 있는 시기는 아니다. 어린 나이에는 주로 집이나 놀이터 등에서 뛰어놀다가 가벼운 외상을 당하는 경우가 많고 노년기에는 각종 퇴행성 질환으로 인해 2차적으로 발생하는 낙상 등이 많아진다.

나는 개인적으로 자잘한 외상 외에 골절 등의 외상은 평생 한 번 겪었다. 야구를 하다가 야구공에 얼굴을 맞아 코뼈 골절을 당했던 사고가 유일하다. 골절된 코뼈를 수복하고 4주간 부목을 유지하던 과정이 대단히 고통스러웠다고 기억한다. 그래서인지 어떤 부위건 골절이라면 정말 다시는 만나고 싶지 않다.

골절 같은 큰 외상성 질환이 발생하지 않았다고 해서 가벼운 외상에 의한 피부 조직 파열을 제대로 소독하지 않는다면 봉와직염·염증성 종기 등으로 악화될 수 있다. 심한 경우엔 패혈증으로 사망할 수도 있다. 과거 조선의 왕 중 문종, 성종, 효종, 정조, 순조가 종기로 사망했다고 알려져 있다. 정확하진 않지만 아마도 내가 앞서 언급한 상황이 생긴 후 궁극적으로는 패혈증으로 발전한 것이 아닌가 한다. 외상성 질환은 사고를 미리 알 수 없기에 완전한 예방이 불가능하다. 가급적 사고가 발생하기 쉬운 운동이나 상황, 위험 지역을 피해 개개인이 조심하는 수밖에 없을 것 같다. 사고 발생 이후에 적절한 조치를 받지 않으면, 2차 질환으로 악화돼 생명의 위협을 받을 수 있으니 우선적으로 응급실 방문을 통해 즉각적으로 치료를 받아야 한다.

3) 독성 질환

독성 질환은 독성 약물이나 독성 음식의 체내 유입(섭취·피부 접촉·호흡기 흡인 등)에 따른 손상성 질환을 의미한다. 대표적으로 마약 중독이 여기에 해당되며 흔하게는 흡연·고기 구이 등에 의한 훈연 흡인·약물의 과다 복용·화학물질에 오염된 음식의 섭취 등도 포함된다. 독성 질환은 독성 물질에 대한 인식만 개인이 제대로 갖추고 있다면 건강에 문제가 되는 상황을 대부분 미연에 방지할 수 있다는 특징이 있다.

성인 중 마약과 담배 흡연이 건강에 나쁘다는 것을 모르는 사람은 없을 것이다. 그럼에도 청소년기에 호기심으로 시작한 흡연이 평생 중독으로 이어지는 상황을 많이 보게 된다. 우리나라에서는 미국처럼 마약 문제가 심각한 상황은 아니지만 의외로 해마다 마약 사범이 증가하고 있다고 한다. 어린 청소년들에게 흡연과 마약에 대해 국가 차원의 교육을 실시한다면 상당 부분 예방할 수 있을 것이다.

다만 담배는 과거부터 그 폐해에 비해 국가적으로 제대로 된 금연 캠페인이 부실한 편이었다. 아마도 전매 제도라는 이름으로 국가에서 담배 판매를 담당한 탓도 무시할 수 없을 것이다. 현재 판매권은 케이티앤지^{KT&G}라는 민간 회사가 담당하기는 하지만 여전히 공공기관 성격의 독점적 판매 제도를 가지고 있어서 과거의 전매 제도가 완전히 민영화됐다고 볼 수는 없다.[1] 최근 들어서는 복지부 및 여러 민간 단체에서 금연 캠페인을 확산하고 있어 과거에 비해 흡연율이 점차 줄어들고 있다고 하니 참 다행스러운 일이다.

추가적으로 일반인이 제대로 인식하지 못하는 독성 질환 중 하나가 바로 음식 조리에서 발생하는 훈연이다. 바비큐 등 고기 구이를 좋아하는 국민 취향 때문인지 우리나라 사람들은 주방 환기에 그다지 신경 쓰지 않는 경향이 있다. 이런 훈연들을 지속적으로 흡입할 경우 만성 호흡기 질환이 발생할 수 있고 심각한 경우에는 폐암으로 발전하기도 한다. 평소 미세먼지뿐만 아니라 집 안이나 식당에서 발생하는 훈연도 신경 쓰는 영리한 생활 태도를 갖춰야 한다.

내인성 질환

내인성 질환은 신체에서 발생하는 내재적 질환을 총칭한다. 여기에는 퇴행성(노화성) 질환·2차성 질환·선천성 및 유전성 질환·결함성 질환이 해당된다. 각각에 대해서 자세히 알아보자.

1) 퇴행성(노화성) 질환

퇴행성 질환은 한마디로 늙어서 발생하는 모든 질환이다. 여기서 늙는다는 말은 신체의 나이가 늙는다는 것을 의미하기도 하지만 신체 일부 장기가 너무 많이 소모되는 상황도 해당된다. 과거 '두 개의 심장'을 가진 선수라는 별명을 가졌던 박지성 선수는 만 33세라는 이른 나이에 축구 선수 생활에서 은퇴했다. 당시 박지성 선수는 인터뷰에서 자신의 무릎 연골이 너무 소모돼 하나도 남아 있지 않는 수준이라고 밝혔다.[2] 운동선수들이 무리하게 운동을 해서 발생하는 뼈, 관절, 근육의 소모성 질환도 퇴행성 질환에 해당된다.

운동선수가 아니어도 대개 신체 나이 40~50세를 넘어가면 몸 곳곳에서 다양한 불편함을 느끼게 된다. 아직 살날이 많은데 왜 하필 특정 시기가 되면 몸에서 불편함을 느끼기 시작하는 걸까? 참고로 조선시대의 평균 수명은 35~40세 정도였다고 한다.[3] 우리뿐만 아니라 1900년대 이전 세계의 중심이었던 서유럽의 평균 수명도 40~50세 수준이었다.[4] 우리는 보통 40세까지는 몸에서 큰 불편함을 느끼지 않지만 그 시기가 지나면서 관절염, 피부 노화, 치매 등 다양한 퇴행성 질환들을 겪기 시작한다. 어쩌면 우리의 몸은 40세 무렵까지만 튼튼하게 활동할 정도로 설계됐는지도 모른다.

20세기 이후 산업화를 거치면서 풍부해진 물자와 지식의 발전으로 인해 우리는 위생 의식에 대한 인식을 갖게 됐고, 그 덕분에 평균 수명도 급격히 상승하고 있다. 하지만 40세 무렵을 정점으로 설계된 몸이다 보니 이후를 대비하지 못한 신체적 한계와 고령화로 인해 퇴행성 질환이 점점 흔해질 수밖에 없게 된 것은 아닌지 모르겠다.

자동차를 다시 한번 소환해보자. 요즘 사람들은 자동차를 구입하고서 보통 몇 년 후에 바꿀까? 예전엔 3~4년이면 신차로 교체하곤 했는데, 요즘에는 10년 넘은 차량들도 쌩쌩하게 달리는 것을 많이 본다. 물론 택시나 렌터카 등으로 고생이 심했던 차량들은 이른 나이에 폐차되기도 한다. 결국 아무리 잘 만들어도 자동차 역시 오랜 시간이 지나면 다양한 퇴행성 질환을 겪을 수밖에 없다. 그리고 자잘한 고장이 반복되다 보면 결국 폐차라는 마지막 운명을 맞게 된다.

우리 몸 역시 이와 크게 다르지 않다. 내가 전공하는 영역에서 대표적인 퇴행성 질환으로는 고혈압, 당뇨 및 암 등이 있다. 왜 암이 퇴행성 질환으로 분류되는지 혼동을 느낄 사람들이 있을 것이다. 쉽게 말해 암은 면역 시스템의 퇴행성 질환이라고 볼 수 있다. 이에 대한 자세한 발병 기전은 암 부분에서 자세히 다루도록 하겠다.

2) 2차성 질환

2차성 질환은 다른 질환에 의해 합병증으로 발생하는 질환을 의미한다. 이 질환은 개념이 조금 헷갈릴 것 같지만 대표적인 질환명을 들어보면 아마도 바로 느낌이 올 것이다. 바로 뇌졸중·심근경색·말초 혈관 질환 등 대부분의 혈관 질환들이다. 이 질환들은 멀쩡한 혈관에서 갑자기 발생하는 질환이 아니다. 고혈압·당뇨·고지혈증·흡연·음주 등의 위험 요인에 수년 이상 지속적으로 노출되는 상황에서 합병되는 질환들이다.

2차성 질환은 1차 원인들을 적절하게 차단할 경우, 발생 자체를 예방할 수 있다는 점에서 대단히 큰 치료적 의미를 가지고 있다. 뇌졸중은 온 국민이 무서워하는 질환이지만 사실 고혈압·당뇨·고지혈증 등 위험 요인의 관리만 잘해도 거의 평생 문제를 일으키지 않을 정도로 예방할 수 있다. 그럼에도 불구하고 심장 질환과 뇌졸중이 우리나라 사망 원인의 2위와 4위를 차지하고 있다는 것은 2차성 질환의 예방을 위한 일반인들의 상식과 태도가 아직 충분치 않다는 것을 의미한다.

자동차로 따지면 엔진 오일을 교체하지 않고 경고등이 켜졌음에도 계속 운전을 하는 상황이라고 볼 수 있다. 만약 엔진 오일을 3년 이상 갈지 않으면 어떻게 될까? 결국 언젠가 길거리에서 엔진이 터져서 자동차가 멈추는 사태가 벌어질 것이다. 바로 뇌졸중이나 심근경색이 그와 같은 상황이다. 별것 아닌 것 같아도 주기적으로 위험 요인을 관리한다면 나중에 갑작스럽게 개체가 사망할 수도 있는 2차성 질환을 예방할 수 있다. 이 질환에 관해서는 뇌졸중 부분에서 자세하게 다루도록 하겠다.

3) 선천성 및 유전성 질환

말 그대로 태어날 때부터 갖고 있는 모든 질환을 의미한다. 선천성 질환은 유전성 원인이 아니어도 태아 발생 과정에서 만들어지는 모든 질환을 의미하고, 유전성 질환은 결함이 있는 유전자에 의해 발생하는 질환을 말한다. 개념이 좀 애매할 수 있으니 조금 구체적으로 알아보자. 선천성 질환의 대표적인 예는 구순구개열(언청이)이나 선천성 심장 질환 등으로,

태아 발생 과정에서 문제가 생기며 유전적 소인은 없는 경우가 대부분이다. 반면, 유전성 질환에는 대표적으로 다운증후군이나 신경과의 카다실 Cerebral autosomal dominant arteriopathy with subcortical infarcts and leukoencephalopathy, CADASIL 등이 있는데, 이들은 부모로부터 받은 유전자의 결함으로 발생하는 질환들이다. 여기서는 선천성 질환과 유전성 질환을 구별하지 않고 분류를 합쳤다. 학술적으로는 엄연히 다른 원인이지만 환자 입장에서는 구별한다고 해도 그다지 큰 의미가 없기 때문이다.

이 질환들을 자동차에 비유하면 이미 출고는 됐으나 애초에 공장에서 잘못 만들어지는 경우에 해당된다. 실제로 설레는 마음으로 신차를 구입했지만 판매처에서 제작 과정의 하자를 모르고 판 까닭에 얼마 못 가 도로에서 차가 멈췄다는 보도들을 접하곤 한다. 바로 이런 상황들을 선천성 및 유전성 질환으로 비유할 수 있다. 자동차야 신제품으로 교환하면 되지만 사람에게는 그런 방법을 쓸 수가 없으니 문제다.

이런 선천성 및 유전성 질환은 환자의 잘못이 아니기에 사회적으로도 해당 환자들에게 경제적으로 지원할 뿐만 아니라 사회생활 진출을 돕는 따뜻한 태도를 가져야 한다. 장애인에 대한 인식은 예전에 비해 많이 좋아지긴 했지만 아직 선진국의 의식 수준에는 도달하지 못한 것 같다. 의료의 발전도 필요하지만 이런 질환을 가진 환자에 대한 의식 수준이 그 사회의 발전 수준을 보여주는 것은 아닐까?

4) 결함성 질환

결함성 질환은 잘못된 신체 작동 원리로 인해 일부 장기에 이상이 발생하는 질환들을 의미한다. 예를 들면, 자가 면역 질환이나 내분비계 이상으로 일부 호르몬이 과다하게 나오거나 결핍되는 경우 등이 있다.

자가 면역 질환의 발생 기전을 한마디로 설명하기는 힘들다. 그중 유력한 한 가지 이론이 바로 '바이러스 침입에 의한 2차 발생설'이다. 언제 우리 몸에 들어온 바이러스에 의한 것인지는 모르나 아마도 누구나 감기와 같은 가벼운 바이러스 질환을 일으킬 수 있다. 이 상황에서 몸은 바이러스 등을 물리치기 위해 체내 항체를 만든다. 이때 만들어진 항체가 오히려 자기 몸의 일부를 바이러스라고 오인하고 공격하는 상황이다. 항체가 인식하는 바이러스의 부위가 하필이면 우리 몸의 정상 부위와 거의 비슷한 모양이기 때문에 발생하는 경우다.

예를 들어 코로나19 백신은 코로나19 바이러스를 공격해야 하는데 일부 환자들에서는 길렝바레증후군 Guillain-Barré syndrome 이나 횡단성 척수염 transverse myelitis 등의 자가 면역 질환을 일으키곤 한다. 이런 신체 오작동은 유전적 영향도 있지만 그런 원인 없이도 발생되는 경우가 훨씬 많기 때문에 해당 질환의 발생을 미리 예측하는 것은 불가능하다. 또한, 다른 장기들은 완전히 멀쩡한 상태에서 갑상선 호르몬이 결핍되거나 뇌하수체 호르몬이 결핍되는 등의 이상이 자가 면역 질환으로 발생하기도 하고 특정한 원인을 찾지 못하는 경우도 많다.

이런 질환들은 해당 장기를 과다 사용해 일어나는 퇴행성 질환이 아니고, 일부 장기나 시스템이 사용 중 결함을 일으키는 상태라고 이해할 수 있다. 살다 보면 자동차를 잘 사용하다가도 어느 순간 갑자기 부품 일부가 망가질 수 있다. 선천성이나 퇴행성 원인이 아니어도 부품의 결함으로 인해 그런 이상이 발생할 수 있을 것이다. 만약 자동차에서 부품 이상이 발생하면 교체하면 그만이지만 사람에게서 자가 면역 질환이 발생하면

대분류	세분류	설명	질병 예
외인성 질환	감염성 질환	외부 생물에 의한 신체 감염 질환	폐렴, 패혈증
	외상성 질환	충격에 의해 몸이 다치는 질환	뇌외상
	독성 질환	독성 약물이나 음식의 섭취 혹은 피부 접촉, 호흡기 흡인 등으로 발생하는 질환	알코올 중독
내인성 질환	퇴행성(노화성) 질환	신체 일부 장기가 너무 많이 소모돼 발생하는 질환	알츠하이머 치매, 암
	2차성 질환	다른 질환에 의해 합병증으로 발생하는 질환	뇌졸중, 심근경색
	선천성 및 유전성 질환	태어날 때부터 가지는 모든 질환	다운증후군, 선천성 심장 기형
	결함성 질환	잘못된 신체 작동 원리로 인해 일부 장기에 이상이 발생하는 질환	자가 면역 질환

[표 1] 이승훈 박사의 질병 분류 체계

부품 교환이 불가능하다. 게다가 대부분 면역 억제 치료를 평생 받아야 하는 경우가 많다. 치료적 의미에서 이런 질환의 치료에는 아직 해결해야 할 숙제가 많다고 볼 수 있다.

이상이 내가 분류한 질병의 분류 체계다(표 1). 모든 질환을 두 개의 대분류와 일곱 개의 세분류로 구분했는데, 현재 병원에서 치료하는 거의 모든 질환을 여기에 넣을 수 있다고 본다. 환자의 증상에 맞춰 병원의 진료 시스템도 이와 같이 분류되면 좋겠지만 의료 발전의 역사와 조직이 존재하기에 이런 혁신은 당분간 이뤄지기 힘들 것이다. 그나마 일반인 수준에서는 내가 제시하는 방식으로 질병을 이해함으로써 평생 겪게 될 다양한 질병을 이해하는 첫 걸음을 뗀다고 생각하면 좋을 것이다.

주석 및 참고문헌

이승훈 박사의 새로운 질병분류법

1   **주석** 일제강점기 조선에 설치된 1921년 조선 담배 전매령을 공포해 재무부 전매국에서 담배의 전매를 실시했다. 1951년 재무부 전매국이 전매청이 됐으며 담배와 홍삼 전매를 책임지던 국가기관이자 공기업이었다. 이후 1989년 2002년까지 한국담배인삼공사였으나 1999년 홍삼 사업을 자회사(한국인삼공사)로 넘긴 뒤 2002년 상호를 KT&G로 변경해 담배의 제조와 판매를 담당하고 있다.

2   스포츠동아, 2010년 12월 28일 (https://sports.donga.com/sports/article/all/20101227/33541651/3)

3   문화일보, 2013년 12월 26일 (http://www.munhwa.com/news/view.html?no=2013122601071127163002)

4   헬스조선, 2012년 9월 25일 (https://health.chosun.com/healthyLife/column_view.jsp?idx=7205)

PART
3

적어도 뇌졸중으로는
쓰러지지 않게 해줄게요

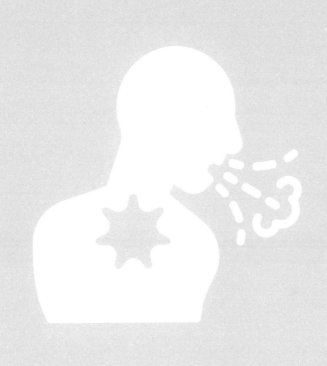

뇌졸중은 무슨 뜻?

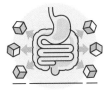

"적어도 뇌졸중만큼은 절대 걸리지 않게 해줄게."

몇 년 전, 친한 동료 암 전문의에게 건넨 말이다. 뇌졸중은 5분에 한 명씩 발병하고 15분에 한 명씩 사망하며 연간 5조 원씩 사회적 비용이 드는 질병이다. 말처럼 그렇게 잡기 쉬운 질병이었다면 도대체 왜 이토록 큰 대가를 치르고 있는 것인지 의문일 수도 있겠다. 하지만 내 나름대로는 확신을 가지고 한 말이다. 지금부터 이야기할 다섯 가지 생활 습관에 답이 있다. 그와 함께 의학적으로 완전히 증명돼 직접적으로 도움이 될 만한 몇 가지 의약품도 소개할 것이다. 물론 그 전에 먼저 해야 할 일이 있다. 적의 정체를 파악하는 것이다. 도대체 뇌졸중이란 놈의 정체는 무엇인가?

뇌졸중腦卒中이란 용어는 이젠 일반인도 대다수 알게 된 용어지만 사실 그 의미를 정확히 아는 사람은 드물다. 한국사람 입장에서 뇌졸중은 참 이상한 한자 합성어다. 뇌腦의 의미는 모르는 사람이 없을 테지만 졸卒과

중中이라는 한자의 의미는 일상적이지 않다. 졸이라는 한자어는 졸병卒兵과 같은 군대 용어에서나 사용할 뿐, 일상어에서는 흔히 보는 한자가 아니다. 중中이라는 한자도 우리말에 많이 쓰지만 대개 가운데, 중간을 의미하기 때문이다. '뇌의 끝부분 가운데'라는 의미로 해석되니 한국인으로서는 어리둥절할 수밖에.

뇌졸중에서 졸卒은 '마침내', '갑자기'란 의미다. 같은 의미로 쓰는 단어로 '졸지猝地'가 있지만 이 단어에 쓰는 졸猝은 한자가 다르다. 참 요지경인 단어. 한문학을 전공하지 않아서 더 깊이 얘기할 수는 없지만 한국 언어 문화에서 졸卒을 이런 의미로 쓰는 일상용어는 거의 없다고 해도 과언이 아니다. 중中은 '때린다', '타격한다'는 의미다. 표적을 맞힌다는 의미인 '적중的中'이라는 단어에 쓰이는 한자다.

한자의 뜻을 모아보면 뇌졸중의 진정한 의미는 '뇌가 갑자기 손상된다'이다. 여기서 손상된다는 뜻은 외부적 요인에 의한 외상을 의미하는 것이 아니라 내부적 요인에 의해 자발적으로 발생하는 경우만을 한정한다. 즉 교통사고 등으로 발생하는 뇌외상은 뇌졸중이 아니다. 가벼운 외상으로 발생할 수 있는 경막하 혈종subdural hematoma도 일반적으로는 뇌졸중의 범주에 들어가지 않는다. 외부적 요인 없이 자다가 일어났는데 갑자기 발생하거나 식사 중, 운동 중, 쉬는 중 등 다양하게 외상 없이 발생하는 것이 뇌졸중의 특징이다.

보통 협심증, 수족냉증, 통증 등 상당수 의학용어가 증상症狀을 의미하는 증症으로 끝나는 경우가 많아서 뇌졸중도 '뇌졸증'으로 잘못 아는 경우가 허다하다. 내가 근무하는 서울대병원에서 예전에 뇌졸중 건강 강좌를 열었을 당시 병원의 행사 담당 행정 직원이 '뇌졸증의 예방'이라고 적헌 현수막을 만들어 거는 바람에 몹시 창피했던 기억이 있다. 서울대병원 안에서도 이 단어를 잘못 쓰니 일반인은 오죽할까? 실제로 몇 년 전만 해도 포털 사이트에 뇌졸중에 관한 기사가 뜨면 댓글창에서 뇌졸중이 맞니, '뇌졸증'이 맞니 하면서 댓글로 싸우는 모습을 자주 보곤 했다.

기자들도 '뇌졸증'이라고 기사를 쓰는 경우가 부지기수였다. 사실 뇌졸중은 뇌졸중증腦卒中症에서 증症 자가 생략된 것이라고 보면 편하다. '뇌가 갑자기 손상되는 원인에 의한 신체 증상'이 뇌졸중의 진정한 의미라고 볼 수 있다. 의학계에서도 용어가 너무 길어 서로 소통하는 데 불편하니 '증症'이라는 글자가 탈락된 것이라고 보면 된다.

의학용어 가운데 '중'으로 끝나는 질병명은 뇌졸중 단 하나다. '아니, 뇌졸중이라는 의학용어만 무슨 돌연변이인가, 혼자서 중으로 끝나다니.' 일반인만 이상한 것이 아니고, 의사인 우리도 학생 시절 처음 이 용어를 접했을 때 무척이나 생경했다. 도대체 어떤 이유로 누가, 언제 이 용어를 이렇게 지은 것인지 궁금했지만 전공의나 전임의 시절에도 이 용어의 유래를 알려주는 교수들은 없었다.

그러던 중 뇌졸중에 대한 비밀이 풀리는 계기가 있었다. 대한신경과학회에서는 전도유망한 젊은 신경과 의학자들에게 '향설 서석조 학술상'을 수여한다.[1] 2010년에 나는 이 상을 받으면서 서석조 선생님이 국내에서 '뇌졸중'이라는 용어를 처음 만든 분이라는 소개를 들었다. 그분은 국내 의사로서는 최초로 의과대학(순천향 의과대학)과 종합병원(순천향대학교 부속병원)을 세운 역사적 인물이다.[2] 그럼 서석조 선생님은 왜 이토록 어려운 뇌졸중이라는 용어를 만드셨을까? 한문학에 통달하신 분이라서? 아니다.

사실 놀랍게도 이 용어는 일본어다. 일본에서도 현재 뇌졸중이라는 단어를 우리와 동일하게 사용한다. 이제야 의문이 풀렸는가? 일상적으로 사용하지 않는 뜻을 가진 한자로 왜 이렇게 어려운 합성어를 만들었는지 말이다. 뇌졸중도 일제시대에 우리나라로 넘어온 수많은 일본식 한자 합성어 중 하나다. 일제 강점기 당시 근대화되지 않았던 우리나라는 새로운 문화를 접하면서 기존에 없던 명칭을 새로 붙여야 했다. 어쩔 수 없이 일제의 영향으로 수많은 용어가 만들어졌다. 철학哲學, 교육敎育, 문화文化, 경제經濟, 자유自由, 대학大學 등 그러한 예는 수없이 많다.[3]

이런 단어들은 중국에서 넘어오거나 국내에서 합성한 한자어가 아니라는 공통점이 있다. 뇌졸중도 동일한 탄생 배경을 가진 일본식 한자 합성어였지만 당시 우리나라에서는 과거부터 중풍中風이라는 용어를 많이 사용해온 관계로 일반인에게 널리 퍼지지 않았다. 하지만 중풍이라는 단어가 주로 한의학에서 사용하던 용어라 서양식 의학으로 무장한 의사들에게 환영받기 힘들었다. 그러던 중 1998년에 대한뇌졸중학회가 설립됐다. 학회에서 다양한 대민, 대정부 활동들을 펼치면서 정부 문서에 뇌졸중이라는 용어를 쓰기 시작했고 지금에 이른 것이다. 지금은 뇌졸중이 대중적인 용어가 됐지만 사실 용어의 유래를 알고 나면 한국인으로서 그리 유쾌한 것은 아니다.

아무리 국내에서 의학이 한의학과 대척점에 있다고 해도 '중풍'이라는 용어를 사용하면 어땠을까? 엄밀히 따지면 한의학에서는 중풍이라는 용어를 남용하는 바람에 그 뜻을 명확히 정의했다고 볼 수 없다. 뇌졸중의 발병 원리는 컴퓨터 단층스캔computed tomography, CT이 도입된 1970년대 이후에야 비로소 자세히 연구되기 시작했다. 그 전까지는 사후 부검에만 의존할 뿐이었다. 심지어 우리나라에서는 부검조차 거의 하지 않던 상황을 감안하면 환자의 다양한 신체 증상을 중풍이라고 남발했을 개연성은 충분하다.

그래도 2003년 대한의사협회의 의학용어위원회에서 '뇌졸중이 일본에서 유래한 용어'이므로 뇌중풍腦中風이라는 새 용어를 제안한 바 있었다.[4] 그런데 이미 자리를 잡아버린 용어를 바꾸기에는 너무 늦은 감이 있었다. 뇌졸중 관련 학문이 발전한 한국과 일본의 영향으로 한자의 종주국인 중국과 대만에서도 뇌졸중이라는 용어를 역수입해서 사용하고 있었기 때문이다. 결국 한자 문화권의 네 나라가 모두 같은 용어를 사용하게 됐고, 우리만 바꾸는 것이 더 어색해진 상황이어서 이 시도는 중단됐다고 한다.

뇌졸중이라는 의학용어 하나로도 한·중·일 삼국 간의 자그마한 역사적 배경과 역학 관계를 알 수 있다는 것이 신기하다. 이 책을 읽는 여러분들은 뇌졸중이라는 용어의 역사적 의미까지 너무 의식할 필요는 없을 것 같다. 지금은 극동 아시아권에서 범용으로 사용되는 용어이니 상식 차원에서 알아두는 정도로 마무리하고 너그럽게 품는 아량이 필요하지 않을까 한다. 어차피 국내에서는 표준 의학용어가 돼버렸으니 말이다.

뇌졸중의 공포: 제대로 알고 무서워합시다

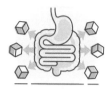

"중요한 분이 아침에 세면대에서 억 하고 쓰러졌다고 합니다. 실어증으로 뇌졸중 같은데 저희 병원으로 지금 이송 중입니다."

1990년대 어느 날, 내가 서울대학교병원 신경과 전공의로 일하고 있을 때였다. 병원 집행부 직원이 다급하게 신경과로 연락을 해왔다. 당시 환자는 이름만 들으면 누구나 아는 유명 인사였는데, 공공기관 출석을 앞두고 구치소에 수감 중이었다고 한다. 그런데 출석을 며칠 앞두고 뇌졸중이라니. 스트레스가 정말 뇌졸중의 중요 원인이었을까? 그런데 잠깐이라도 그런 생각을 할 처지가 아니었다. 마침 내가 입원 환자를 받아야 하는 순번이었기에 담당 교수님을 모시고 MRI 검사실로 향했다.

원래 급성 뇌졸중 환자는 당연히 응급실을 거쳐야 했지만 경찰과 병원 집행부가 수감 중인 죄수의 언론 노출에 대한 우려를 이유로 MRI를 먼저 촬영하고 병실로 입원하는 수순을 마련한 상태였다. 많은 형사의 보호(?) 아래 환자가 도착했고, 담당 전공의인 내가 진찰할 틈도 없이 곧바로 MRI

검사실로 이동해야 했다. 급성 뇌졸중 환자 진료를 경찰의 요청에 맞춰 조율하다니, 지금의 사회 시스템으로서는 이해할 수 없는 대목이다. 하지만 당시는 그런 게 통하는 사회였나 보다.

MRI 검사실로 이동하는데 이미 주변에는 취재 기자들로 장사진이었다. 벌써 소문이 퍼졌던 것이다. 당시는 정부와 기업의 부패 청산이 중요한 화두였기에 이런 사건에 대한 국민들의 관심이 하늘을 찌르는 상황이었다. 불과 한 달 전에 거물 인사가 뇌졸중으로 입원한 상황이라 개인적으로는 해당 환자를 담당했던 동료 주치의를 내심 부러워하고 있었던 차였다. 드디어 내게도 이런 상황이 온 것이라고 생각하며 내 나름대로는 신기하고 재미있어했던 기억이 난다.

MRI 검사실 밖에서 병원장을 비롯한 많은 집행부 교수님들과 모니터를 보면서 대기한 지 얼마 후, 담당 교수님은 환자의 증상이 실어증이라면서 좌측 중대뇌동맥left middle cerebral artery의 지배를 받는 브로카Broca 영역에 뇌경색이 발생했을 것이라고 언급했다. 나는 속으로 '당연히 그렇겠지요'라고 생각하고 있었다. 그런데 MRI 영상이 모니터에서 하나씩 열리는 순간, 내 눈을 의심했다. MRI는 정상이었다. 과거 흔적으로 나왔고 급성 뇌경색은 전혀 발견되지 않았다. 담당 교수님은 아마도 너무 빨리 찍어서 아직 병변이 나오지 않은 것 같다고 병원장님께 얘기드리고는 환자와 함께 병실로 이동했다.

여기서 먼저 여러분이 알아야 할 사실 한 가지가 있다. 뇌졸중에 의한 실어증은 사실 말만 못 하는 증상이 아니라는 것. 뇌의 언어 영역은 표현 영역Broca area과 이해 영역Wernicke area으로 나눌 수 있다. 표현 영역을 다친 뇌졸중 환자는 말을 못 하는 것 이외에도, 글을 쓰지 못하는 증상을 보인다. 언어의 표현 영역이 망가졌기 때문이다. 같은 원리로, 이해 영역을 다친 경우에는 말을 이해하지 못하는 것뿐만 아니라 글을 읽지 못하는 증상도 함께 발생한다. 대개 드라마에서 다루는 실어증은 말만 못 할 뿐 글로 자신의 속마음을 알려주는 모습으로 그려진다.[5] 드라마에서 실어증을 접한 일반인이 이런 식으로 증상을 잘못 알고 있는 경우가 많다(물론 정신적인 이유로 발생하는 실어증은 이런 양상으로 올 수 있다).

다시 당시의 상황으로 돌아가보자. 병실로 온 환자가 말을 할 수 없다는 듯 의료진에게 단호한 몸짓을 하기에 글로 써보겠냐고 넌지시 물어봤고 환자는 그렇게 하겠다고 끄덕였다. 의료진이 볼펜과 메모지를 쥐여주자 환자는 예쁜 글씨로 또박또박 글을 써 내려갔다. 사실 나는 그 자리에서 쓰러질 뻔했다. 출석을 앞두고 발생한 실어증이라 동행한 형사들이 눈에 불을 켜고 의심하고 있는 상황인데, 정작 환자는 뇌졸중에 의한 실어증 증상이 아니었던 것이다. 심리적인 스트레스에 의한 정신적 전환 장애 conversion disorder, 아니면 불가피한 상황을 피하기 위한 의도적인 꾀병 malingering, 둘 중 하나였다. 그가 저지른 부패로 인해 모든 국민이 힘들어하는 마당에 지금 내 눈앞에서 벌어지고 있는 어처구니 없는 상황을 생각하니 국민의 한 사람으로서 괘씸하기 이를 데 없었다. 담당 교수님은 밖에서 기다리는 취재진들에게 "뇌졸중 병변은 없는데 말을 못 하니, 조금 이상하다"라는 정도로 브리핑을 마쳤다. 사실 의사로서 꾀병이라고 100퍼센트 확신할 수는 없는 일이다. 그는 의미도 없는 증상으로 병원 한 구석을 차지하고는 한참을 입원했고, 얼마 후 퇴원을 했다. 그리고 몇 개월 뒤 TV에서 아무런 문제없이 대화를 하고 있는 그를 볼 수 있었다.

당시 담당 교수님은 정치적 파장을 고려해 융통성을 발휘해 현명하게 처신하신 것이라 믿고 있다. 하지만 내가 만약 당시 경험 있는 담당 교수였다면 아마도 "이 환자는 뇌졸중이 아니니 정신과 소견을 듣고 바로 퇴원시키겠다"라고 말했을 것 같다. 아무튼 당시를 떠들썩하게 만들었던 그 사건에서 나는 그 환자를 담당했던 신경과 전공의로서 국민적 관심의 소용돌이 한복판에 있었기에 지금도 당시 기자들의 취재 열기가 눈에 아른거린다.

그 환자가 의식을 한 것인지 아닌지는 모르겠으나, 왜 하필이면 뇌졸중이라는 병으로 대중 앞에 나타날 생각을 했을까? 아무리 국민적 지탄을 받는 죄수라도 뇌졸중이 발생했다고 하면 모욕적인 상황을 피할 수 있다고 생각한 것은 아니었을지 모르겠다. 대기업 총수들이 검찰 수사 받을 때면 휠체어를 타고 들어가는 장면이 클리셰처럼 등장한다. 어쩌면 그것과 비슷한 심정이었을지도 모르겠다. 누가 뭐라 해도 뇌졸중은 너무 무서운 병이니까.

온 국민의 눈이 집중되는 사건에서도 뇌졸중이 등장할 만큼 뇌졸중에 대한 일반인의 공포감은 정말 대단한 것 같다. 사실 내가 2020년 8월에 뇌졸중 전문의로서 〈유 퀴즈 온 더 블럭〉에 출연했을 때의 주제도 '살면서 안 만나면 좋을 사람' 특집이었으니 뭐 이상할 것도 없다. 그런데 정말 뇌졸중이 그 정도로 공포스러운 병일까? 뇌졸중 전문의로서 20년 가까이 환자를 살펴본 경험으로 볼 때, 이 공포는 반은 사실이고 반은 과장된 것이다.

공포감이 사실이라고 얘기할 수 있는 것은 뇌졸중에 의한 높은 사망률과 장애율 때문이다. 현재 뇌졸중은 우리나라 사망률 4위인 질환이다. 1위는 암, 2위는 심장 질환, 3위는 폐렴이다.[6] 원래는 뇌졸중이 압도적인

2위였는데, 뇌졸중 사망률이 지속적으로 감소하고 있고, 심장 질환의 사망률이 늘면서 2012년부터 역전돼 지금에 이르고 있다. 사망률이 줄어든다니 다행이긴 하지만 지금도 4위라는 무게감은 대단하다. 게다가 다른 질환은 심하게 아프더라도 인지 기능은 정상인 경우가 많은데, 뇌졸중은 뇌를 바로 다치는 질환이다 보니 팔다리 장애는 물론이고 정신도 멀쩡하지 않을 것이라는 공포가 클 것이다. 평생 멀쩡히 돌아다니다가 갑자기 장애인이나 혈관성 치매 환자가 될지도 모른다는 공포는 충분히 이해되고도 남는다.

그렇다면 일반인의 공포감이 과장됐다는 근거는 무엇일까? 두 가지 측면에서 살펴보자. 첫 번째 근거는 뇌졸중 환자의 상당수가 정상 내지는 거의 정상으로 회복되거나, 아니면 일상생활에는 지장이 없는 수준으로 회복된다는 사실이다. 3~6개월 정도의 재활 기간을 거치면 뇌졸중 환자 중 절반은 뇌기능이 거의 정상으로 돌아오며, 나머지도 상당 수준 회복된다. 일상생활에 큰 문제가 있는 장애 환자는 전체 뇌졸중 환자의 20퍼센트도 되지 않는다.[7] 뇌졸중의 70~80퍼센트를 차지하는 뇌경색은 사망률이 5~10퍼센트 정도이고, 뇌출혈(지주막하 출혈과 뇌실질 출혈의 합)의 사망률은 20~50퍼센트 정도로 높긴 하지만 발생률은 15~30퍼센트 정도다.[8] 그리고 대다수 뇌경색 환자는 발생 당시엔 고통스러울지라도 몇 개월 지나고 나면 놀라울 정도로 회복된다.

두 번째 근거는 앞으로도 계속 강조하겠지만 '뇌졸중은 합병증'이라는 사실이다. 내가 일반인 강의나 외래에서 흔하게 받는 질문 중 하나는 부모가 뇌졸중이라 자신도 걸릴까 봐 너무 겁나는데 어떻게 대비해야 하느냐는 것이다. 그럴 때마다 나는 항상 "뇌졸중의 유전성은 무시하라"라고 답한다. 뇌졸중은 아무 이유 없이 홀로 발생하는 질환이 아니다. 고혈압, 당뇨, 고지혈증, 술, 담배 등 일상생활의 위험 요인을 관리하지 않을 때 발생하는 합병증이라는 점을 꼭 기억하면 좋겠다. 아무리 유전성이 강한 내력을 가진 가족일지라도 위험 요인 관리만 잘하면 뇌졸중은 거의 발생하지 않는다. 물론 유전성 요인으로만 발생하는 모야모야병 moyamoya disease 등의 유전적 뇌졸중은 예외다. 이들은 발생 빈도가 낮아 나라에서도 희귀 질환으로 관리하니 여기서 논할 사항은 아니다.

아무리 뇌졸중이 무서워도 평소 간단한 예방 조치를 취하면 뇌졸중은 발생 자체를 막을 수 있거나, 발생한다고 해도 매우 약한 뇌졸중으로 오게 된다. 뇌졸중이 발생한 환자들은 90퍼센트 이상이 일상생활 속 위험 요인에 잘못 대처하는 습관을 가지고 있다. 다음 주제부터 그러한 내용들을 자세히 언급할 테니 지치지 말고 잘 따라와주길 바란다.

뇌졸중이 무섭다고 눈과 귀를 가리고 떨기만 하면 뇌졸중이 없어지겠나? 걱정한다고 걱정이 없어지면 애초에 세상에 걱정거리는 존재하지 않을 것이라는 말도 있다. 병은 누구나 걸리는 것이다. 무턱대고 걱정할 것이 아니라 미리 막을 수 있는 병은 각자 잘 파악하고 대비하는 것이 최선이다.

신경과와 뇌졸중이 뭐예요?

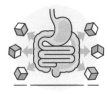

앞서 뇌졸중이란 용어의 뜻과 어원, 그리고 뇌졸중의 통계에 대해 자세히 설명했다. 지금부터는 뇌졸중에 대한 본론으로서 뇌졸중이란 병 자체를 자세히 소개하도록 하겠다. 뇌졸중이란 병은 이름도 생소하지만 의과대 학생들에게도 병의 원리와 증상을 이해하는 것이 너무 어려운 질병이다. 나는 4학년 시절에 신경과 과목에서 A⁺를 받았음에도, 당시 소혈관 폐색에 의한 뇌경색을 보여주는 CT 사진 문제에 대한 답을 몰랐던 기억이 또렷하다. 의과대 학생들이 이해하기 너무 어려워하기에, 내 입장에서는 문제를 내기가 참 수월하다. 같은 문제인 듯해도 내용을 아주 조금만 바꾸면 전혀 다른 답안을 선택하기 때문이다. 만약 학생이 이해를 하지 못하고 기출 문제만 달달 외운다면 뇌졸중 문제 앞에서는 추풍낙엽 신세를 면하지 못한다.

아무튼 뇌졸중은 많이 어려운 대상이다. 그런데 이걸 어떻게 일반인에게 설명할 수 있을까? 일반인, 심지어 고령의 노인들에게도 많은 강의를 해본 경험이 있어 직접 만나 알려주는 강의라면 어느 정도 이해시킬 자신이 있다. 그런데 나로서도 책으로 일반인에게 뇌졸중을 설명하는 경험은 처음이다. 그동안 강의에서 성공적으로 활용했던 다양한 비유를 글로 잘 풀어서 여러분이 최대한 뇌졸중을 이해할 수 있도록 노력해보겠다.

신경과가 무슨 과인지 알고 있나요?

내가 소속한 임상과는 '신경과'다. 예전보다는 많이 나아졌지만 환자가 아닌 일반인과 이야기를 해보면 모르는 경우가 비일비재하다. 일반인은 신경과를 들으면 거의 대부분 정신건강의학과(과거 정신과)를 생각하거나, 아니면 신경외과를 떠올린다. 신경과라는 임상과는 처음 들었단다. 심지어 아직 임상 과목을 배우지 않은 의과대 학생 후배들에게 물어봐도 "기초 과목 아닌가요?", "자연대학 소속 학과 같은데요" 등 다양하게 반응한다.

　몇 년 전에 수능이 끝나고 수능만점자가 TV에 나와서 인터뷰하는 걸 본 적이 있다. 그 학생은 기특하게도 뇌의 신비를 연구하고, 세계적인 뇌과학자가 되겠다는 포부를 밝혔다. 그런데 나중에 신경외과를 가겠다고 말하고 인터뷰가 끝났다.[9] 아니, 도대체 신경과라는 과는 아예 모르는 건가? 사실 그런 사례가 워낙 많아서 일반인과 대화할 때엔 나도 그러려니 한다. 하지만 아무리 그래도 신경과 선배님들은 일반인이 이렇게 반응하는 것을 미리 예상하지 못한 것일까? 참 이해가 되지 않는다. 무슨 이름을 이렇게 지어서 사람들을 헷갈리게 한 것인지 답답하기만 하다.

　결론부터 얘기하면 신경과라는 명칭은 미국의 영향을 받아 신경환자를 보는 임상과인 'department of neurology'를 번역한 이름이다. 여기에 속한 의사들이 만든 학술 단체가 1948년에 설립된 미국신경학회American Academy of Neurology다.[10] 'Neurology'라는 용어를 번역하면 신경학인데, 우리말로 옮기는 과정에서 신경학과는 아무래도 임상 과목 같지 않으니 신경과라고 이름을 명명한 게다. 우리나라 전국에 신경과라는 임상과가 생긴 시기가 1970년대 말 무렵이고 대한신경과학회가 설립된 해가 1982년이니 이때부터 신경과라는 이름의 혼란이 시작됐다고 볼 수 있겠다.[11]

혼란스러운 작명의 유래는 알았으니 이제 일반인이 신경과를 어떻게 이해하면 되는지에 대해 생각해보자. 내가 외래에서 제일 많이 설명하는 방법은 두 가지다. 첫째, "소아과(지금은 소아청소년과)는 무슨 과죠? 소아를 보는 내과죠? 신경과는 신경을 보는 내과입니다." 둘째, "복부에 간암이나 담관염이 있을 때 어느 과에서 보죠? 내과, 특히 소화기내과가 봅니다. 그런데 그 병을 수술해야 하면 어딜 가죠? 네, 외과로 가죠. 같은 원리입니다. 뇌와 신경에 병이 있으면 진단과 약물 치료를 위해 어디로 갈까요? 네, 신경과입니다. 같은 병이지만 수술이 필요하면? 신경외과로 갑니다." 간단하다. 즉 신경과는 뇌와 척수라는 중추신경계, 뇌신경과 척수신경의 말초신경계, 이와 연결된 근육들에서 발생하는 다양한 질환을 '내과적'으로 진단하고 치료하는 임상과다(그럼 진작 이름을 신경내과라고 할 것이지…).

뇌졸중 환자 중 90퍼센트 이상이 수술 없이 내과적 치료만 받는다. 대부분의 초기 뇌졸중 환자들을 1차적으로 신경과에서 맡는다고 보면 된다. 하지만 신경과가 우리나라에서 비교적 역사가 짧은 신생과다 보니 병원에 따라서는 환자 주도권 등의 문제로 과 간 분쟁이 생기는 경우도 허다하다. 심지어 수술을 하지 않아도 신경외과로만 입원시키는 병원도 많다. 내 입장에서는 신경과가 1차적으로 담당하는 것이 타당하고, 수술할 경우에는 신경외과와 협진하는 것이 바람직하다고 생각한다. 하지만 과거의 역사와 자본주의 의료제도 앞에서는 참 다양한 일들이 벌어지고 있다. 현실이 그러할지라도 일반론적으로 말씀드리면 급성 뇌졸중 환자들은 대부분의 병원 응급실에서 신경과 전문의에 의해 진단·치료가 시작되고, 만성 뇌졸중 환자들은 신경과 외래 클리닉으로 안내를 받게 된다.

뇌졸중은 한 가지 병일까요?

아니다. 뇌졸중은 굉장히 다양한 원인에 의한 뇌혈관 질환을 합쳐서 일컫는 일종의 증후군syndrome이다. 왜 그럴까? WHO에서는 뇌졸중에 대한 정의를 '갑자기 발생한sudden onset' '국소 신경학적 증상focal neurological deficits'이 '24시간 이상 지속되는 경우'에 '그 원인이 뇌의 혈관 문제에 의한 것으로 추정되는 모든 상황with no apparent cause other than of vascular origin' 이라고 발표했다.[12] 학술적인 표현이라 이해가 조금 어려울 것 같다. 예를 들어, 갑자기 왼쪽 팔다리가 마비된 환자가 응급실에 왔을 때 그 증상이 뇌혈관의 문제로 추정되면 일단 뇌졸중이라고 진단한다는 뜻이다. 그런데 WHO의 정의에는 환자를 CT나 MRI와 같은 영상 장비로 진단한다는 조건이 없는 것 같다. 맞다. 뇌졸중의 진단에 있어서 영상 장비는 필수가 아니다. 다만 원인이 혈관 문제에 의한 것임을 추정할 때 영상 장비가 상당히 도움을 주기 때문에 대개는 CT, MRI 등을 시행한다고 보면 된다.

그런데 왜 한 가지 병이 아니라는 것일까? 뇌졸중의 세부 종류는 다음에 설명하겠지만 허혈성 뇌졸중ischemic stroke과 출혈성 뇌졸중hemorrhagic stroke으로 크게 구별된다. 실제로 이 둘은 '전혀 다른' 질환이다. 출혈성 뇌

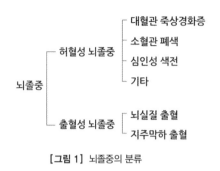

[그림 1] 뇌졸중의 분류

졸중(줄여서 뇌출혈)은 또 뇌실질 출혈 intracerebral hemorrhage과 지주막하 출혈 subarachnoid hemorrhage로 나뉜다. 이 두 질환 또한 발생 원인이나 발현 양상, 증상 등이 판이하게 다른 질환이다. 뇌경색이라고도 부르는 허혈성 뇌졸중도 세분하면 적어도 세 개 이상의 질환으로 나뉘는데, 그 역시 발생 기전이 전혀 다르다(그림 1).

그럼 왜 이렇게 다른 질환을 하나로 묶어서 뇌졸중이라고 표현하는 것일까? 그것은 환자가 뇌졸중 증상으로 병원에 오는 경우, 이를 처음 보는 의사 입장에서는 뇌경색과 뇌출혈을 구별하는 것이 매우 힘들기 때문이다. 뇌졸중은 혈관이 막혔든 터졌든 그로 인해 뇌세포가 갑작스럽게 파괴되는 질환이다. 하지만 일부 구역의 뇌조직이 갑자기 손상됐다는 공통점 때문에 환자가 응급실에 도착했을 때 다들 비슷하게 국소적 신경 증상을 호소한다. 즉 환자 증상의 원인이 뇌조직의 손상이므로 뇌손상의 원인보다는 뇌손상이라는 결과에 따라 환자의 증상이 유사하게 발현되는 것이다. 물론 뇌출혈의 경우 뇌압이 올라갈 수 있어 환자들이 두통을 호소하거나 구역질을 하는 빈도가 조금 높다. 하지만 이 증상만으로 절대 두 질환을 구별해서는 안 된다. 빈도가 높을 뿐 두 질환을 구별 짓는 절대적인 증상이 아니기 때문이다.

뇌졸중이라는 하나의 용어로 표현하는 또 한 가지의 이유는 응급실에서 이뤄지는 초기 치료가 너무 중요하기 때문이다. 환자가 병원에 와 응급실의 최초 의료진이 뇌졸중을 의심하는 바로 그 순간, '초응급' 프로세스가 시작된다. 초응급 프로세스란, 뇌졸중 환자의 초기 진단 및 치료를 위해 응급실의 자원과 인력을 환자에게 최우선적으로 맞추는 행동 지침을 말한다. 이 프로세스는 기본적으로 국내 모든 뇌졸중 센터에 적용돼 있어서 하루에도 수 차례 초응급 프로세스 알람이 울리곤 한다.

뇌졸중 환자에게 초기 진료가 중요한 이유는 '시간이 곧 뇌 time is brain' 이기 때문이다. 뇌세포는 우리 몸에서 가장 약한 세포이기 때문에 혈류가 단 1분만 중단돼도 죽기 시작한다. 따라서 빠른 치료만이 뇌졸중 환자의 향후 장애를 조금이라도 줄일 수 있는 방법이기 때문에, 어떤 질환보다도 초기 진료가 중요하다. 이런 상황에서 한가롭게 뇌졸중 원인이 심장 원인에 의한 색전인지, 뇌실질 출혈인지 등을 따지는 것은 환자의 예후에 도움이 되지 않을뿐더러 오히려 치료 시기를 늦춰 해가 될 가능성이 크다. 그리고 프로세스에 따라 초기에 CT를 시행하면 거의 10분 이내에 뇌경색과 뇌출혈 여부는 판가름 난다. 군이 뇌졸중 원인의 진단을 위해 일찍부터 고민을 시작할 필요는 없다.

뇌졸중의 증상: 환자의 증상을 보면 의사는 철학자가 된다

의과대 학생 때 실습용 시신을 마주하는 것처럼 의사가 되면 환자들이 죽는 상황을 정말 많이 보게 된다. 신경과처럼 뇌졸중 등의 중증 질환을 다루는 임상과는 항상 환자의 죽음을 고려하면서 업무에 임해야 한다. 흉부외과, 신경외과, 내과, 외과 등은 우리와 비슷하거나 더 심한 수준이고, 그외 다른 임상과들은 훨씬 적거나 거의 없는 수준이다. 하지만 비중증 임상과라 하더라도 모든 의사들은 인턴을 거치면서 중증 임상과에서 수련을 받기 때문에 그때 경험이 아마도 평생 뇌리에 남는 경우가 많다.

그런데 전공의 시절에 실제로 뇌졸중 환자들을 만나 보니 학생 때 말로만 듣던 것과는 느낌이 상당히 달랐다. 대개 뇌졸중이라고 하면 환자의 한쪽 팔다리가 마비돼 운동 장애가 생기는 질환으로 이해할 것이다. 만약 그런 흔한 상황 말고 고위 뇌신경 기능의 일부가 손상돼 환자의 정신 기능이 이상해지는 상황들을 만나면 인간의 영혼에 대해 많은 고민을 하게 된다.

다양한 예를 들어보겠다. 먼저 뇌의 좌반구에 있는 베르니케 영역이라는 측두엽은 언어 능력 중 이해력을 담당한다(그림 2). 이 영역에 뇌경색이 발생한 환자는 언어를 이해하지 못하는 증상이 나타난다. 그런데 그 양상이 일반인의 예상과는 좀 다르다. 어떤 것을 이해하지 못하면 환자가 가만히 있을 것 같지만 오히려 언어의 운동 중추가 과발현돼 말이 굉장히 많아진다. 하지만 언어 이해가 되지 않으므로 내뱉는 말들이 모두 엉망진창이다. 단어 정도만 맞을 뿐 문장의 구성도 엉망이라 대부분 자신의 생각을 전달하는 데 실패한다. 환자와 가까운 보호자는 눈치로 생리 현상이나 기분 정도를 알

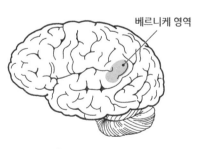

[그림 2] 베르니케 영역

(A) 편측공간무시에서 손상되는 핵심 뇌구조물

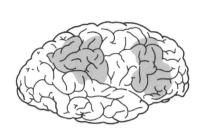

(B) 대뇌피질에 의한 주의조절 네트워크 모델

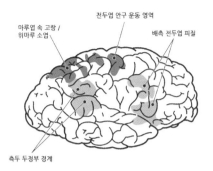

전두엽 안구 운동 영역

마루엽 속 고랑 /
위마루 소엽

배측 전두엽 피질

측두 두정부 경계

[그림 3] 편측무시

수는 있겠지만 이전과 같은 일상생활 속 대화는 완전히 불가능해진다. 그런 환자는 아마도 자신의 생각을 이해하는 일도 불가능할 것이다. 그렇다면 이런 환자의 정신세계는 어떻게 해석돼야 할까?

이번엔 우반구 전두엽에 뇌졸중이 생긴 환자다. 이 환자는 이상하게 자신과 공간의 왼편에는 관심이 없다. 자꾸 오른쪽만 쳐다보고 왼쪽을 자극해도 모르는 경우가 많다. 자신의 왼편에 보호자들이 있어도 아무도 없다고 말하기도 한다. 오른쪽과 왼쪽 시야에 동시에 같은 시각 자극(펜라이트 등)을 줘도 왼쪽은 전혀 인지를 못 한다. 마치 자신의 몸에서 왼쪽은 지구상에 존재하지 않는 공간 같은 느낌이다. 이런 증상을 '무시neglect'라고 한다. 우리 뇌의 우반구에는 주의집중력을 만들고 유지하는 것과 관련된 신경 기제가 들어 있다. 여기에 뇌졸중이 생기면 주의력에 심각한 손상을 입는다. 특히 반대편에 대해 주의집중력을 크게 잃게 된다. 다시 말해 자기가 보이는 세상과 느낌에서 오른편만 인정하는 정신세계를 갖게 된다 (그림 3).

마지막으로 아주 흔한 사례다. 예전부터 작은 열공성 뇌경색^{lacunar} ^{infarction}을 앓던 지역 목사님이 갑자기 성격 장애를 보이기 시작했다. 가족들은 겉으로 봐서 뚜렷한 증상이 나타나지 않자 병원에 데려가지 않았다. 그런데 원래 굉장히 온순한 성격에 70세를 넘은 노인이었던 그분이 어느 순간부터 이상행동을 하기 시작했다. 최근 들어서는 갑자기 교인들과 성적인 얘기를 많이 하기 시작했다. 또 집에서는 가족들에게 불같이 화를 내는 일이 잦아졌다. 어느 날은 며느리 앞에서 옷을 벗고 수음手淫 행위까지 했다. 결국 가족들이 그분을 외래로 모셔왔는데, MRI를 살펴보니 다발성 뇌경색이었다. 특히 자제력self-control을 담당하는 우측 전두엽에 뇌졸중이 생기면서 감정의 탈억제disinhibition를 일으킨 것으로 판단됐다. 즉 자신은 인지하지 못했지만 평소 자신의 직업적 위치, 사회적 평판 등을 고려해 억누르고 있던 본성이 뇌경색으로 인해 고삐가 풀린 격이었다. 그 환자는 항정신병제제 치료를 받고 많이 온순해진 상태로 퇴원했으나 뇌졸중 이전의 성격으로 돌아간 것은 아니다.

위 사례들은 환자들의 개인정보 유출을 우려해 실제 사례들에 몇 가지 내용을 첨삭해 구성한 것이다. 하지만 그렇다고 해서 이런 이야기들이 소설인 것은 절대 아니다. 뇌졸중을 보는 의사들 입장에서는 정말 흔하게 보는 환자들이다. 우리 인간은 영장류 중 가장 존엄한 존재라고 알려져 있다. 인간으로서의 가장 중요한 가치는 바로 '인간의 영혼, 인간성'에 있다. 종교가 있는 사람이나 없는 사람이나 기본적으로 동의하는 상식이다. 인간이 다른 어떤 동물보다 존엄한 존재라는 생각에서 우리는 영혼이 육신과 분리되는 죽음을 맞이할 때 영혼이 어디로 가는 것인지를 수천 년 동안 고민해왔다. 인간으로서의 존재와 영혼에 대해 끝없이 고민한 결과 수많은 철학과 종교가 탄생했고, 그로 인해 집단 및 나라의 흥망성쇠, 전쟁의 발발 등을 겪어왔다.

그런데 의사로서 뇌졸중 환자를 관찰해보면, 한 가지 중요한 팩트를 발견할 수 있다. "뇌졸중으로 뇌의 일부가 망가지면 우리가 존엄하게 여기는 우리의 정신도 그만큼 망가진다"는 사실이다. 우리 뇌의 신경 기능 작동 방식은 '분업과 연계'다. 뇌는 모든 부위가 모두 같은 일을 하는 것이 아니라 부위마다 아주 특정한 일을 한다. 단 이를 처리할 때에는 관련된 부위끼리 연계해 서로 연락하거나 합의된 상태에서 결과를 보여준다. 이런 과정은 전기적 신경 전달이라는 물리적 작용과 신경 전달 물질의 분비와 억제라는 화학적 작용의 두 가지 기제에 의해 벌어진다. 물론 우리는 이와 같은 과정이 찰나와 같은 수준에서 벌어지기에 이를 인지한다는 것은 거의 불가능하다.

뇌가 국소적으로 전혀 다른 정신 업무를 맡고 있다는 사실, 뇌졸중으로 일부의 정신 능력만 소실될 수 있다는 사실, 심지어는 그 결과로 한 사람의 성격도 완전히 달라질 수 있다는 사실을 우리는 어떻게 받아들여야 할까? 우리가 죽을 때 우리의 몸과 분리되는 영혼은 도대체 어떤 영혼이 분리되는 것일까? 그보다 사실상 분리된다는 것이 과학적으로 애초에 말이 되는 것일까?

뇌졸중 환자를 보면서 철학에 빠지지 않은 신경과 의사들은 없으리라 단언한다. 개중에는 종교를 선택한 분들도 있고, 철학을 열심히 공부하는 분들도 있다. 나는 개인적으로 양자역학과 우주론에 관심이 많아 그 분야의 책을 읽으면서 인간의 영혼에 대해 많은 영감을 얻고 있다. 인간의 영혼에 대한 가르침을 전파하는 선지자들이나 종교 지도자들이 병원에 자주 와서 뇌졸중 환자를 관찰해보셨으면 한다. 그분들이 평생 살면서 예측하지 못했던 범위와 수준의 정신 능력 이상을 마주하게 될 것이라 보장한다. 앞으로 수천 년이 지나도 인간의 존재와 영혼에 대해 결론을 내리기는 어려울 것이나 이런 과학적인 접근 방법이 인간의 영혼과 관련된 많은 지도자, 연구자들에게 큰 도움이 될 것이라 생각한다.

심근경색과 동일, 대혈관 죽상경화증

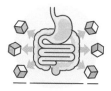

앞서 말했듯이 뇌졸중은 한 가지 질환이 아니라 독립된 여러 질환의 복합 증후군이다. 뇌졸중은 외상 등에 의한 원인 없이 저절로 spontaneous 발생하는 급성 뇌혈관 질환을 모두 아우른다. 뇌졸중은 먼저 크게 허혈성 뇌졸중(뇌경색)과 출혈성 뇌졸중(뇌출혈)으로 분류한다. 허혈성 뇌졸중은 분류법에 따라 약간의 차이가 있지만 병태 생리의 차이를 기준으로 대개 다섯 종류로 구분한다. 대혈관 죽상경화증 large artery atherosclerosis · 소혈관 폐색 small vessel occlusion · 심인성 색전 cardioembolism · 확실한 기타 요인 other determined causes · 원인 불명 undetermined cause이다.

일반인 수준에서는 자세한 분류까지 알 필요 없다. 다만 뇌경색의 위험 요인을 가진 분들은 앞의 세 가지 질환을 잘 알아두면 향후 뇌졸중 예방에 큰 도움이 될 수 있다. 뇌경색을 분류하는 목적은 단순히 편의를 위한 것이 아니라 실제로 발생 기전이 전혀 다른 질환을 구별하기 위함이라는 점을 이해해야 한다. 간단히 말해 대혈관 죽상경화증 · 소혈관 폐색 · 심인성 경색은 서로 너무도 다른 질환이어서 임상 양상, 진단 및 치료까지 달라질 수 있다. 따라서 처음 입원한 환자에게 내리는 뇌경색 아형에 대한 적확^{的確}한 진단은 향후 뇌졸중의 재발을 막기 위한 치료의 첫걸음이 된다.

이번 주제에서는 '대혈관 죽상경화증에 의한 뇌경색'에 대해 자세히 알아보겠다. 이 진단명은 꽤 긴 편인데 간단히 설명하자면 일반인도 심장마비의 원인으로 흔하게 알고 있는 동맥경화증을 의미한다. 즉 죽상경화증은 심근경색의 가장 중요한 1등 원인이면서 뇌졸중에서는 중요한 세 가지 원인 중 하나다. 죽상경화증은 동맥경화증의 한 형태로 비교적 사이즈가 큰 혈관에서 발생하는 죽종^{atheroma}에 의한 동맥의 변성을 말한다. 의학용어라 어렵게 들리겠지만 어떤 질환인지 본문에서 차차 쉽게 풀어보도록 하겠다.

대혈관 죽상경화증의 정체

일단 대혈관이 무엇인지부터 알아보자. 원래 해부학적 동맥은 일반적으로 네 가지로 분류한다. 심장에서 나오는 대동맥, 그곳에서 분지되는 동맥, 그 이후의 세동맥, 마지막으로 세포와 물질 교환을 하는 모세혈관이다. 이런 분류는 혈관 자체의 모양과 두께, 혈관벽의 조직 구성에 따른 생물학적 분류라서 임상적 활용성이 충분하지 않다. 따라서 뇌졸중 임상에서는 추가적으로 혈관의 위치와 기능에 따라 대혈관, 소혈관으로 나눠서 구분한다.

대혈관은 한마디로 얘기하면 '개별 장기로 침투하기 전까지의 혈관'이다. 무슨 뜻인지 어리둥절하겠지만 이만큼 대혈관을 정확하게 정의하는

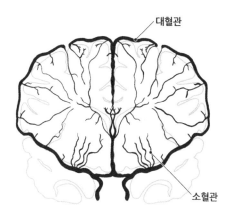

대혈관

소혈관

[그림 4] 뇌혈관 중 대혈관과 소혈관

표현은 없다고 단언한다. 심장에서 나온 대동맥은 각 장기로 혈액을 보내기 위해 점차 직경이 작은 대혈관들로 나뉜다. 그 후 해당 장기에 도달하면 동맥은 그 혈관의 모습 그대로 장기를 향해 침투하지 않고, 장기의 주변을 둘러싸는 동맥의 형태로 좀 더 작게 분지하는 게 일반적이다(그림 4). 이는 심장의 수축력으로 발생한 동맥의 큰 압력을 적절히 분산하면서 혈액을 장기 전체에 골고루 공급하기 위한 최선의 방식이라고 추측된다. 이렇게 혈관은 장기 주위로 분지된 이후 비로소 장기 내로 침투해 들어가기 시작한다penetrating arteries. 침투 직전까지의 혈관을 임상적으로 '대혈관large artery'이라고 부르고, 침투하는 혈관부터는 '소혈관small vessel'이라고 부른다.

뇌는 단단한 두개골 밑으로 경막dura mater, 지주막arachnoid mater(혹은 거미막), 연질막pia mater이라는 세 개의 뇌막이 보호하고 있다(그림 5). 뇌를 둘러싸는 대혈관은 지주막과 연질막 사이에 위치하는데, 여기를 지주막하 공간subarachnoid space이라고 한다. 이 공간은 혈관과 함께 뇌척수액이 존재하는 공간으로서 뇌의 보호와 대사 측면에서 매우 중요한 외부 공간이라고 볼 수 있다. 지주막하 출혈은 이 공간의 대혈관에 동맥류(동맥꽈리)가 터져 발생하는 뇌출혈로서 혈액이 지주막하 공간으로 넓게 퍼진다는 의미에서 붙은 이름이다. 아무튼 대혈관은 심장에서 나온 후 뇌 근처에서

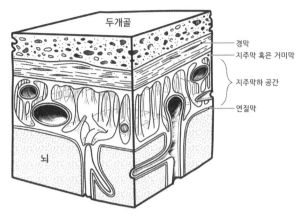

두개골

경막
지주막 혹은 거미막
지주막하 공간
연질막

뇌

[그림 5] 뇌막과 지주막하 공간

조직 침투 전까지는 뇌 바깥의 지주막하 공간에 위치한다. 지주막하 공간에서 뇌조직으로 침투해 들어가는 혈관은 임상적으로는 소혈관이지만 해부학적으로는 세동맥이 아니라 동맥으로 분류된다. 하지만 대혈관도 동맥이고 소혈관도 동맥이므로 해부학적 분류로는 구별이 안 된다. 당연히 임상적 효용성이 떨어질 수밖에 없다. 그래서 임상의사들은 대혈관, 소혈관을 즐겨 쓴다.

그럼 죽상경화증이 무엇인지 알아보자. 죽상경화증이란 대혈관에서 발생하는 동맥경화증을 의미한다. 혈관벽의 내막intima 하부로 변성된 저밀도 콜레스테롤low-density lipoprotein cholesterol, LDL cholesterol과 이를 공격하기 위한 대식세포macrophage가 뒤엉킨 종괴가 혈관 내부에서 돌출된 형태로 나타난다(그림 6). 죽상경화증의 발생 원인은 '만성 염증chronic inflammation'이다. 발병 초기에 다양한 이유로 내막에 손상intimal tear이 발생하면, 마침 환자의 혈액 내에서 풍부한 저밀도 콜레스테롤이 손상된 내막을 통과해

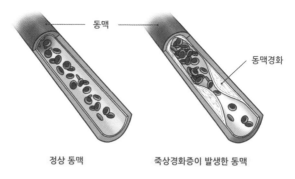

[그림 6] 죽상경화증의 발생

정상 동맥   죽상경화증이 발생한 동맥

동맥

동맥경화

침착되기 시작한다. 저밀도 콜레스테롤은 독성을 가진 형태로 변성되면서 주변 세포 조직을 와해시키고 파괴한다. 조직에서 선천 면역을 담당하는 대식세포는 치유를 위해 해당 부위를 파괴한다. 이때 저밀도 콜레스테롤이 지속적으로 들어오는 상황이어서 대식세포의 섭식 작용phagocytosis은 만성적으로 지속된다.

죽상경화증에 의한 뇌졸중 유발

다음은 외래에서 흔하게 마주하는 상황이다. 한 환자가 최근에 건강검진으로 MRI를 촬영했는데 동맥경화증이 발견돼 내원했다고 한다. 내가 직접 MRI를 보니 우측 중대뇌동맥에 동맥경화로 인한 혈관 협착이 의심되는 부분이 있었다. 하지만 심한 편은 아니어서 아직 뇌졸중이 발생한 흔적은 없었다. 그런데 이렇게 자신의 상황을 알려주면 환자들은 대개 "어쩐지 평소에 머리가 아팠어요" 내지는 "어쩐지 계속 어지럽더라고요"라면서 호소한다. 마치 자신이 겪은 머리 쪽 증상의 원인을 드디어 찾은 것인

양 약간은 신이 나서 말이다.

이런 경우도 있다. 한 70세 여성 노인은 MRI상에서 약간의 노화 이외에 별다른 이상이 없었음에도 누군가에게 뇌경색이라는 말을 들었다고한다. 이런 분들은 대개 아들, 딸 혹은 며느리를 대동하고 와서는 뇌졸중과 관계없는 온갖 증상들을 엄청나게 쏟아낸다. 그러고는 자신의 증상들이 모두 뇌졸중 때문이었다면서 나에게 치료해달라고 보챈다. 정작 내가MRI를 본 소견으로는 정상이거나 아주 가벼운 노화일 뿐 뇌졸중이 아니라고 여러 차례 설명하면, 절대 납득하지 못하겠다면서 화를 내고 자리를박차고 나가곤 한다. 어떤 상황인지 감이 오지 않는가?

이처럼 외래에서는 자신의 불편함이 '뇌졸중'이라는 심각한 질환에서기인한 것이며, 그러한 증상이 가족들로 인한 스트레스 때문임을 의사에게 인정받고 싶은 분들을 흔하게 만날 수 있다. 즉 서울대병원 외래에서자신을 뇌졸중이라고 공식적으로 진단해주기를, 뇌졸중 환자라고 낙인(?)찍히기를 원하는 분들이다. 물론 내가 뇌졸중이 아니라고 진단을 내리면뒤에서 쳐다보던 가족들이 어이없다는 표정을 짓는데, 그 장면이 절묘하게 대비된다. 그렇다면 죽상경화증은 결국 어떤 상황을 유발할까?

주로 다음 상황 중 하나다. 아무 일도 일어나지 않거나, 혈류 감소로 인해 뇌경색이 발생하거나, 혈전 생성으로 인해 뇌경색이 발생한다. 아무일도 일어나지 않는다는 게 어떻게 가능할까? 상식적으로는 왜 가능한지이해가 잘 안 될 것이다. 여기엔 세 가지 전제가 있다. 죽상경화 부위를 덮고 있는 내피세포가 손상 없이 깨끗해야 한다는 점, 또 한 가지는 이 혈관이 심지어는 완전히 막혔다고 해도 주변 우회로를 통한 뇌혈류가 해당 영역으로 충분히 공급돼야 한다는 점이다. 전제 조건이 빡빡한 듯하지만 실제로 이런 죽상경화 병변을 여럿 가지고도 뇌졸중 발생 없이 잘 사는 분들도 많다. 물론 이런 분들도 철저하게 뇌졸중 예방 약제를 복용하고 위험 요인을 조절해야 지속적으로 재발 없이 잘 지낼 수 있다.

두 번째는 뇌경색이 일반적인 형태가 아니라 혈류 부족에 의해 발생하는 상황이다. 이는 죽상경화 병변이 꽤 심하게 혈관을 막았거나, 아니면 완전히 막아버린 경우에 흔하게 발생한다. 평소에는 다른 우회로를 통해 겨우겨우 혈류 공급을 할 수 있었기에 뇌경색까지는 발생하지 않았다. 그런데 저혈압, 심한 발한, 탈수, 구토, 출혈, 빈혈, 설사 등 환자의 체내 수분 균형이 깨져 혈압이 떨어지면, 뇌로 올라가는 관류압이 낮아져 혈액을 가장 많이 받지 못하는 부위에 뇌경색이 나타난다(그림 7). 예전에는 두 혈관 사이에 뇌경색이 온다고 해서 경계부위 뇌경색 border-zone infarction; watershed infarction이라고 했는데, 요즘에는 혈류역학적 뇌경색 hemodynamic infarction이라고 부른다. 이는 가장 일반적 원인인 혈전이 생겨 발생한 뇌경색이 아니라 혈류역학적 원인으로 혈액 자체가 덜 도달해 발생한 뇌경색이라는 뜻이다.

마지막 상황인 혈전에 의한 뇌경색이 가장 일반적인 죽상경화증의 운명이라고 볼 수 있다. 사실 죽상경화증에서 동맥경화 병변 자체가 혈관을 갑자기 막아서 뇌경색을 만드는 경우는 드물다. 방금 말했듯이 그런 경우는 혈류역학적 뇌경색 정도다. 그보다 가장 흔하고 중요한 뇌경색 원인은 죽상경화 병변에

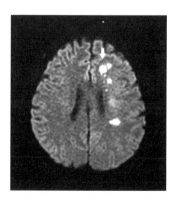

[그림 7] 혈류역학적 뇌경색

이상이 생겨서 혈전이 생기는 경우다. 이 발생 기전은 심근경색의 발생 기전과 거의 동일하다고 볼 수 있다. 예를 들어, 죽상경화 병변이 파열되거나^{plaque rupture} 표면이 깎이거나^{plaque erosion} 석회화된 종괴가 생기면^{calcific nodule} 병변 표면에 갑작스러운 혈전이 발생할 수 있다. 여기에서 말하는 혈전血栓; clot, thrombu(피떡)은 흔히 피부를 다쳐서 출혈이 있을 때 생기는 피딱지와 동일한 물질이다. 돼지 적혈구의 응고 덩어리인 선지와도 유사한 물질이다.

그런데 이런 혈전은 혈관 파열로 인해 출혈이 있을 때 더 이상의 출혈을 억제하기 위해 몸에서 일부러 만들어낸 물질이 아닌가? 어떻게 이렇게 큰 혈관 안에서 아무런 출혈도 없이 혈전이 만들어지는 것일까? 한마디로 말하자면 혈액 안에 있는 혈소판^{platelets}이 지저분한 죽상경화 병변을 만나고서 해당 부위를 '출혈이 있는 것으로 착각'했기 때문이다. 혈전의 생성 과정은 이후 장에서 자세히 다루도록 하겠다. 이유가 무엇이든 이렇게 만들어지는 혈전은 큰 뇌혈관을 수 분에서 수십 분 만에 '갑자기' 막아버릴 수 있다. 혈관을 막는 속도가 우회로를 준비할 시간보다 훨씬 빠르기에 혈관의 혈액을 받던 뇌 영역에 뇌졸중이 발생하게 된다.

혈전에 의해 뇌졸중이 발생했을 때 볼 수 있는 임상 양상에는 몇 가지 경우의 수가 존재한다. 혈전이 생기다가 강한 혈압으로 인해 혈전이 소실되면 환자의 증상이 급격하게 호전되기도 한다. 이를 설명하는 의학용어가 일과성 허혈성 발작^{transient ischemic attack, TIA}이다. 일반인에게는 최근 '미니 뇌졸중'이라는 용어로 더 알려져 있다. 미니 뇌졸중이라는 용어는 학술적 근거도 없고 출처도 불분명한 용어이니 가급적 사용하지 말기를 권고한다. 또 다른 경우로는 혈전이 생기다가 뒤로 날아가서^{distal migration}

좀 더 작은 혈관을 막는 경우도 발생할 수 있다. 또 혈전의 양이 많아졌다가 일부 녹아서 줄어드는 등의 변화가 있을 수도 있다. 이런 경우에는 혈전의 위치와 양에 따라 뇌경색의 부위와 면적에도 변화가 있을 수 있으므로 환자의 증상에도 변화가 생긴다. 따라서 뇌졸중 의심 환자가 응급실로 왔을 때 자신의 장애가 처음보다 악화되거나 변화가 있다고 말하면 전담 의사 입장에서는 대혈관 죽상경화증 뇌경색을 제일 먼저 고려하게 된다.

도대체 언제? 무엇 때문에?

앞서 죽상경화증이 발생하는 과정을 설명했다. 그럼 이번에는 어떤 요인들이 언제 죽상경화증을 발생시키는지 알아보도록 하자. 여기서 우리가 알아둬야 할 위험 요인은 단 네 가지다. 고혈압·당뇨·고지혈증·흡연이다. 음주는 심인성 뇌경색과 뇌출혈의 심각한 위험 요인이지만 죽상경화증을 직접 일으키는지에 대해서는 학술적 증거가 불확실하다.

고혈압은 죽상경화증을 일으키는 최고의 위험 요인이다. 뇌졸중 전체로 봤을 때 고혈압 혼자서 뇌졸중에 미치는 영향이 20~30퍼센트를 넘으니 그 영향력은 두말하면 잔소리다.[13] 고혈압은 초기 내피 손상, 죽상경화반의 성장 및 경화반 파열 등에 골고루 영향을 미치는 것으로 알려져 있다. 고혈압이 있다고 해도 초기부터 잘 관리만 하면, 뇌졸중을 상당 부분 예방할 수 있다.

당뇨는 죽상경화반의 '성장'에 큰 영향을 주는 것으로 알려져 있다. 특히 당뇨가 잘 조절되지 않았던 환자들에게서 최근 1~2년 사이에 상당히 진행된 죽상경화반을 발견하는 경우가 많다. 심근경색과 뇌졸중을 일으키는 데 있어 당뇨가 두 번째로 중요한 요인임은 반드시 인식해야 한다.

고지혈증은 모든 형태의 뇌졸중 중 죽상경화성 뇌졸중에 미치는 영향이 가장 크다. 너무나 당연한 원리다. 죽상경화증의 핵심 core 부위에는 변성된 저밀도 콜레스테롤이 마치 죽처럼 침착된 병변이 자리를 차지하고 있기 때문이다. 사실 저밀도 콜레스테롤은 부신이나 난소, 정소로 이동해 스테로이드 호르몬, 성호르몬의 합성에 활용돼야 한다. 하지만 저밀도 콜레스테롤이 혈액 내에 너무 많이 존재하면 혈관의 상처 부위 혹은 죽상경화 부위에 쓸데없이 축적되면서 경화반의 핵심을 이루게 된다. 예전에는 저밀도 콜레스테롤을 낮추기 위한 적절한 약물이 부족했으나 지금은 스타틴 statin, 에제티미브 ezetimibe, PCSK-9 억제제 계열의 약물이 쏟아져나와 매우 훌륭한 임상 예방 효과를 보이고 있다.

흡연은 정말로 백해무익이다. 사실 의사로서 나는 약물에 매우 호의적인 사람이다. 아무리 담배라고 해도 사람의 건강에 조금이나마 도움이 되는 면이 있었다면, 아주 약간은 다르게 봤을지 모르겠다. 하지만 담배는 정말 아무 도움도 되지 않는다. 담배가 아닌 어떤 기호 식품이 이토록 국민의 건강을 해친단 말인가? 심지어 마약 범죄의 대표 격인 대마초보다도 건강에 훨씬 해롭다. 다시 말하지만 흡연은 죽상경화의 모든 국면에 나쁜 영향을 주는 위험 요인이다. 특히 국내에서는 남자에게 고혈압 다음으로 해로운 부동의 2위 위험 요인이다. 이토록 해로운 담배로부터 모든 국민이 접촉할 기회를 차단하는 국가적 시책이 필요하다고 본다.

만약 이런 위험 요인들을 가지고 있다면 뇌졸중을 언제 만날 가능성이 가장 클까? 의과대 학생 시절에 동맥경화성 병변의 발생 시기를 처음 배우면서 개인적으로는 꽤 큰 충격을 받았다. 신체적으로 전성기이자 너무

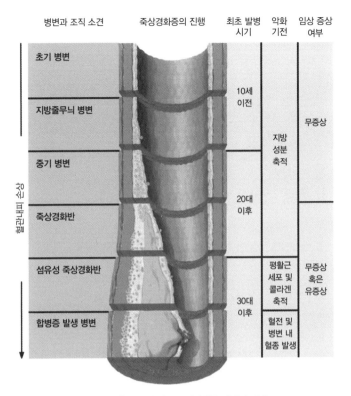

병변과 조직 소견	죽상경화증의 진행	최초 발병 시기	악화 기전	임상 증상 여부
초기 병변		10세 이전	지방 성분 축적	무증상
지방줄무늬 병변				
중기 병변		20대 이후		
죽상경화반				
섬유성 죽상경화반		30대 이후	평활근 세포 및 콜라겐 축적	무증상 혹은 유증상
합병증 발생 병변			혈전 및 병변 내 혈종 발생	

혈관내피 손상

[그림 8] 시간에 따른 죽상경화증 병변의 경과

건강해 보이는 20대의 나이에도 몸의 혈관은 동맥경화로 병들어가는 초기 병변이 시작되기 때문이다. 죽상경화의 초기 병변인 내피 손상이나 지방 선조 fatty streak 는 20대의 나이에 이미 발생할 수 있다(그림 8).[14] 위험 요인 조절은 20대부터 생각해야 한다. 만약 고혈압, 당뇨, 고지혈증, 흡연 등위험 요인들을 20~30년 정도 관리하지 않고 방치하면 초기 병변들은 무럭무럭 성장한다. 즉 위험 요인을 가진 사람에게서 동맥경화의 초기 병변이 20대에 생기면 40~50대 정도에는 심근경색이나 뇌졸중이 올 정도로 커질 수 있다는 얘기다. 사실 수십 년이 걸리는 수준은 아니고, 죽상경화반은 대개 5~10년 정도면 상당히 성숙한 수준으로 자라게 된다.

뇌졸중은 사망률과 장애율이 대단히 높아 인생에서 만나면 더없이 위험한 질환이다. 하지만 뇌졸중은 혼자서 저절로 생기는 병이 아니고 위험요인의 부적절한 조절로 인한 결과물이다. 다시 말해 여러 위험 요인들의 합병증이다. 뇌졸중은 절대 원인 없이 혼자 나타나지 않는다. 위험 요인의 관리가 뇌졸중 예방의 핵심임을 잘 기억해두도록 하자.

뇌에만 존재하는 질환, 소혈관 폐색

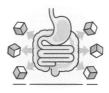

　이번에 설명할 뇌경색의 두 번째 유형은 '소혈관 폐색에 의한 뇌경색'이다. 앞서 설명한 죽상경화증은 일반인도 다양한 미디어를 통해 자주 들었던 개념일 테지만 소혈관 폐색은 대부분 들어본 적이 거의 없으리라 짐작된다. 하지만 이 원인에 의한 뇌경색은 죽상경화증에 의한 뇌경색만큼 흔하고 개념적으로도 매우 중요한 질환이다. 뇌졸중의 세 가지 주요 원인인 죽상경화증·소혈관 폐색·심인성 경색은 뇌경색에서 차지하는 빈도가 각각 20~25퍼센트로 거의 비슷하다. 신경과 전공의 수련 과정에서도 이를 매우 중요하게 다룰 뿐만 아니라 이 질환으로 입원한 환자들에게도 병의 개념과 예후를 자세히 설명해준다.

　다만 일반인에게는 혼동 가능성이 많기에 이를 잘 설명하지 않는다. 이 질환을 가진 환자들의 증상이 가벼운 편이고 예후도 좋은 편이라서 있는 그대로 이 질환을 설명하면 더 심각한 질환인 죽상경화증도 비슷하게 받아들일 우려가 있기 때문이다. 그런 이유로 대개는 이를 구별해서 설명하는 경우가 흔치 않다. 하지만 이 책에서는 일반인에게 거의 처음으로 소혈관 폐색에 의한 뇌경색을 제대로 설명해보려고 한다. 뇌졸중 전체에서 차지하는 비중이 크고 뇌출혈과의 연관성 등 독특하고 중요한 개념이 포함돼 있어서 일반인에게 예방 측면에서 교육적 가치가 크기 때문이다. 최대한 쉽게 풀어낼 생각이니 그림을 보고 편하게 이해하길 바란다.

소혈관 폐색? 말이 너무 어렵죠?

소혈관이 무엇인지 앞 부분에서 이미 설명했지만 다시 간단히 말하자면 대혈관이 장기 주변으로 분지한 후 '장기에 직접 침투해 들어가는 혈관'을 말한다. 소혈관은 직경이 300~800마이크로미터 정도로 1밀리미터 미만의 직경으로 침투해 들어가기 시작한다. 뇌로 들어갈수록 주변으로 모세혈관을 분지하면서 점차 직경이 감소하다가 30~80마이크로미터 수준까지 작아진다. 이 정도의 혈관은 해부학적으로 세동맥이라고 부른다. 이 혈관은 점점 작아지다가 모세혈관으로 분지된다. 의학적으로 병적인 문제를 일으키는 소혈관은 작은 직경의 동맥과 큰 직경의 세동맥까지의 혈관이다. 이 분류의 경계는 이후에 다시 설명하도록 하겠다.

소혈관 폐색이란 소혈관이 막혔다는 뜻이다. 소혈관의 혈액을 대신 전달해줄 우회 혈관이 거의 없어서 막혀버리면 그 혈관의 혈액을 받고 사는 뇌조직에 그대로 경색이 일어난다. 이를 열공성 경색이라고 부르는데, 뇌경색의 종류 중 가장 작은 사이즈의 일반적인 뇌경색이다. MRI에서 확인되는 뇌경색의 직경은 1.5~2센티미터를 넘지 않는다. 사이즈가 작으니 증상도 가벼운 편이고 예후도 상당히 좋다. 대부분 한 가지 내지는 두 가지 정도의 증상밖에 나타나지 않으며 증상의 정도도 심하지 않은 경우가 많다. 대부분 이 질환을 가진 환자들도 일상생활로 복귀하는 데 큰 무리가 없는 수준이다. 지병이 있는 경우가 아니라면 이 질환만으로 사망할 가능성은 극히 낮고 후유증도 거의 없다.

물론 심한 운동 마비를 겪은 경우엔 일상생활을 쉽게 하지 못할 정도의 후유증이 남을 수도 있다. 감각 마비가 온 경우엔 나중에 심한 통증 후유증이 남는 '중추성 통증' 환자가 될 수도 있다. 그럼에도 다른 종류의 뇌경색보다는 월등하게 좋은 예후를 보인다. 그렇다면 열공성 경색은 뇌졸중답지 않게 거의 완치되는 병이라는 얘기인데, 이런 질환을 꼭 알아야 한다고 강조하는 이유는 무엇일까? 소혈관 폐색이 열공성 경색 한 가지만 일으키는 것이 아니기 때문이다. 실제로는 뇌출혈이라는 너무 심각한 문제와 밀접히 연관돼 있으니 이에 대해서는 뒤에 다시 설명하도록 하겠다.

뇌에만 존재하는 질환

열공성 경색은 뇌에만 있는 질환이다. 폐, 간, 심장, 신장 등 다른 중요한 장기에는 임상적으로 이런 질환이 없다. 각 장기마다 뇌경색과 비슷하게 혈전이 혈관을 막아서 생기는 심근경색, 신장경색, 장경색, 폐색전 등의 질환이 있는데 어째서 열공성 경색은 뇌에만 존재할까?

사실 열공성 경색이라는 병리적 문제는 다른 장기에도 존재할 가능성이 충분히 있다. 다만 사람에게서 그 병변에 따른 증상이 나타나지 않을 뿐이다. 좀 더 자세히 설명해보겠다. 심장, 폐, 신장 등은 장기 전체가 대개 비슷한 조직으로 구성되면서 한 가지 기능을 위해 존재한다. 심장은 거의 심장 근육으로 구성돼 있고 폐는 폐포와 혈관, 신장은 네프론, 간은 간세포 hepatocyte 와 간세동이 portal triad 로 단순한 조직을 이루고 있다. 인간이 느끼는 각 장기의 기능을 보면 심장은 혈액의 규칙적 박출, 폐는 가스 교환을 위한 호흡, 신장은 혈액의 여과 등이다(예외로 간은 좀 기능이 많은 편이긴 하다). 그러니 열공성 경색과 같은 1센티미터짜리 경색이 생긴다고 해서 심장의 박출 능력이 감소하거나 폐의 가스 교환에 문제가 생기거나 신장의 여과 기능이 현저하게 저하할 가능성은 거의 없다. 간도 마찬가지여서 작은 경색으로 인해 간기능에 큰 변화는 발생하지 않는다. 게다가 간은 그 정도의 이상이 생기면 금세 재생해버린다.

그럼 뇌를 생각해보자. 뇌를 구성하는 세포는 신경세포·별아교세포·희소돌기신경교세포·미세아교세포로 단순한 편이다. 하지만 뇌의 각 위치별로 담당하는 일이 전혀 다르게 국소화돼 있다. 어떤 영역은 언어를 맡고 어떤 영역은 시각을 맡으며 어떤 영역은 운동 기능만을 담당한다. 각 기능에 따라 대뇌피질에 차별적으로 국소화된 신경세포들은 축삭 axon 을 통해 명령을 말초로 내보낸다. 축삭은 매우 좁은 영역에 엄청나게 밀집돼 있다. 그 예로 운동 기능을 담당하는 추체로 pyramidal tract 를 그린 도식을 보면 운동중추의 대뇌피질에 비해 매우 작게 밀집된 추체로를 확인할 수 있다(그림 9).

만약 이렇게 밀집된 추체로에 작은 열공성 경색이 생겼다고 가정해보자. 환자가 어떤 증상을 경험할까? 환자는 그 위에서 명령한 운동 기능을 모두 상실하게 된다. 해당 명령이 축삭을 통해서만 내려오니 당연한 이치다. 이런 열공성 경색을 가진 환자는 한쪽 편의 운동 기능을 완전히 소실한 장애 증상을 보일 것이다. 이것이 바로 뇌에서만 열공성 경색이 나타

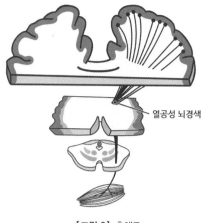

[그림 9] 추체로

열공성 뇌경색

나는 이유다. 즉 아주 작은 뇌경색이 하필 인체에 매우 중요한 신경 기능을 매개하는 뇌의 작은 영역에 생기는 바람에 해당 기능을 상당히 소실하는 신경 증상을 보일 수 있다. 반면 다른 장기에서는 뇌처럼 해당 장기의 기능을 다른 영역에 밀집된 상태로 내보내지도 않을 뿐만 아니라 모든 몸의 기능을 관장하는 것도 아니니 열공성 경색의 증상을 보이지 않는다.

여러분의 이해를 돕기 위해 아주 쉬운 비유를 한번 들어보겠다. 조금 과격한 비유지만 이해를 위한 것이니 미리 양해를 구한다. 예를 들어, 우리나라의 모든 국민이 강북 지역에 살고 있고 한강을 건너는 다리가 한남대교뿐이라고 가정해보자. 그리고 전국에서 생산된 농수산물 등의 각종 물류는 모두 서울로 모이게 된다. 만약 북한이 우리나라를 한 번에 마비시키려면 어디를 공격하는 것이 가장 간단한 방법일까? 한남대교 하나만 끊으면 된다. 굳이 전국을 초토화시키지 않아도 한남대교 하나만 차단하면 국민 전체가 물류를 공급받지 못한다. 이것이 열공성 경색이다. 전국에서 생산(신경세포)한 물류가 서울로 출발(신경세포)한 후에 고속도로를 거쳐 한남대교라는 밀집된 한 통로(축삭)를 통해 국민(근육 등)에게 전달되는 상황에 대입해보면 다른 장기와 전혀 다른 신경계의 구조 덕분에 열공성 경색이 뇌에서만 일어나는 이유를 잘 보여준다.

고혈압

밀러 피셔^{Miller Fisher} 박사는 열공성 경색을 열심히 연구해 이를 집대성한 인물이다(그림 10).[15] 그는 하버드대학교 및 메사추세츠 종합병원 신경과 교수로 재직하며 CT도 없던 1950~1970년대에 열공성 경색의 원인과 병리 및 증상을 완벽하게 파헤쳤다. 당시에는 영상 검사가 없었기에 신경과 의사로서는 뇌졸중 환자가 입원해도 죽상경화성 뇌경색인지 열공성 뇌경색인지를 감별하는 진단이 불가능했다. 피셔 박사는 뇌경색으로 사망한 환자의 뇌를 부검해가면서 열공성 경색이 발생한 부위, 병리 등을 논문으로 정리해 발표했다. 또한 열공성 경색 환자가 주로 어떤 증상을 나타내는지를 정리하고 이

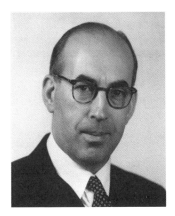

[그림 10] 밀러 피셔 박사

를 열공성 증후군^{lacunar syndrome}이라는 이름으로 집대성했다(표 1). 그 덕분에 의사들은 환자가 응급실에 오면 CT를 시행할 수 없어도 열공성 경색을 진단할 수 있게 됐다. 쉽게 말해 그는 영상 장치가 없던 시대에 많은 의사와 환자들을 위해 열공성 경색을 의심할 수 있는 일종의 족보를 정리해 알려준 분이다.

피셔 박사의 수많은 연구 중 상당수는 열공성 경색 환자의 뇌를 부검한 연구다. 열공성 경색이 어떤 병리에 의해 발생했는지를 아주 자세하게 분석하고 있다. 당시 그는 지질유리질증^{lipohyalinosis}이라는 병변, 지금은 대체로 소동맥경화증^{arteriolosclerosis}이라고 부르는 병변으로 소혈관이 변성

명칭	임상 양상
순수 운동 장애 (가장 흔한 열공성 증후군)	주로 뇌경색 병변 반대편의 얼굴, 팔, 다리에 발생하는 불완전 마비 또는 완전 마비가 특징적이다. 발음 장애, 삼킴 장애나 일시적인 감각 이상도 동반될 수 있다.
운동 실조 편마비 (두 번째로 흔한 열공성 증후군)	뇌경색 병변 반대편의 근력 저하와 서툰 손놀림 등 소뇌 증상과 운동 증상이 동시에 나타난다. 팔의 증상보다는 다리의 증상이 발생하는 경우가 흔해 동측 운동 실조와 하지 마비로 지칭하기도 한다. 증상은 수 시간에서 수일에 걸쳐 발현되는 경우가 흔하다.
발음 장애/서툰 손	주요 증상은 발음 장애와 서툰 손놀림(근력 저하)이며, 글씨를 쓸 때 증상이 더 잘 관찰된다.
순수 감각 장애	편측의 감각 저하가 특징적이며 추후 저림, 통증, 화끈거림 등의 불쾌한 감각 이상이 발생하기도 한다.
감각 운동 장애	뇌경색 병변 반대편의 편측 불완전 마비 또는 완전 마비와 감각 장애가 함께 발생한다.

[표 1] 열공성 증후군의 임상 양상

되면서 혈관이 막혔다고 보고한 바 있다(그림 11).[16] 피셔 박사가 이룬 업적은 워낙 방대하고도 수준이 높아서 오늘날 연구자들은 그와 같은 큰 규모의 부검 병리 연구를 엄두내지 못하고 있다. 피셔의 병리 연구 결과는 지금까지도 별다른 수정 없이 그대로 받아들여지고 있다. 한 연구자가 인류를 위해 개척한 매우 중요한 뇌졸중 지식이라 할 수 있다.

앞서 나온 대혈관의 죽상경화증과 이번에 나온 소동맥경화증 등을 보면서 용어가 서로 비슷비슷해 그 차이가 궁금할 것이다. 사실 동맥경화증arteriosclerosis, 소동맥경화증, 죽상경화증atherosclerosis 등과 같은 종류의 비슷한 용어들은 전 세계 연구자들 사이에서도 정의와 의미가 상당히 혼재된 채 쓰이고 있다. 일반인 수준에서 죽상경화증은 대혈관에서의 변성,

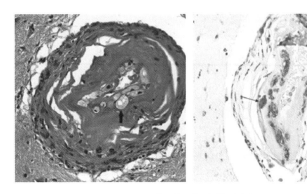

[그림 11] 지질유리질증

소동맥경화증은 소혈관에서의 변성 정도로 이해하면 좋을 듯싶다. 또 이런 동맥 변성을 모두 합쳐서 동맥경화증이라고 부른다고 보면 된다. 그런데 소동맥경화증은 '소동맥arteriole'과 '경화증sclerosis'을 합쳐 만든 용어다. 단어만 놓고 보면 'arteriole', 즉 세동맥에 발생한 경화증을 의미할 것 같지만 대개 그보다 큰 직경의 동맥에서 벌어지는 경화증을 지칭하는 말로 쓰인다. 대표적인 명명 오류 중 하나다.

소동맥경화증은 어떤 원인에 의해 발생할까? 죽상경화증은 고혈압·고지질혈증·당뇨·흡연이 모두 중요한 원인이지만 소동맥경화증은 고혈압의 영향이 워낙 압도적이다. 고지질혈증·당뇨·흡연의 영향도 없는 것은 아니지만 고혈압의 영향력이 워낙 크다. 심지어 다른 위험 요인 없이 이것만으로도 얼마든지 소동맥경화증이 발생할 수 있다. 사람의 몸에서 소혈관이 가진 내재적인 약점 때문이다. 심장에서 시작한 박동은 대동맥에서부터 수축기와 확장기 혈압을 만든다(그림 12). 이 혈압은 대혈관이라 부르는 동맥까지 그대로 유지되다가 뇌를 침투해 들어가는 소동맥에서

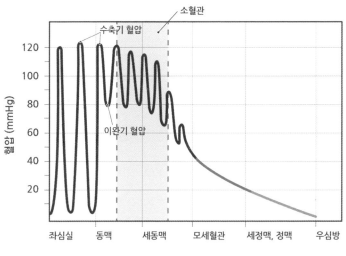

[그림 12] 심장에서 혈액이 나가는 방향에 따른 혈압의 변동

조금씩 낮아지게 된다. 세동맥 수준에서는 혈압이 대단히 낮아지다가 모세혈관에서는 거의 바닥 수준이 된다.

대혈관과 갑자기 뇌로 침투해 들어가는 소혈관, 둘 사이의 혈관벽과 혈압의 차이를 한번 살펴보자. 대혈관은 내막·중막·외막이 수 겹에서 수십 겹을 이뤄 단단하고 탄력적인 동맥벽을 구성하고 있다. 반면 소혈관은 각각 한 겹에서 수 겹 정도로 구성돼 있어서 같은 동맥임에도 그 강도와 탄력성에서 차이가 크다. 그런데 그림에서 볼 수 있듯이 대혈관과 소혈관에서의 혈압은 크게 다르지 않다. 혈관벽이 갑자기 얇아졌음에도 아주 약간만 감소할 뿐이다. 이런 상황에서 환자에게 고혈압이 발생하면 소혈관에 미치는 혈압의 강도는 당연히 더욱 세진다. 그러니 근본적으로 뇌에서의 소혈관은 고혈압에 가장 취약한 혈관일 수밖에 없다. 태생적으로 소혈관은 고혈압에 대한 대비를 고려하지 않고 디자인된 것 같기도 하다. 아마도 과거 인간의 평균 수명이 40세 수준으로 짧았을 때에는 문제가 되지 않다가 평균 수명이 70~80세를 넘어가면서 새롭게 발생한 문제일지도 모른다. 수명과 노화, 우리 몸의 구성에 대해서는 책의 말미에 다시 언급하도록 하겠다.

만약 고혈압이 수년에서 수십 년 관리되지 않고 지속된다면 소혈관의 내벽은 부서지거나 확장되는 등 물리적인 변성을 겪는다. 물리적인 손상은 필연적으로 미세아교세포에 의한 염증을 부르고 이후 해당 부위가 흉터처럼 변하면서 유리질화 hyalinization된다. 피셔 박사는 이렇게 변질된 소혈관을 지질유리질증이라고 명명했다. 변성된 혈관이 혈액을 공급하다가 혈관벽의 박리 혹은 미세혈전 등의 원인에 의해 갑자기 막히면 열공성 경색이 발생한다. 즉 40~50대에 발생한 고혈압을 치료하지 않고 10~20년 정도 방치하면 60~70대 이후에 열공성 경색이 발생할 가능성이 크게 증가한다. 왜 고혈압을 침묵의 살인자라고 부르는지, 왜 우리가 고혈압을 미리 관리해야 하는지 여기에 그 이유가 있다.

치매, 뇌출혈?

아마도 여러분 중에서 이런 질문을 할 사람이 있을지도 모른다.

"고혈압을 관리하지 않으면 손해인 것은 잘 알겠다. 그런데 그 결과가 열공성 경색이면 피해가 그리 크지 않은 것 같은데? 열공성 경색은 예후가 매우 좋아서 거의 완치된다고 하지 않았나?"

과연 그럴까? 이에 대한 반박은 간단하다. "소혈관 폐색은 열공성 경색한 가지만 일으키는 것이 아니다"라는 점이다. 오히려 열공성 경색은 소혈관 폐색이 일으키는 가장 가벼운 질환일지도 모른다. 그럼 도대체 무슨 질환을 일으키는 것일까? 대표적인 것이 뇌실질 출혈과 혈관성 치매다. 심지어 혈관성 파킨슨 증후군 및 우울증 등 정신 질환을 유발하기도 한다. 소혈관의 작은 문제가 어떻게 이런 비극을 초래한다는 것일까? 그 이유를 한번 살펴보자.

고혈압은 장기적으로 지속되면 뇌에서 소혈관 폐색으로 인한 열공성 경색을 일으킨다. 그런데 과연 고혈압에 의한 소혈관 문제가 그 혈관 하나에만 벌어졌을까? 당연히 아니다. 경색을 일으킨 그 혈관 말고도 사실 뇌의 거의 모든 소혈관이 정상 상태가 아닐 가능성이 높다. 고혈압은 전신에 영향을 미치는 질환이고 뇌에 미치는 압력이 소혈관마다 다를 리가 없다. 따라서 열공성 경색을 일으킨 환자들은 사실 경색만이 문제가 아니다. 뇌 전체에 그물처럼 깔린 소혈관들이 고혈압에 의해 이미 물리적 손상을 상당히 안고 있다는 것이 더 큰 문제다.

현존하는 임상 장비로는 뇌의 소혈관을 볼 수 없다. 고해상도 MRI 장비로도 뇌의 대혈관만 관찰할 수 있을 뿐, 소혈관은 흔적도 확인하기 어렵다. 열공성 경색이 발생하면 의사는 그곳을 담당하는 소혈관에 문제가 있을 것이라고 짐작할 뿐, 문제를 일으킨 해당 소혈관을 직접 영상 장비로 보는 것은 아니다. 그럼 눈에 보이지 않는데 문제가 전반적으로 심각하다는 것은 어떻게 알 수 있을까? 바로 '동반된 병변'으로 확인할 수 있다. 소혈관 질환에 의한 병변은 사실 열공성 경색 이외에도 많다. 다음의 리스트를 확인해보자.

I. 폐쇄성 병변

  (1) 열공성 경색 lacunar infarction

  (2) 백질 변성 white matter hyperintensities

  (3) 미세 경색 microinfarct [17]

II. 출혈성 병변

  (1) 미세 출혈 microbleeds

  (2) 피질 철침착증 cortical siderosis

III. 기타 병변

  (1) 확장된 혈관주위 공간 enlarged perivascular spaces

MRI에서 확인할 수 있는 소혈관 질환에 의한 뇌 병변이 여섯 가지나 된다. 소혈관은 볼 수 없지만 소혈관의 문제로 인해 발생한 뇌의 이상 소견은 쉽게 발견할 수 있다. 이를 통해 거꾸로 소혈관의 문제를 진단하는 것이다. 위 병변에 대한 자세한 설명은 이 책의 범위를 벗어나는 것으로 생각되니 간단한 그림으로 대치한다(그림 13). 이런 병변이 초기 상태일 때는 대개 무증상으로 나타난다. 하지만 뇌 전체에 걸쳐 침범할 정도로 진행된 상태에서는 전반적인 뇌 기능 감소로 인해 혈관성 치매, 혈관성 파킨슨 증후군, 혈관성 정동장애 mood disorder 등의 증상을 유발할 수 있다. 따라서 열공성 경색으로 입원한 환자를 담당하는 의사는 이번에 발생한 뇌졸중에만 관심을 가져서는 절대 안 된다. 고혈압으로 인한 여러 소혈관 질환의 진행 정도를 확인하고 환자와 해당 병변들의 진행을 예방하기 위한 다양한 예방책을 수립해야 한다.

뇌출혈은 뇌실질 출혈과 지주막하 출혈의 두 가지 임상 증후군으로 구

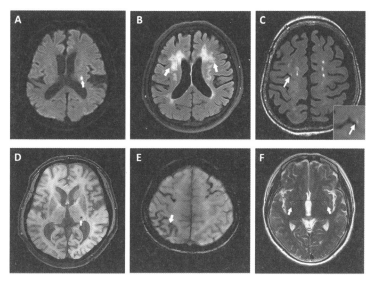

[그림 13] 소혈관 질환의 MRI 영상

분된다. 그중에서 뇌실질 출혈은 '뇌의 조직 안'에서 출혈이 발생하는 경우를 말한다. 뇌실질 출혈은 뇌경색보다 증상이 심하고 장애가 많이 남으며 사망률도 높다. 이 질환에 의한 3개월 사망률은 우리나라에서는 약 20퍼센트, 서구권에서는 약 40퍼센트로 중증 뇌졸중의 큰 부분을 차지한다. 나중에 뇌실질 출혈에 대해 자세히 기술하겠지만 여기에서 언급하는 것은 뇌실질 출혈과 열공성 경색의 원인이 거의 '동일'하기 때문이다. 두 질환 모두 고혈압이 가장 중요한 원인이면서 소동맥경화증의 소견을 보이며 소혈관이 변성된다. 다만 소동맥경화증이 발생해 혈관 안쪽으로 막혀버리면 열공성 경색을 일으키고, 똑같은 병변이 혈관 바깥으로 파열되면 뇌실질 출혈을 일으킨다. 즉 소혈관은 혈관의 직경이 작고 혈관벽이 얇아서 소동맥경화증이 나타나면 잘 막히기도 하고 잘 터지기도 한다.

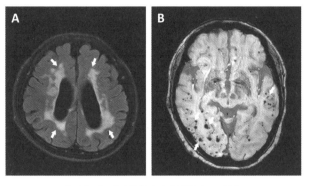

[그림 14] 백질 변성과 미세 출혈의 MRI 영상

쉽게 말해 열공성 경색으로 입원한 환자가 퇴원 이후 고혈압 치료를 게을리하면 다음에는 열공성 경색이 아니라 뇌실질 출혈로 뇌졸중이 나타날 수 있다는 뜻이다. 더 심한 경우를 예로 들어보자. 열공성 경색으로 입원한 환자이지만 MRI에서 이미 상당히 진행된 백질 변성과 미세 출혈을 보이는 환자다(그림 14). 이 환자는 자신의 증상이 너무 가벼워 몰랐지만 이미 뇌에서 소혈관 질환이 상당히 진행된 소견을 보였다. 뇌실질 출혈이 아니라 열공성 경색으로 뇌졸중이 온 것을 다행으로(?) 여겨야 할 정도다.

뇌실질 출혈의 매우 강력한 예후 인자인 미세 출혈은 소동맥경화증 병변에서 혈관 파열이 발생했음에도 다행히 소량의 혈액만 누출되고 지혈된 상태의 병변을 말한다. 즉 더 크게 파열됐으면 뇌실질 출혈을 일으켰겠지만 다행히 미세 출혈 덕분에 마무리된 상태다. 사실 본질적으로는 뇌실질 출혈과 다를 바 없는 병변이다. 옛말에 '방귀가 잦으면 똥이 마렵다'고 했다. 다시 말해 미세 출혈이 잦으면 뇌실질 출혈이 따라올 가능성이 엄청나게 높아진다. 만약 미세 출혈이 많은 환자라면 반드시 향후 뇌실질 출혈에 대해 의사들로부터 강력한 경고를 듣게 될 것이다.

자, 이래도 열공성 경색이 보잘것없는 뇌졸중일까? 어찌 보면 열공성 경색은 이후 일어날 심각한 뇌졸중의 발생을 예방하기 위해 환자에게 마지막으로 주는 기회는 아닐까? 그것을 이해 못 하고 퇴원 이후에 고혈압 관리를 등한시하면 어쩌면 다음번에는 더욱 심각한 뇌졸중이 찾아올지도 모른다.

범인은 심장, 뇌는 피해자, 심인성 색전

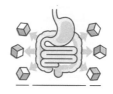

정확히 기억나진 않지만 전공의 1년 차쯤이었을 것이다. 응급실 당직을 서고 있던 어느 날, 60세 정도 돼 보이는 남성 환자가 왼쪽 팔다리가 마비돼 응급실로 왔다. 평소 심방세동 atrial fibrillation이 있었던 환자로, 이번 뇌졸중은 심장의 혈전이 뇌로 날아간 심인성 경색 cardioembolic infarction이 강력하게 의심됐다. 나는 CT를 시행하고 혈전용해제를 쓸 준비를 하면서 환자를 진찰하고 있었다. 얼마 후 환자의 마비가 차츰 호전되는 것을 느꼈다. 완전 마비였던 환자의 좌측 팔다리가 꿈틀대더니 침대에서 약간 들 수 있는 수준으로 좋아지기 시작했다. 의미 있게 증상이 호전되는 경우 혈전용해 치료를 적용할 수 없다. 나는 그 상황에서 추가 처치 없이 환자를 면밀히 관찰하기로 했다.

이후 환자는 병실로 옮겨졌고 증상이 계속 좋아지더니 대략 한 시간 만에 거의 완전히 회복된 모습을 보였다. 이틀 뒤에 퇴원할 때는 환자와 가족이 하나님, 부처님 등 좋은 위인 이름은 다 붙여가며 내게 감사해했던 기억이 있다. 나로서는 특별히 한 일이 없어 조금 민망하기도 했다. 응급실에서 이미 환자의 증상이 호전되던 상황이라 혈전용해제를 투입하지도 않았고 생리식염수만 주고 있었을 뿐이었으니 말이다. 내가 아니었어도 어차피 좋아질 뇌경색에 숟가락만 얹은 것 같아 내가 한 일이 없다고 하자 그분들은 손사래 치며 몹시도 기뻐하셨었다.

　모처럼 행복한 환자 증례를 소개해봤다. 사실 심인성 경색에서 혈전이 부서지며 막힌 혈관이 재개통spontaneous recanalization 되는 현상은 드물지 않다. 아주 운이 좋은 경우이긴 하나, 이렇게 아무 치료 없이 완전히 호전되는 환자들도 가끔 만난다. 그럼에도 불구하고 장기 추적 연구에 의하면 심인성 경색은 모든 뇌경색 중에서 가장 예후가 안 좋다고 잘 알려져 있다. 이번 뇌경색은 심장이 가해자이고 뇌는 피해자인 상황이라 앞의 두 뇌경색과는 상황이 판이하게 다르다. 그럼 뇌경색의 마지막 주자인 심인성 경색에 대해 자세히 알아보도록 하자. 의학적으로는 다양한 이야기가 많은 뇌졸중이지만 고통받는 많은 환자분들을 생각해 차분하게 알려드리도록 하겠다.

가해자는 심장, 뇌는 그저 범죄현장

심인성 색전心因性 塞栓 뇌경색은 심장 이상으로 인해 심장에서 생긴 피떡, 즉 혈전이 뇌로 흘러 들어가 뇌혈관을 막아 생기는 뇌경색을 통칭해 부르는 용어다. 여기서 혈전을 만드는 주인공은 심장이지, 뇌혈관이 아니다. 뇌는 멀쩡한 상태에서 아닌 밤중에 홍두깨처럼 심장으로부터 전달된 혈전에 의해 혈관이 막혀 뇌경색을 일으킨다. 가해자, 즉 범인은 심장이고 피해자는 뇌인 사건의 크라임 신^{crime scene}(범죄 현장)이라고 볼 수 있다.

심인성 경색 환자들이 외래를 다니면서 많이 하는 질문은 "언제 다시 MRI로 뇌를 보느냐?"이다. 그런데 생각해보자. 심장이 문제 유발자이고 뇌는 억울한 피해자인데 사건 이후 피해자 동향을 계속 살피자고 보채는 것과 같다. 범인을 잡아야지 피해자를 잡으면 아무것도 할 수 없다. 심인성 경색 환자라면 퇴원 이후에 뇌 MRI를 볼 것이 아니라 원인인 심장 질환의 진행 여부를 보는 것이 더 적절한 판단이다. 그에 비해 죽상경화증 및 소혈관 폐색에 의한 뇌경색은 뇌혈관에 문제가 발생해 생긴 질환이므로 뇌혈관 문제의 진행 여부를 감시해야 한다. 심인성 경색과는 모니터링 면에서 큰 차이가 있다. 우리나라 임상 현실에서 이를 구별하지 않고 MRI를 남용하는 경향이 빚은 촌극이다. 질환의 원인에 따라 필요한 검사가 달라진다는 사실을 명심해야 한다.

심장은 도대체 왜?

그런데 심장은 도대체 왜 혈전을 만들어 뇌로 보내는 것일까? 이를 이해하려면 심장의 구조와 기능을 다시 살펴볼 필요가 있다. 1장에서 설명한 심장의 순환 과정을 떠올려보자. 심장은 좌심실을 규칙적으로 쥐어짜 온몸으로 동맥혈을 운송한다. 좌심실로 들어오는 혈액은 바로 위 좌심방에서 들어온다. 좌심방은 좌심실에서 짜낼 혈액을 준비하는 역할을 하고 둘 사이에는 승모판이 있어 구별된다. 규칙적인 박동은 동방결절에서 시작하는 전기 신호로 심장의 벽을 타고 전달된다.

혈전이 무엇인지에 대해서는 다음 주제에서 자세히 알아보겠지만 심장에서 생기는 혈전의 특징 두 가지를 기억하면 좋다. 첫째, 심장 혈전은 혈액의 정체에 의해서 발생한다. 우리 몸의 혈액은 흐르지 않고 정체하면 굳기 시작한다. 물론 혈액 안에 항응고 단백질이 있어서 어느 정도 응고를 막을 수는 있지만 너무 긴 시간 정체될 경우엔 거의 필연적으로 혈전이 생긴다. 이는 침대에서 움직이지 못하는 환자에게서 심부 정맥 혈전증 deep vein thrombosis이 발생하는 원리와 동일하다.

둘째, 심장 혈전은 그 구조가 약해서 부서지기 쉽다. 원래 정상적인 상태에서 혈전은 혈소판이 활성화되면서 생긴다. 하지만 심장 혈전에는 혈소판이 관여하지 않는다. 혈액 정체라는 비정상적인 자극에 의해 발생한 덕분에 혈소판은 없고 적혈구가 혈전 부피의 대부분을 차지한다. 적혈구가 원래 기능이 아닌 혈전을 만드는 데 관여할 리는 없다. 하지만 혈액에서 가장 큰 비중을 차지하는 세포인 만큼 수동적으로 머물면서 덩어리를 형성하게 됐다고 보는 것이 타당하다. 적혈구끼리 단단히 결합된 상태는 아니고, 피브린 fibrin이라는 혈액응고 단백질이 아교처럼 작용해 묶는 형태로 만들어진다. 다시 말해 임시방편으로 대충 만든 형태의 혈전이다. 이런 과정에 의해 만들어진 심장 혈전은 혈소판이 없다는 구조적 결함으로 인해 부서지기 쉽다는 특징이 있다.

심장에서 혈전이 생기는 가장 흔한 질환은 심방세동과 과거의 심근경색이다. 먼저 심방세동은 동방결절에서 시작된 심장의 박동이 좌심실까지 제대로 전달되지 못하는 부정맥의 일종이다. 좌심실로 박동 신호가 오지 않으니, 좌심실은 기다리다가 아무 때나 뛰기 시작한다. 좌심방은 제대로 작동하지 않는 신호 전달을 위해 계속 노력하다가 결국 심방을

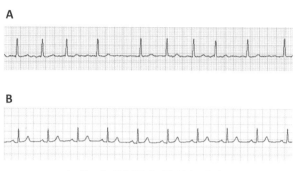

A

B

[그림 15] 심방세동과 정상 심전도의 비교

빠른 속도로 '파르르' 떨리게 만드는 세동^{fibrillation} 신호를 만든다(그림 15). 심방과 심실 가운데 위치한 승모판은 어느 장단에 맞춰 열려야 하는지 갈피를 못 잡다가 불규칙적으로 개폐되는 상태가 된다. 결국 좌심방의 혈액이 좌심실로 내려가는 규칙성이 깨지면서 심방 내 와류^{turbulence}가 발생해 혈액이 정체된다. 좌심방에는 좌심방귀^{left atrial appendage}라는 공간이 있다. 평소에는 혈액의 저장고 같은 역할을 하지만 심방세동이

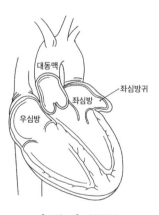

[그림 16] 좌심방귀

발생하면 혈액이 정체되며 혈전이 머무르는 병적 공간으로 변신한다(그림 16). 결국 여기에 있던 혈전이 어느 순간 갑자기 떨어져 나가면서 좌심실을 거쳐 온몸으로 퍼져 나가는데 이 현상을 색전^{塞栓; embolism}이라고 한다.

두 번째로 과거에 심근경색을 겪은 심장의 경우를 살펴보자. 심근경색은 관상동맥^{coronary cartery}의 죽상경화증으로 인해 발생

하는 국소적인 심장의 경색증이다. 관상동맥은 심장의 생존을 위해 혈액을 제공하는 혈관이다. 원리는 앞에서 설명한 죽상경화증 뇌경색과 대동소이하다. 과거에 심근경색을 겪은 경험이 있는 좌심실은 군데군데 죽은 조직이 있어 정상적인 수축 작용을 하지 못할 수 있다. 이를 국소 심근벽 운동이상regional wall motion abnormality이라고 한다. 이런 경우 좌심실 내에서도 혈액이 와류해 정체되는 상황이 벌어지면서 혈액이 적절히 분출되지 않아 혈전을 만들어낼 수 있다. 이렇게 형성된 혈전은 좌심실이 수축하는 어느 순간에 갑자기 색전으로 바뀌어 뇌경색을 유발하게 된다.

그런데 굳이 왜 뇌에서 색전으로 바뀔까? 사실 혈전이 일부러 뇌로 찾아가는 것은 아니다. 원래 심장 혈액의 30퍼센트 이상이 뇌로 가기 때문에 뇌에서 색전될 가능성이 높은 것뿐이다. 또 한 가지, 신장, 간 등에서 발생한 작은 경색에는 별다른 증상을 느끼지 못하는 경우가 많지만 뇌에서는 작은 경색도 쉽게 신경 증상을 유발하기 때문에 임상적으로 발견될 가능성이 더 높다.

간 보지 않는 증상

심인성 경색은 그 증상이 다른 유형에 비해 확실한 편이다. 발생 과정을 생각해보면 당연하다고 여길 수도 있다. 심장에서 유래된 혈전은 머리에 도달할 때 서서히 도달하지 않는다. 엄청난 혈압으로 인해 심장에서 유리되자마자 뇌혈관에 '콱' 박힌다. 그럼 환자는 아무런 증상이 없다가 느닷없이 반신불수 등 가장 강력한 증상을 호소한다maximal onset. 처음 발생할 때 증상이 너무 갑자기, 그리고 강력하게 오는 덕분에 두통을 호소하는 환자도 적지 않다. 원래 두통은 뇌졸중의 증상으로는 잘 발생하지 않고 뇌출혈의 중요한 증상으로 알려져 있지만 심인성 경색은 이런 면에서 약간 예외적이다. 이와는 대조적으로 죽상경화증 뇌경색은 죽상경화증 부위에서 혈소판이 활성화되면서 혈전이 비교적 서서히 발생하고 혈관이 막히는 과정을 거치므로 증상이 서서히 또는 단계적으로 악화되는 경우가 많다. 소혈관 폐색 뇌경색은 소혈관 하나의 문제이므로 심인성 경색에 비해 증상이 가벼운 편이며, 두통이 발생하는 경우는 거의 없다.

이번 주제의 모두에서 인용한 사례처럼 환자가 갑자기 좋아지는 경우도 있다. 이미 언급한 대로 심장 혈전이 견고하지 못하기 때문이다. 혈전이 뇌혈관에 박히면 이후 매우 강한 혈압으로 혈전에 압박을 가하게 된다. 혈전에 물리적 압력이 덜 가해지면 그대로 유지될 수도 있다. 반대로 혈전의 위치에서 이후 강한 혈압의 혈류를 맞닥뜨리는 경우에는 혈전이 유지되지 못하고 깨질 수도 있다. 혈전이 부서지면 뒤로 밀리거나, 아니면 아예 잘게 부서져서 없어지기도 하는데, 이럴 경우에 환자의 증상이 호전되거나 악화되기도 한다. 혈류가 재개통 再開通; recanalization, reperfusion 되니 당연히 호전될 것으로 기대할 수 있다. 하지만 뇌혈관이 막힌 기간이 길어서 이미 뇌조직에 상당한 경색이 생긴 것이라면 이미 뇌조직이 광범위하게 죽은 상태일 수 있다. 심한 경우 혈관이 혈류로 인해 파열될 수도 있다. 이를 출혈성 변이 hemorrhagic transformation 라고 한다. 심인성 경색 후 환자의 예후가 악화될 수도 있는 중요 사건 중 하나다.[18]

종합해보면 심인성 경색에서 환자의 증상은 애매하지 않다. 처음에 갑자기 상당히 안 좋은 증상으로 시작하며, 그대로 지속되다가 갑자기 좋아지거나 일부의 경우 악화될 수도 있다. 치료 부분에서 언급하겠지만 동맥 내 혈전제거술로 혈전을 제거할 때 상당히 치료가 잘 되는 편이어서 의사가 환자를 치료할 때 많은 보람을 느끼는 뇌졸중 유형이기도 하다.

아예 안 걸리고 싶어요

심인성 경색의 원인 중 한 가지인 심근경색은 관상동맥의 죽상경화증이 원인이다. 고혈압, 당뇨, 고지혈증, 비만, 흡연 등의 위험 요인을 조심하거나 평상시에 잘 치료하면 된다. 하지만 심방세동은 예방이 확실하다고 보기 힘들다. 노인에게서 발생하는 매우 흔한 부정맥의 유형 중 하나이기 때문이다. 즉 수명이 길어지면서 심방세동은 심근의 노화와 함께 자연적으로 발생할 가능성이 증가할 수밖에 없다.[19] 대표적으로 음주가 심방세동의 발생을 증가시킨다고 하니 절주가 어느 정도 효과는 있을 것이다. 그렇다고 완전한 발생 예방을 기대할 정도는 아니다. 무엇보다 심방세동을 가진 환자가 자각 증상을 느끼는 경우가 거의 없기 때문에 조기 진단이 힘들다. 협심증처럼 가슴에 통증이 있는 것도 아니고 실신으로 발현하는 경우도 흔하지 않다. 상당히 진행될 때까지 모르는 경우가 대부분이다. 결국 매년 정기적으로 심전도 검사를 받아야 한다. 특히 50세를 넘으면서 심방세동 발생률이 급격하게 상승하므로(그림 17), 50세 이후엔 적어도 매년 심전도 검사를 하는 것을 추천한다.

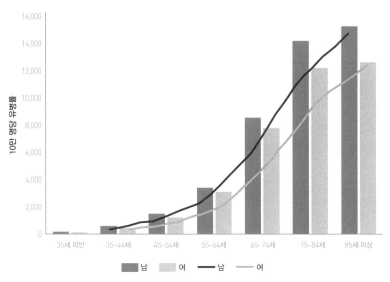

[그림 17] 나이에 따라 증가되는 심방세동 환자의 비율

뇌졸중 그 후

심인성 경색은 안정기 이후에는 유사한 강도의 다른 뇌경색과 비슷한 호전 추세를 보인다. 즉 뇌경색의 종류가 장애를 결정하지 않는다는 의미다. 어떤 원인이든 뇌조직의 손상 정도가 환자의 후유증에 가장 중요한 요인이라는 뜻이다. 물론 해당 환자에게서 더 이상 뇌졸중이 재발하지 않는다면 그 추세는 그대로 유지되겠지만 안타깝게도 심인성 경색의 예후는 가장 불량하다.

대규모 환자들을 장기간 추적한 연구를 보면 심인성 경색 환자의 생존율이 가장 낮다는 것을 알 수 있다.[20] 이는 뇌졸중의 원인이 가장 험악하기 때문이다. 심방세동은 이후 심부전이나 심장마비의 원인이 되며 심근경색으로 인한 사망률 또한 높다. 즉 심인성 경색이 발생한 환자는 뇌경색 이후 증상이 호전돼도 문제가 해결된 것이 아니다. 심장 문제는 조금도 해결되지 않은 상태에서 퇴원한 것이므로 장기적으로 심장 문제에 어떻게 대처할지 확실하게 대책을 세워야만 한다.

세 가지 뇌경색 발생 이해: 고속도로 비유

이제 세 가지 뇌경색에 대한 설명을 마무리하려고 한다. 지금까지 설명한 뇌경색에 대한 내용은 어떤 일반 교양 서적에서도 다루지 않을 정도로 상당히 깊은 수준이다. 이를 모두 이해할 수 있다면 어려운 의학적 개념에 대한 이해력이 상당한 분이라고 생각한다. 의과대 학생이나 전공의라면 의학서적에서는 이 정도로 쉽게 원리를 설명하지 않기 때문에 개념을 이해하는 데 꽤 도움이 되지 않았을까 예상한다.

마지막으로 내가 의과대 학생들에게 뇌경색의 세 가지 유형을 강의할 때 이해하기 쉽다고 좋은 반응을 얻은 비유를 소개하려고 한다. 뇌경색을 고속도로 체증 및 교통사고에 비유한 것이다. 우리가 차를 타고 경부고속도로에 올라 부산을 향해 달리고 있다고 생각해보자. 이때 차량 통행을 혈류로 이해하면 된다(그림 18).

죽상경화증 뇌경색: 오산 부근을 지날 즈음 갑자기 정체가 시작되더니 차가 완전히 멈췄다(혈류 차단으로 뇌경색 발생). 알고 보니 포장 공사 때문에 고속도로 2개 차선을 막고 있었는데(죽상경화증), 과속하던 차량 한 대가 공사 안내판을 피하지 못하고 충돌하는 바람에(죽상경화증의 파열) 이후 차량의 정체(혈

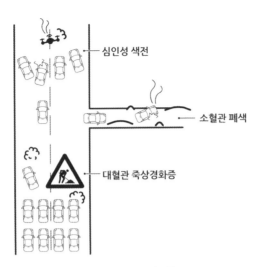

심인성 색전

소혈관 폐색

대혈관 죽상경화증

[그림 18] 뇌졸중 발생 기전의 비유

전 발생)가 발생한 것이다.

심인성 경색: 시속 110킬로미터로 완전히 씽씽 달리는 고속도로다. 상쾌하기 이를 데 없다. 하늘에서 드론 하나가 날고 있다. 누군가 고속도로 풍경을 멋지게 찍고 싶었나 보다. 그런데 드론이 좀 이상하다. 너무 낮게 난다 싶더니 먼저 가던 트럭과 부딪쳤다(심인성 색전). 그런데 그 트럭이 급정거를 하면서 기우뚱하는 바람에 옆 차선의 차량과 충돌했다. 이후 전체 차선이 연쇄 추돌을 일으키며 고속도로가 완전히 주차장이 됐다.

소혈관 폐색 뇌경색: 경부고속도로는 소통이 아주 원활하다. A시로 가려고 했던 나는 톨게이트를 지나 한적한 지방 도로를 달리고 있었다. 그런데 편도 1차선 도로의 포장 상태가 영 이상하다. 군데군데 파인 게 왠지 불안하다(소동맥경화증). 그러더니 펑 소리와 함께 내 차가 멈췄다(뇌혈류 차단). 이런 여기서 바퀴가 펑크가 나다니.

뇌경색의 개념을 이해하는 데는 쉬운 편이지만 조금 과격한 내용이 들어간 점에 대해서는 사과를 드린다. 하지만 이해를 돕기 위한 비유이니 양해를 바란다. 하나씩 살펴보면 고속도로는 뇌의 대혈관, 톨게이트 이후 지방 도로는 소혈관으로 보면 된다. 고속도로의 공사는 대혈관 죽상경화증이고, 드론은 심장 색전, 국도에서 만난 도로 이상은 지질유리질증에 의한 소동맥경화증을 의미한다. 아마도 뇌졸중의 발생 양상을 이해하는 데 꽤 도움이 될 것이라 생각한다.

미니 뇌졸중? 그냥 전구증상 합시다

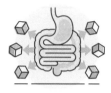

뇌졸중의 전구증상前驅症狀은 일반인이 관심을 정말 많이 갖는 주제다. 그럼에도 불구하고 이것만큼 잘못 알려진 증상도 없는 것 같다. 언론에서는 심심찮게 뇌졸중 기사를 내는데, 잘못된 헤드라인 등으로 일반인에게 혼동과 공포를 이끌어내는 역할을 한다고 본다.

'더위 먹어서 두통? 미니 뇌졸중일 수 있다'[21]
'두통, 내 몸이 주는 경고 미니 뇌졸중 증상과 치료법은?'[22]
'두통, 어지럼증… 무심코 넘기는 뇌질환 증상'[23]

지금 소개한 기사 헤드라인의 내용이 완전히 틀렸다고 할 수 없다. 하지만 일반인에게 오해를 불러일으키기 딱 좋은 잘못된 헤드라인 구성의 예들이다. 해당 기사를 쓴 기자분들에게는 미리 심심한 사과의 뜻을 전한다. 그럼 나는 기사의 헤드라인에서 무엇이 문제라고 생각한 것일까?

사실 뇌졸중의 전구증상으로 두통이 오는 경우는 흔하지 않다. 아예 없는 것은 아니지만 전구증상으로서의 두통은 일반적인 두통과는 다른 특이한 점이 있다. 뇌졸중의 90퍼센트를 차지하는 뇌경색과 뇌실질 출혈에서 전구증상으로 두통이 오는 경우는 거의 없다. 전체의 10퍼센트 정도를 차지하는 지주막하 출혈에서만 15~50퍼센트의 빈도로 두통 sentinel headache이 보고된다.[24] 즉 두통은 일부 지주막하 출혈에서만 유의한 증상이며, 증상도 독특해서 구별하기 쉬운 편이다. 이를 지나치게 일반화할 때 오히려 문제가 생긴다.

알다시피 일반 성인에게 두통은 너무 흔해서 두통을 겪지 않은 사람이 없는 정도다. 하물며 뇌졸중은 누구나 피하고 싶은 질환인데 미디어에서 두통이 주요 전구증상이라고 소개하면 평소 개의치 않던 가벼운 두통에도 '혹시?' 하는 마음이 들 수밖에 없다. 심지어 해당 기사가 게재된 날에는 평소와 별다를 바 없는 두통에도 갑자기 외래를 찾는 일반 환자가 폭주한다. 그런 환자 중에 실제로 뇌졸중 전구증상이라고 진단한 사례는 내 평생에 딱 한 명 있었다. 그분은 정말 지주막하 출혈 전구두통을 겪고 있던 분이다. 특별한 경우를 제외하면 두통은 뇌졸중 전구증상으로 절대 흔한 증상이 아니다. 앞으로는 위와 같은 신문의 헤드라인으로 오해하지 않았으면 한다. 여기서는 뇌졸중 전구증상이 무엇인지 좀 더 과학적으로 이해하고 평소 슬기롭게 대처하는 방법을 고민해보기로 하자.

미니 뇌졸중, 누가 이런 말도 안 되는 용어를?

미니 뇌졸중. 참으로 요상한 단어다. 말 그대로 해석하면 뇌졸중이 작은 크기로 왔다는 뜻 아닌가? 그럼 뇌졸중의 증상이나 병변이 작다는 뜻인가? 아니다. 전구증상은 말 그대로 전구증상만 있을 뿐 대부분 뇌에서 병변도 발생하지 않고, 증상도 진짜 뇌졸중이 오기 전에 완전히 소실돼야만 한다. 그런데 미니 뇌졸중은 누가 보더라도 작은 뇌졸중이 왔다는 뜻으로 해석된다.

학술적으로 일과성 허혈성 발작이라고 부르는 뇌졸중 전구증상은 사실 뇌졸중의 분류에는 들어가지 않는다. 기본적으로 수 분 내지는 수 시간 내에 신경 증상이 완전히 회복된 상태이므로 뇌에 손상을 전혀 주지 않았다고 판단한다. 그래서 전구증상과 뇌졸중을 같이 포함할 때는 항상 뇌졸중과 TIA stroke and TIA 라고 표기해 뇌졸중이 아니라는 점을 구분한다. 이렇게 공식적으로도 구분하려고 하는데 미니 뇌졸중이라고 표현하면 누가 봐도 뇌졸중에 포함되는 것이라고 오해할 만하지 않은가?

과연 누가 전 세계에 출처도 없는 이런 단어를 지은 것일까? 분야와 영역을 막론하고 잘못된 용어를 만드는 출처는 대부분 일본인지라, 야후재팬을 뒤져봤다. 그런데 일본에서도 미니 뇌졸중이라는 용어는 전혀 사용하지 않고 있었다. 참고로 병원이나 학회에서는 이 단어를 대국민 홍보용으로도 사용한 적이 없다. 여러 검색 엔진으로 관련 기사를 찾아보던 중 2006년 5월의 한 기사에서 "…일과성 허혈 발작, 즉 '미니 뇌졸중'의 예방법으로 아스피린 복용을 권장…"이라는 문장을 찾았다. 그 기사에서 미니 뇌졸중이라는 용어가 처음 등장한다.[25] 해당 기자도 본인이 명명한 것은 아닌 듯했다. 자신이 해당 용어를 만들었다고 밝히지 않는 한 명명자는 찾기 힘들다.

아마도 추측하건대, 미니 뇌졸중이라는 이름은 대표성을 띠지 않은 한 의사와 기자의 합작품이 아닐까 싶다. 별생각 없이 전구증상을 설명하던 중에 원칙적인 용어(일과성 허혈성 발작)가 너무 긴 나머지 설명하는 데 불편함을 느껴 대충 미니 뇌졸중이라는 말로 전달했고, 기자는 그것을 그대로 사용하기 시작한 것이 아닐까? 그리고 그렇게 구전돼 기자들 사이에서 퍼진 것은 아닌지 의심된다.

물론 나의 단순한 추측이다. 한 가지 확실한 것은 공식적으로 어떤 의사도, 어떤 학술단체도, 해외의 어떤 국가도 이런 용어를 사용하지 않는다는 점이다. 누군가가 임의로 지은 이름이라고 해도 의미가 타당하면 잘 쓰면 될 것이다. 하지만 의미가 완전히 호도될 용어라면 언론에서도 사용을 자제하면 좋을 듯하다.

전구증상은 누가, 왜 알아야?

뇌졸중 외래 클리닉에서 환자들을 만나면 내 외래가 뇌졸중 환자 외래인지 뇌졸중을 걱정하는 사람들의 모임인지 헷갈릴 때가 많다. 게다가 그런 분들은 자기주장도 강하고 목소리도 큰 데다 말수도 많은 편이다. 보통 진료를 마치고 나면 나도 완전히 탈진할 정도로 지칠 때가 많다. 우리나라에서는 환자당 3분 진료로 적어도 3시간 동안 60~70명을 봐야 한다. 물론 3분 진료가 그런 분들의 탓은 아니다. 이건 우리나라 의료 시스템의 문제로 발생한 상황이니 어쩔 수 없다.

대체로 뇌졸중을 걱정하는 사람들의 공통적 특징을 몇 가지 서술해보면 다음과 같다.

⑴ 매우 많은 증상을 호소함: 두통은 그중 하나일 뿐

⑵ 오랫동안 앓아온 두통일수록 뇌졸중과 연관 있다고 생각함

⑶ 매우 심한 두통이라고 호소하나 일상생활에는 큰 지장이 없음

⑷ 대개는 근육긴장형 두통tension-type headache이며 일반인에 비해서도 심한 수준은 아님

⑸ 본인은 뇌졸중 증상이라고 확신함

⑹ 외부 병원 MRI에서 가벼운 백질 변성을 뇌졸중이라고 진단받은 후 확신이 강화됨

⑺ 중년 이상의 여성 환자가 많음

⑻ 자식들이나 며느리를 대동하고 오는 경우가 종종 있음: 뇌졸중이 아니라고 할 때 보호자들은 쉽게 수긍하는 반응임

⑼ 뇌졸중이 아니라고 설명하면 좋아하지 않음: 당황하면서 오히려 저항하는 반응을 보임

⑽ 뇌졸중이라고 인정한 병원으로 돌아가거나 다른 종합병원에서 다시 진료를 받음(healer shopping)

사실 이런 분들은 애초에 뇌졸중 전문 클리닉에 올 필요가 없다. 건강검진센터나 두통을 담당하는 신경과 의사에게 가면 된다. 그럼에도 부득부득 환자의 의지로 뇌졸중 전문의를 방문하는 경우가 많다. 이분들의 목적은 두통 치료가 아니기 때문이다. 주로 뇌졸중이 있을까 봐 혹은 없을까 봐 걱정하는 분들이다. 물론 일부는 진단상으로 뇌졸중이 아니니 MRI 검사가 불필요하다는 설명을 듣고는 돌아선다. 하지만 상당수 환자가 미심쩍은 눈길로 외래를 나가는 것을 보면 아마도 다른 병원을 다시 찾아갈

것이라 짐작된다. 물론 이분들이 일부러 그러는 것이 아님을 잘 안다. 실제로 괴로워서 그런 것이긴 하다.

그럼 애초에 1차 병원에서 진료를 잘 받으면 되는 질환으로 굳이 종합병원까지 찾아오는 이유는 무엇일까? 우선 종합병원 선호 사상이 심하고, 3차 병원을 가는 데 필요한 진료의뢰서를 받는 일이 그리 어렵지 않으며, 1차 병원 중에 뇌졸중을 전공한 신경과 의사가 근무하는 곳이 거의 없기 때문이다. 우리나라처럼 환자들이 마음만 먹으면 종합병원에 갈 수 있는 나라는 선진국 중에 거의 없다. 미국이나 유럽에서는 가정주치의 혹은 1차 진료의의 소견과 권유를 따라야만 한다. 하지만 우리나라는 의료보험제도 자체가 그런 명령을 내릴 수가 없는 구조인 데다 의사가 환자의 요구를 무시할 수 없는 사회 분위기 등이 겹쳐서 갈수록 종합병원으로만 환자가 몰리는 기형적인 의료 체계를 만들고 있다.

이야기가 잠시 샛길로 샜으니 다시 본론으로 돌아오자. 그럼 전구증상은 어떤 증상을 말하는 것이며 원인은 무엇인지 살펴보자. 전구증상은 특별한 것이 아니다. 혈관이 막혀서 뇌졸중이 생기려다가 갑자기 혈관이 열리면서 증상이 소실되는 상태를 말한다. 그러면 환자에게 나타나는 뇌졸중의 기본 증상과는 차이가 있을까? 당연히 같다. 순식간에 좋아졌다는 차이만 있을 뿐이다. 증상은 대개 편측 마비, 편측 감각 이상, 실어증, 구음장애構音障礙, 복시, 어지럼증, 실조증失調症 등 전형적인 뇌졸중의 증상과 동일하다. 당연히 두통만으로 진단받는 환자는 거의 없다. 더 중요한 증상에 수반되는 증상으로 두통이 오는 경우가 가끔 있을 뿐이다.

일시적 의식 소실을 뇌졸중 전구증상으로 오인할 때도 참 많다. 뇌졸중 전구증상 중에 의식 소실이 전혀 없는 것은 아니지만 그 역시 매우 드물어서 그런 환자를 만난 기억이 거의 없는 수준이다. 그런 만큼 뇌졸중에서도 갑작스러운 의식 소실을 주증상으로 내원하는 환자는 매우 드문 편이다. 의식 소실이 전구증상으로도 드문 것은 당연한 이치다. 대부분 실신·뇌전증腦電症·심리적 요인에 의한 정신증상 등이 나타난다.

그럼 전구증상은 왜 발생할까? 한마디로 운이 좋아서다. 뇌혈관이 막혔는데 천운으로 금세 열린 것이다. 대혈관 죽상경화증·소혈관 폐색·심인성 색전에서 모두 전구증상이 발생할 수 있으나, 죽상경화증이 가장 흔한 편이다. 혈관 폐색이 원인인 경우는 드물다. 혈전이 혈관을 막아서 신경 증상을 일으켰지만 이후 강한 혈압의 혈류가 혈전을 부수거나 뒤로 밀어내는 바람에 증상이 회복되면서 증상이 소실되는 것이 발생 기전이다. WHO에서는 24시간 이내 회복이라고 정의하고 있지만 대개는 회복하는 데 1시간을 넘지 않는다. 증상이 완전히 회복됐어도 20~30퍼센트는 MRI에서 뇌경색 병변이 확인되기도 한다. 증상 소실 후 뇌경색이 확인되는 환자들은 일과성 허혈성 발작인지 뇌졸중인지 혼동되는 경우가 많다. 이는 학술적 영역에서도 아직은 혼란스러운 주제이므로 여기에서는 논외로 하겠다.

심인성 색전에서는 혈전이 뇌의 사방으로 날아갈 수 있으니 '이론적'으로는 전구증상과 나중에 오는 뇌졸중 증상이 다를 확률이 높을 것 같다. 굳이 이론적이라고 한 것은 실제로 증상이 동일하게 오는 경우도 드물지 않기 때문이다. 이는 아마도 층류laminar flow 와 관련된 것으로 생각되나 이 역시도 너무 학술적이라 여기에서는 넘어가자.

대혈관 죽상경화증 병변이 심한 부위에서는 혈전이 발생하면서 혈관을 막아 증상이 생길 수 있다. 하지만 앞서 소개한 원리로 혈관이 재개통되면 전구증상으로 끝난다. 혈전은 사라졌다고 해도 원인이 되는 죽상경화증은 어떻게 될까? 이 병변은 그 자리에 그대로 존재한다. 아니 오히려 더 위험해졌을 수도 있다. 만약 항혈전제를 쓰지 않는다면 앞서 기술한 경우와 같이 더 심한 혈전이 즉각적으로 재발할 가능성이 높다. 그나마 운이 좋아 증상이 생겼다가 없어졌어도 이후 처치를 하지 않아 몇 시간 뒤 완전히 심각한 반신불수가 될 수도 있다. 이처럼 죽상경화증 전구증상은 같은 증상이 반복해서 발생하거나 이후 뇌졸중이 발생해도 동일한 패턴의 증상이 발생하는 경우가 많다(stereotyped symptoms).[26]

자, 그럼 뇌졸중 전구증상에 대해 중요한 점만 정리해보자.

(1) 뇌졸중 전구증상은 뇌졸중 증상과 다른 증상이 아니다. 뇌졸중의 증상이 발현됐다가 24시간 이내에(대개 1시간) 완전히 회복되는 경우를 말한다.

(2) 두통은, 특히 만성 두통은 뇌졸중 전구증상이 아닌 경우가 대부분이다.

(3) 뇌졸중 전구증상은 고혈압, 당뇨, 고지혈증, 흡연, 술, 담배, 비만, 운동부족 등 혈관 위험 요인을 가진 40세 이상 성인에서(호발好發 연령은 65세 이상) 주의할 증상이다.

(4) 뇌졸중 전구증상이 발생한 경우 몸이 정상이라 하더라도 '당장' 119를 불러 뇌졸중 응급센터에 가야 한다. 수 시간 내에 장애가 심하게 발생하는 뇌졸중이 재발할 가능성이 매우 높기 때문이다.

혈전이란? 아주 쉽게 이해해보기

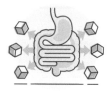

이번 주제는 혈전이다. 뇌경색은 죽상경화증, 심인성 색전 등 원인 질환이 무엇이든 최종적으로 뇌혈관을 막는 주인공이 혈전인 경우가 대부분이다. 여기서는 과연 혈전이 무엇이고 왜 만들어지는지 어떻게 막는지 등을 얘기할까 한다.

사실 이 내용을 책에 넣을지 말지 고민을 많이 했다. 일반적인 뇌졸중 교육이나 강좌에서는 거의 다루지 않을 정도로 꽤 학술적인 내용이기 때문이다. 혈전같이 흔한 물질이 뭐가 어렵냐고 의아해할 수도 있겠지만 의과대 학생 수업에서도 매우 쉽게 알려줘야 학생들이 겨우 개념을 이해할 정도다. 하지만 이를 잘 이해하게 되면 뇌졸중뿐만 아니라 심근경색, 하지정맥류 등의 질병에서 병태 생리와 약물 선택 기준 등을 쉽게 이해할 수 있다. 어려운 내용을 쉽게 이해하기 위한 부분이니 가급적 짧고 굵게 설명하도록 하겠다.

존재의 이유

혈전은 혈액이 응고돼 고체화된 상태를 말한다. 소나 돼지의 피를 굳혀 음식으로 먹는 선지와 비슷한 물질이다. 혈액은 다양한 상황에서 혈전을 만들기 위해 체계화된 시스템을 가지고 있다. 그럼 혈액은 왜 혈전을 만드는 것일까? 답은 하나다. 출혈에 대한 몸의 대책이다. 우리 피부는 다른 육상동물과 비교할 때 그렇게 질긴 편은 아니어서 여러 외상에 쉽게 파열될 수 있다. 피부 혈관 파열에 따른 출혈은 혈액 유실에 의한 저혈량성 쇼크hypovolemic shock와 병균의 침입으로 인한 감염을 일으킨다. 이에 따라 몸에서는 출혈 부위에 혈전을 만들어서 지혈을 하고 외부에 대해 물리적 방어막을 구축한다. 이게 원래 혈전의 존재 이유다. 그런데 뇌졸중이 발생하는 경우 왜 외상도 없는 상황에서 불필요한 혈전을 '굳이' 만들어서 혈관을 막는 것일까?

정상적 혈전의 생성

우리 몸에서 출혈이 생겼을 때 발생하는 혈전의 핵심 성분은 혈소판이다. 혈액은 적혈구, 백혈구, 혈소판이라는 세포 성분과 단백질, 전해질 등을 포함하는 물 성분의 혈장으로 구별된다. 이 중 혈소판은 출혈 때 혈전을 발생시켜 더 이상의 출혈을 막는 것이 거의 유일한 목표인 세포들이다. 혈전 발생 기작을 자세히 설명하면 매우 어려우니 일반인 수준에서 아주 간단히 설명하도록 하겠다.

혈소판은 절대 혈관 안에서는 응고를 일으키지 않는다. 하지만 출혈이 발생해 모세혈관 밖으로 혈소판이 유출되면 혈관 안에서 절대 만날 일이

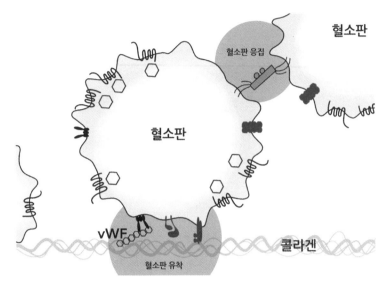

[그림 19] 혈소판의 활성화 기전

없는 물질을 만난다. 바로 콜라겐^{collagen} 및 vWF^{von Willebrand factor}다. 혈
소판은 이들 물질을 만나면 출혈이라고 감지해 해당 부위에 유착^{platelet}
^{adhesion}한 후 여러 혈소판들이 모여 응집^{platelet aggregation}하기 시작한다
(그림 19). 혈소판들이 응집돼 1차 혈전^{primary plug}이 만들어지면 출혈이 줄
어들기 시작한다.

출혈이 발생한 모세혈관은 혈류 속도가 매우 느려지거나 멈추기 시작
한다. 혈류가 느려지면 혈장 성분 중에서 혈액 응고를 도와주는 단백질(혈
액응고인자^{clotting factor})이 활성화되기 시작한다. 이 시스템은 피브린이라는
단백질을 만들어서 응집된 혈소판을 마치 아교풀처럼 단단히 묶는 것이
최종 목표다. 이렇게 혈소판이 응집돼 만든 1차 혈전에 피브린이 더해져
단단히 굳으면 2차 혈전^{secondary plug}이 최종적으로 완성된다. 이렇게 만

들어진 혈전은 출혈 부위를 완전히 막을 만큼 충분한 크기로 커지면서 더 이상의 출혈을 차단하는 역할을 한다.

간단하게 정리해보자. 출혈이 생기면 콜라겐 및 vWF를 만난 혈소판이 활성화되면서 응집된 1차 혈전을 만든다. 그리고 느려진 혈류에서 혈액 응고 단백질이 활성화되면서 피브린이 만들어지고 1차 혈전을 단단히 묶어 최종 형태의 혈전을 완성한다. 즉 혈전의 네 가지 핵심 요소는 자극 물질인 콜라겐·vWF, 혈류 속도 저하, 작용 물질인 혈소판 및 혈액응고 단백질이다.

뇌경색 혈전의 생성

뇌경색을 일으키는 혈전도 사실 정상적인 상태의 혈전 발생과 거의 동일하다. 하지만 출혈도 없는데 왜 혈전을 만드는 것일까? 그 비밀은 혈전생성 자극물질이 어떻게 발생되느냐에 달려 있다.

대혈관 죽상경화증을 가진 환자에게서 해당 병변이 아주 예쁘게 내피세포로 덮여 있다면 혈소판이 활성화될 이유는 없다. 그런데 앞서 설명했지만 해당 병변에 문제가 생겨 파열되거나plaque rupture 표면이 깎이거나plaque erosion 석회화된 종괴가 생기면calcific nodule 죽상경화증 내에 존재하던 콜라겐·vWF가 혈액에 노출된다. 혈소판은 그곳을 지나다가 콜라겐·vWF를 감지하고 '출혈이 발생했다고 착각'한다. 혈소판의 출혈 감지 센서는 정밀한 눈이 달린 것도 아니어서 단지 콜라겐·vWF만 만나면 출혈이라고 인식하는 덕분에 벌어진 착각의 비극 드라마다.

이유가 무엇이든 죽상경화반에서 노출된 많은 자극물질을 완전히 덮어

버리겠다는 의지로 상당한 양의 혈소판들이 응집되기 시작한다. 모세혈관이 아닌 대혈관 동맥임에도 1차 혈전에 의해 혈류가 느려지기 시작하고 느려진 혈류 속도에 의해 혈액응고 단백질이 활성화된다. 결국 출혈이 전혀 없었음에도 사이즈가 큰 뇌동맥이 혈전에 의해 완전히 막히면서 혈류가 정지하는 상황이 벌어진다. 의외로 이 과정은 오래 걸리지 않는다. 처음 혈소판이 활성화된 후 30분에서 1시간 정도면 완료된다. 또한 뇌가 뇌경색을 막기 위해 주변 우회혈관을 개통하는 시간보다 훨씬 빠르게 진행된다. 결국 혈류를 받지 못한 뇌세포는 죽기 시작한다.

소혈관 폐색은 혈관의 직경이 훨씬 작기 때문에 폐색은 훨씬 빠르게 일어날 것으로 추측된다. 먼저 고혈압으로 소동맥경화증이 발생한 혈관은 혈관 내막의 돌출과 박리에 의해서도 막힐 수 있다. 또한 혈관 내막의 파열은 콜라겐·vWF의 노출을 유발하고 최종적으로 미세혈전의 발생을 유도할 수도 있다. 즉 소혈관 폐색의 기전은 내막 박리에 따른 물리적 폐색과 미세혈전에 의한 폐색 두 가지가 모두 가능하다.

심인성 경색은 위의 두 과정과 전혀 다를 뿐만 아니라 매우 독특한 혈전을 유발한다. 심인성 경색 부분에서 이미 자세히 설명한 바 있지만 다시 한번 상기하기 위해 간단히 언급하도록 하겠다. 예를 들어 심방세동의 경우 심장의 좌심방은 혈액이 제때 나가지 못하면서 와류를 형성한다. 혈액의 정체는 특히 좌심방귀에서 가장 심하게 나타난다. 혈류 속도 저하에 의해 혈액응고 단백질이 활성화되나 1차 혈전이 없으면 혈전을 형성하지 못한다. 그런데 정체된 혈액의 세포 성분 중 가장 많은 적혈구가 불규칙적으로 군집을 이루기 시작한다. 이런 적혈구 군집을 1차 혈전이라고 착각한 피브린은 이를 단단히 고정시켜 '유사 2차 혈전'으로 만든다. 즉 혈소판 활성화로 인한 1차 혈전 없이 혈액 정체로 인한 적혈구의 불규칙 군집이 1차 혈전과 유사한 역할을 한다. 만약 피브린이 이 군집들을 고정하지 않았다면 적혈구 군집은 그대로 풀렸을 것이다. 다시 말해 피브린 때문에 이 군집들이 혈전과 같은 모양을 이루게 된 것이다. 그리고 우연히 좌심방을 탈출한 이 혈전은 좌심실의 수축에 따른 강한 압력에 의해 뿜어져 나와 뇌혈관을 막으면서 뇌경색을 유도하게 된다.

아스피린은 혈액을 묽게 할까요?

죽상경화증에서 발생하는 혈전은 출혈로 인한 혈전과 동일한 원리로 발생한다. 약간 흰색을 띠는 혈소판이 주성분인 덕분에 백색혈전 white thrombi 이라고 부른다. 즉 혈소판이 주도하는 제대로 된 혈전이다. 백색혈전이 발생하지 않도록 예방하려면 혈소판의 기능을 억제하는 약물을 사용해야 한다. 대표적인 약물이 아스피린이다. 아스피린은 혈소판이 활성화되는 기능 중 일부를 억제해 죽상경화증의 파열 부위를 만나더라도 활성화되지 않도록 유도한다. 보통 아스피린이 혈액을 묽게 하는 역할을 해 혈전을 예방한다고 알고 있는 경우가 많다. 이는 학술적으로 완전히 틀린 말이다.[27] 아스피린은 절대 혈액을 묽게 하는 약이 아니다. 혈소판의 기능을 일부 억제할 뿐이다.

그럼 심인성 경색에서 발생한 혈전에 가장 많은 성분은 무엇일까? 바로 적혈구다. 실제로 혈전을 육안으로 보면 붉은색을 띠고 있어 적색혈전 red thrombi 이라고 부른다. 그럼 적색혈전의 생성에 가장 결정적인 역할을 하는 요소는 적혈구일까? 아니다. 피브린이다. 만약 피브린이 적혈구를 고정하지 않았다면 적혈구 군집은 다시 각각의 적혈구 세포로 분리됐을 것이다. 피브린이 적혈구 군집을 고정하는 바람에 마치 혈전처럼 작용하게 된 것이다. 그래서 앞서 내가 2차 혈전이라고 부르지 않고 유사 2차 혈전이라고 부른 것이다.

적색혈전은 제대로 만든 혈전이 아니므로 구성이 약하고 부서지기 쉽다. 쉽게 말해 엉성하게 만든 '가짜 혈전'이다. 심인성 경색 환자에게서는 부실한 혈전으로 인해 혈류 재개통이 저절로 발생하는 경우가 많고 스스로 부서지지 않아도 혈전제거술로 제거하기 쉽다. 그럼 피브린이 중요한 역할을 하는 적색혈전 발생을 예방하기 위해 우리는 어떤 약물을 써야 할까? 바로 혈액응고 단백질 활성화를 차단하는 약물을 써야 한다. 대표적으로 와파린이나 DOAC direct oral anticoagulants라고 부르는 항응고제(다비가트란, 아픽사반, 리바록사반, 에독사반 등) 등이 있다.

여기서는 가급적 일반인이 이해할 수 있는 수준으로 최대한 쉽게 설명했지만 그래도 어렵다고 느꼈을 수 있다. 너무 어려웠다면 굳이 억지로 이해하려고 할 필요는 없다. 여기에 실은 내용은 일반인보다 의사가 알아야 할 내용이기 때문이다. 각각의 환자에게서 발생하는 뇌경색을 만드는 혈전의 생성 원리를 이해하는 것은 신경과 의사가 반드시 갖춰야 할 진료 업무 중 하나다.

가난과 고혈압이 만드는 뇌졸중: 뇌실질 출혈

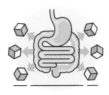

축구를 좋아하는 사람이라면 박지성 선수를 모를 리 없고, 박지성을 안 다면 알렉스 퍼거슨 감독을 모를 리 없다(그림 20).[28] 스코틀랜드 출신으로 맨체스터 유나이티드를 27년간 이끌면서 수없이 많은 프리미어리그 우 승과 두 차례의 UEFA 챔피언스리그 우승 등 총 49회에 달하는 세계 최

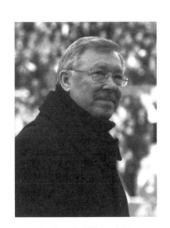

[그림 20] 알렉스 퍼거슨

다 우승 경력을 가진 전설의 명장이다. 내 성적인 박지성의 잠재력을 크게 끌어올 려 세계적인 선수로 성장시킨 덕분에 우 리나라에서 특히 좋아하는 감독이기도 하다.

그런데 2018년 5월 퍼거슨이 뇌출혈 로 쓰러졌다는 보도가 나왔고, 얼마 후 뇌 수술을 했다는 얘기도 알려졌다. 나중에 들은 바에 따르면 의사가 생존율이 20퍼센트라고 알려줘 가족에게 이미 유서까지 썼었다고 한다. 당시에 워낙 좋지 않은 내용만 보도된 탓에 개인적으로는 영국의 의료 수준을 감안해(영국은 국가적 보건 의료 수준은 매우 높지만 사회주의적 의료 시스템으로 인해 개개인에게 적용하는 의료의 수준은 그리 높지 않다) 퍼거슨 감독이 심한 장애를 얻어 앞으로는 대중 앞에 나오지 못하는 것은 아닐지 염려했다. 그런데 1년이 채 안 된 시점에 퍼거슨 감독은 상당히 멀쩡한 모습으로 복귀해 많은 팬의 환호성을 받았다. 최근에는 퍼거슨이 크리스티아누 호날두에게 전화를 해 맨체스터 유나이티드로 복귀하도록 주도했다고 하니 인지기능에도 큰 문제는 없는 듯하다.

그간의 보도가 사실이라면 퍼거슨은 뇌실질 출혈 환자라고 믿기 어려울 만큼 극적인 호전을 보인 것이 맞다. 퍼거슨의 의무 기록과 영상을 보면 어느 정도 의문이 해소될 텐데 기사밖에 알려진 것이 없어 조금은 답답하다. 뇌실질 출혈은 사람을 가리지 않고 발생한다. 일반인이나 유명인을 가리지 않는다. 우리나라에서는 한 아역배우 출신 연예인이 뇌실질 출혈로 사망하는 일도 있었다. 대단히 치명적인 뇌졸중이라 뇌졸중 전체 분류 중 지주막하 출혈 다음으로 높은 사망률을 보인다. 뇌경색이야 살면서 조금은 생길지 몰라도 뇌출혈은 정말 적극적으로 예방하고 피해야 할 질환이다. 하지만 앞서 열심히 공부한 뇌경색과는 비슷한 듯해도 또 전혀 달라서 상당히 헷갈리기도 하다. 가급적 뇌경색과 확실히 구별할 수 있도록 살펴보도록 하겠다.

후진국형 vs. 선진국형

뇌출혈은 크게 뇌실질 출혈과 지주막하 출혈로 나뉜다. 뇌실질 출혈은 뇌조직 안에서 터진 혈종hematoma이 뇌 바깥 부위로는 거의 넘치지 않는 질환이다. 구형이나 타원형의 혈종을 이루는 경우가 많으며 주변 뇌조직의 모양에 따라 길쭉한 모양 등 독특한 형태를 띠는 경우도 있다. 주로 뇌로 들어가는 관통동맥貫通動脈; penetrating artery이 터져 발생한다. 출혈의 발생 원리는 다음 주제에서 자세히 설명하도록 하겠다.

내가 전공의였던 시절에 신경과 입원 병동에는 뇌실질 출혈 환자가 정말 많았다. 아마도 주관적인 기억이라 약간 편향이 있을 가능성은 있다. 하지만 내 기억이 맞는다면 당시에 6인실 병동마다 한 명씩 뇌실외배액 기구extraventricular drainage, EVD를 머리에 장치한 환자들이 있을 정도였다. 이 기구는 뇌실질 출혈로 인한 뇌수종hydrocephalus이 발생한 환자들의 뇌압을 낮출 목적으로 뇌척수액을 바깥으로 배액하는 장치다. 그런데 현재는 병동 전체를 둘러봐도 그런 환자가 없다. 전자 의무 기록으로 1년간 서울대병원에 방문한 뇌실질 출혈 환자를 모두 확인해보니 100명도 입원하지 않았을 정도다. 같은 기간 뇌경색 환자가 600명에 이르는데 1/6도 안 되는 수치다. 정말 뇌실질 출혈 환자가 한국에서 급격하게 감소하는 중인 것일까?

현장에서 느끼는 뇌실질 출혈 발생률의 급격한 감소는 국가 데이터를 통해서도 확인된다.[29] 1995년부터 2003년까지 뇌경색은 거의 1.7배로 증가한 반면, 뇌출혈은 오히려 지속적으로 감소하는 추세다. 1990년대 이전에는 오히려 뇌출혈이 뇌경색보다 압도적으로 많았다고 한다. 지금은 계속 감소해 전체 뇌졸중의 약 30퍼센트 정도를 차지하는 정도다. 하지만 전 세계 데이터에서는 뇌출혈의 비율이 더 낮은 편이어서 불과 15퍼센트 정도밖에 되지 않는다.

뇌출혈은 예전부터 서양보다 동양, 특히 한·중·일을 포함한 아시아 지역에서 많이 나타나는 것으로 알려져 있다. 아마도 유전적인 영향이 있을 것으로 생각된다. 그런데 생각해보자. 유전적 영향 때문에 지금도 세계 평균보다 약 두 배가량의 뇌출혈 발생률을 보이긴 하지만 과거보다 절반 수준으로 감소했다. 이는 무언가 외부적인 요인이 뇌출혈의 발생에 큰 영향을 미친다는 것을 반증한다고 볼 수 있다. 과연 그 요인이 무엇일까?

뇌실질 출혈의 발생에 관해 인과관계를 가장 확실하게 분석할 수 있는 연구는 코호트 연구다. 이는 한 지역이나 분류 집단 전체를 연구 대상으로 삼아 초기 임상 데이터를 수집한 후에 수년에서 수십 년간 지속적으로 모니터링하며 특정 질환의 발생을 관찰하는 연구를 말한다. 뇌실질 출혈 코호트 연구는 주로 일본에서 많이 시행됐다. 지금도 그 결과들을 뇌실질 출혈의 위험 요인을 파악하는 데 많이 활용하고 있다. 과거의 연구들을 종합하면 다음과 같은 사실들을 알 수 있다.

⑴ 뇌실질 출혈은 도시 지역보다 시골 rural 지역에서 흔하다.

⑵ 경제적인 수입이 적은 집안에서 환자가 많다.

⑶ 고혈압이 가장 중요한 원인이다.

⑷ 음주와 흡연도 중요한 원인이며, 음주의 영향이 매우 크다.

⑸ 마른 체형과 영양상태가 안 좋은 사람에게서 더 많이 발생한다.

⑹ 당뇨의 영향은 뚜렷하지 않다.

⑺ 고지혈증은 뇌실질 출혈 발생과 전혀 관계가 없고, 오히려 예방 효과 가

능성이 있다.

(8) 시간이 지날수록 지속적으로 발생이 감소하는 경향을 보인다.

위에 기술된 뇌실질 출혈의 발생과 위험 요인에 대한 내용을 읽고 어떤 사람에게서 많이 발생하는지 그려지는가? 이는 인생을 살면서 뇌실질 출혈을 절대 만나고 싶지 않은 우리에게 시사하는 바가 많다. 여덟 가지 내용을 종합해보면 뇌실질 출혈은 전형적인 '후진국형', '시골형' 질환이다. 건강에 대한 지식이 많지 않았던 과거의 시골 지역 어르신을 생각해보자.

매일 담배를 피우는 어르신이 있다. 그 어르신은 균형 잡힌 식단을 그리 고민해본 적이 없다. 빼빼 마른 체형에 매일 농사를 지으며 육체적인 과로를 자주 한다. 또 매일 저녁 술을 마시며 피로를 푸는 편이다. 평소에 혈압을 스스로 재본 적이 없으나 보건소에서 나와 혈압을 재면 항상 혈압약을 복용하라는 얘기를 듣는다. 이런 분들이 뇌실질 출혈을 일으키는 가장 전형적인 분들이다.

하지만 그동안 우리나라가 경제적으로 윤택해지고 서구화된 삶이 보편화되면서 뇌졸중의 발생률에 상당한 영향을 미쳤다고 본다. 동시에 정부가 주도한 고혈압 캠페인 같은 계몽 운동을 통해 고혈압에 대한 인식도가 높아졌고 약물 복용률도 높아졌다는 점이 뇌실질 출혈을 감소시킨 매우 중요한 원인이라 생각된다. 한마디로 뇌경색, 특히 대혈관 죽상경화성 뇌경색은 서구화된 생활, 비만, 고지혈증이 매우 중요한 원인으로 작용한다. 반대로 뇌실질 출혈은 농촌지역, 고혈압, 영양부족, 저체중, 과도한 음주 등에 의해 발생한다. 두 질환의 이미지가 굉장히 상반되지 않는가?

우리나라 의사가 치료를 더 잘한다?

뇌실질 출혈은 기본적으로 뇌경색보다 파괴적인 질환이다. 뇌경색은 혈류가 차단돼 그 혈류를 받고 사는 뇌세포가 숨 막히고 굶어가며 소리 없이 죽는 질환이다. 반면 뇌실질 출혈은 멀쩡히 잘 살고 있는 뇌세포들 사이로 갑자기 거대한 압력의 혈액 대홍수가 생기면서 뇌세포들을 공격하는 질환이다. 이미지로 상상해보면 뇌실질 출혈의 공격성이 더 압도적이다.

뇌실질 출혈의 파괴적인 면의 결정적 요인은 '뇌압 상승'이다. 이는 환자의 예후에 매우 치명적으로 작용할 수 있다. 이는 뇌와 두개골의 기본적 구조와 관련된다. 우리 뇌는 두개골 안에서 애지중지 보호를 받고 있다. 두개골은 대단히 강도가 높은 뼈로 구성돼 뇌를 보호하고 있다. 바깥은 두꺼운 두피 조직과 함께 풍성한 머리카락을 가지고 있어 외부 충격에 대해 어느 정도 완충 효과를 준다.

두개골 안쪽으로는 세 겹의 뇌막(경막·지주막·연질막)이 뇌를 보호하고 있다. 그것도 모자라 지주막 아래 공간에 있는 외부와 차단된 공간으로 뇌척수액을 순환시키고 있다. 뇌척수액의 존재 덕분에 뇌는 외부와 뇌척수액이라는 공간으로 분리돼 물속에 둥둥 뜬 구조로 보호받고 있다. 외부의 충격을 뇌척수액의 수계 공간이 물리적으로 흡수할 수 있도록 설계된 구조다. 하지만 이런 식으로 뇌를 보호하려면 두개골로 이뤄진 두개강이라는 닫힌 공간에 뇌를 둘 수밖에 없다. 평상시나 작은 충격으로부터 뇌를 보호하기 위한 최상의 구조이지만 만약 뇌에 외부 물질이 들어와서 뇌압이 높아진다면 오히려 이런 구조가 뇌를 공격하는 치명적인 요인이 된다.

뇌실질 출혈이 발생하면 뇌조직 안으로 혈액이 침투해 들어가며 혈종이 발생한다. 혈종이란 혈액으로 이뤄진 덩어리를 의미한다. 뇌 안에 없던 물질이 새로 생긴 상태이므로(의학적으로 공간점유 병변space-occupying lesion 이라고 부른다) 두개강 내의 압력은 올라가게 되고 도망갈 공간이 없는 뇌는 이 압력에 눌리면서 밀리는 상황이 벌어진다. 이를 뇌탈출brain hernia이라고 한다. 밀린 뇌조직이 정상조직, 특히 숨골을 압박하게 되면 환자는 숨이 멎어 사망할 수 있다. 따라서 뇌실질 출혈에서 두개강 내압이 올라가면 이를 적절히 줄이는 것이 치료에 있어서 매우 중요한 요소다.

이런 이유로 뇌실질 출혈은 뇌경색보다 예후가 아주 나쁘다. 일반적으로 3개월째 사망률은 40퍼센트 정도로 보고되고 있다.[30] 이는 선진국들 모두 마찬가지여서 영국이나 유럽, 미국에서 모두 비슷한 수준의 사망률이 보고된다. 우리나라는 아시아권 중에서 뇌실질 출혈이 많은 국가에 속한다. 그런데 뇌실질 출혈이 전체 뇌졸중의 30퍼센트를 차지하는 데 비해 정작 사망률은 3개월째에 20퍼센트 부근으로 나타난다.[29] 그 이유로 제시되는 것이 몇 가지가 있다.

첫째 원인은 유전적·인종적 요소다. 그로 인해 우리나라에서 뇌실질 출혈이 좀 더 작게 발생할 가능성이 있다는 가설인데 아직 제대로 확인된 바는 없다. 둘째 원인은 중증 치료의 제도적 차이다. 서양에서는 뇌실질 출혈 환자의 상태가 초반에 좋지 않으면 연명 치료에 대해 깊게 고민하지 않는다. 보호자에게 빠른 판단을 요청해 바로 치료를 중단한다. 심지어 미국에서는 합의가 되면 인공호흡기를 끄기도 한다. 그런데 우리나라에서는 앞으로 장애가 심할 것 같아도 대부분 치료를 절대 포기하지 않는다. 물론 보라매병원 사건 이후로 연명 치료 중단이 불법이 되면서 방어적인 차원에서 연명 치료를 유지하는 면도 있기는 하다.[31] 하지만 그보다 국민 정서상 뇌졸중으로 상태가 좋지 않은 가족 구성원을 입원시킨 후 바로 포기하는 문화와는 거리가 있는 듯하다.

셋째, 유럽의 사회주의 의료시스템에서 이뤄지는 개별 진료 수준이 한국보다 그리 높지 않다. 영국을 예로 들면 뇌졸중으로 응급실로 이송된 후 신경과 전문의를 만날 확률이 극히 낮다고 한다. 대부분 일반의general physician는 학교만 마치고 전공 과정 훈련 없이 근무를 시작한 의사들이다. 영국은 의과대학 졸업자의 절대 다수가 일반의로 진출하기 때문에 신경과 전문의를 모든 응급의료센터에 배치할 수 없는 시스템이다.[32-33]

뇌졸중은 모든 유형에서 초기 치료가 제일 중요한 질환이다. 응급실에서부터 전문의가 진료하지 않는 영국 같은 경우는 아무래도 대부분 전문의가 진료하는 우리나라보다 초기 진료 수준이 떨어질 가능성이 있다. 하지만 영국은 나라 전체의 보건의료 수준이 대단히 높은 나라다. 평균적인 의료 수준은 매우 좋은 데 비해 진료비만 있으면 개별 환자가 최대한 첨단 치료를 받을 수 있는 우리나라, 미국과는 매우 다르다. 뇌실질 출혈의 발생과 예후에 있어서 보여주는 국가별 차이에 의학적·문화적·제도적 차이가 존재할 가능성을 보여주는 단편적인 예다.

심장에서는 상상도 못 할 뇌실질 출혈

뇌실질 출혈이 터지는 과정을 살펴보자. 뇌실질 출혈에서 터지는 혈관은 대혈관일까, 소혈관일까? 답은 소혈관이다. 이미 앞서 언급을 했으니 이젠 많은 분이 알고 있을 것이다.

소혈관에 고혈압과 같은 위험 요인이 오랫동안 영향을 미치면 피셔 박

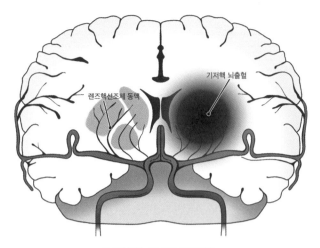

[그림 21] 렌즈핵선조체동맥

사가 언급한 지질유리질증이라는 병변(소동맥경화증과 동일)이 뇌 소혈관에 전반적으로 발생한다. 그중에서 뇌에 처음 도달한 대혈관에서 제일 먼저 분지해 뇌로 연결되는 소혈관이 기저핵으로 들어가는 렌즈핵선조체동맥lenticulostriate arteries이다(그림 21). 이 혈관은 뇌에서 가장 처음으로 분지하는 소혈관인 데다 가장 굵은 직경을 가지고 있다. 그런 덕분에 뇌에 있는 소혈관으로서는 드물게 이름도 가지고 있다. 나머지 소혈관들은 대부분 명명된 이름이 없다. 렌즈핵선조체동맥은 처음 분지되는 만큼 고혈압의 영향을 가장 크게 받는 혈관이다. 그만큼 제일 많이 파열되는 혈관이고 기저핵 뇌출혈이 모든 뇌출혈 중 가장 많은 빈도를 차지한다.

소혈관의 파열 이후 과정을 살펴보자. 파열된 소혈관의 직경은 보통 100~500마이크로미터 정도로 1밀리미터도 되지 않는다. 만약 이런 혈관이 여러분의 피부에서 터져도 몇 분 정도만 가만히 누르면 어렵지 않게 지혈이 된다. 그런데 뇌에서는 다르다. 뇌는 우리 몸이 가진 장기 중 가장 밀도가 낮다. 전체 무게의 80퍼센트 정도가 물인 데다 신경세포 등처럼 연약한 세포들로 구성돼 있다. 머리 안에 배치된 세포들의 밀도도 매우 낮아서 뇌조직임에도 거의 빈 공간처럼 느껴질 정도다. 이런 공간에 소혈관이 파열돼 혈액이 새어 나오면 주변 조직이 혈종에 압박을 가할 수 있을까? 혈액은 마치 빈 공간으로 흘러나오듯이 아주 쉽게, 그리고 멈추지 않고 줄줄 나오게 된다. 출혈이 멈추는 시점은 이미 너무 많은 혈액이 나와 출혈 압력과 출혈 부위의 조직 압력이 동일해질 때다. 피부에서는 간단히 압박하기만 하면 되고, 심장에서는 혈관의 파열을 꿈도 꿀 수 없었던 출혈이 뇌에서는 어마어마한 재난이 된다.

대단히 무르고 성긴 뇌조직의 영향으로 넓게 파급되는 뇌실질 출혈과 달리 다른 장기에서는 비슷한 양상을 거의 보기 힘들다. 뇌 이외 장기들은 조직압이 꽤 높기 때문이다. 만약 심장에서 소혈관이 터지면 어떻게 될까? 혈액이 나오는 순간 지혈된다. 심장은 단단한 근육 덩어리라서 주변 조직압이 대단히 크다. 혈관이 잘 파열될 리도 없지만 파열된다고 해도 주변 근육의 압력으로 혈액이 잘 새어 나오지도 못한다. 그런 덕분에 심장 출혈이라는 임상적 질환은 존재하지 않는다.

뇌실질 출혈이 항상 크게 터지는 것은 아니다. 적어도 시상thalamus과 같은 부위에서는 주변에 경계가 되는 구조물들이 있어서 더 커지는 것을 어느 정도 막아준다. 또 혈관 파열의 정도와 혈압의 수준에 따라 흘러나오는 혈액의 양이 달라질 수 있다. 만약 소혈관이 고혈압에 의해 자잘하게 손상돼 있으면 정말 찔끔 나오고 마는 수준이 될 수 있다. 대부분 이런 병변은 건강검진 시 MRI에서 발견된다. 앞서 언급했던 미세 출혈이며 뇌실질 출혈을 예견하는 매우 강력한 지표라고 볼 수 있다. 만약 건강검진 시 MRI에서 이런 소견이 있다고 들었다면 고혈압 관리에 더욱 철저하게 힘써야 한다.

소혈관의 소동맥경화증은 이미 '소혈관 폐색 뇌경색' 주제에서 자세히 설명한 바 있다. 열공성 경색을 만드는 혈관 병변과 뇌실질 출혈을 만드는 혈관 병변은 동일한 병변이다. 열공성 경색이 생겼다가 100퍼센트 완전히 회복된 환자가 이후에도 고혈압 관리를 제대로 하지 않고 술을 많이 마시면 다음 뇌졸중은 뇌실질 출혈로 만날 수 있다. 그때는 회복이 문제가 아니라 살아남는 게 문제가 될 수 있다는 것을 명심해야 한다.

고혈압과 음주, 두 가지만 어떻게 안 되겠니?

앞서 위험 요인에 대해 이미 많은 언급을 했지만 정리해 다시 얘기해보겠다. 뇌졸중은 유형별로 영향을 끼치는 위험 요인이 모두 다르다. 그중 뇌실질 출혈의 위험 요인은 고혈압·고령·음주·흡연의 네 가지가 매우 중요하다. 그 밖에 위험 요인으로는 간질환·영양부족·항혈전제 복용도 있다. 당뇨는 그리 영향을 끼치지 못하며 고지혈증은 뇌출혈의 발생과 전혀 무관하다.

뇌실질 출혈의 발생에 가장 큰 지분을 차지하는 네 가지 위험 요인인 고혈압·고령·음주·흡연을 살펴보자. 고령은 우리가 교정할 수 있는 대상이 아니니 제외한다. 그럼 뇌실질 출혈의 위험 요인은 정말 간단하다. 고혈압·음주·흡연 세 가지만 적절히 조정하면 된다. 이 중에 흡연은 백해무익이므로 금연은 빠르면 빠를수록 좋다. 남는 것은 고혈압과 음주다.

두 가지가 위험 요인의 핵심이다. 사실 이 두 가지처럼 조절하기 쉬운 위험 요인도 없다.

고혈압은 혈압계를 구입해 집에서 자주 재면 되고 필요하면 혈압약을 잘 먹으면 된다. 물론 약을 매일 먹는다고 해서 혈압을 재지도 않고 끝내면 안 된다. 고혈압을 조정하기에 약이 모자란 상황도 있을 수 있다. 고혈압 환자들은 제발 혈압 측정을 쉽게 생각했으면 좋겠다. 혈압계를 장난감이라고 생각하고 틈날 때마다 재는 습관을 길러야 한다. 혈압계가 아프게 하는 것도 아닌데 그처럼 간단한 혈압 측정을 왜 몇 달에 한 번씩 병원에서 하는 행사로 미룰까? 혈압을 자주 재고 약을 먹어 혈압 낮추는 일만 잘 지키면 된다. 오히려 너무 간단해서 지키지 않는 것일까?

음주도 간단하지만 잘 지켜지지 않는 위험 요인이다. 우선 뇌실질 출혈 환자는 단 한 잔도 마시면 안 된다. 건강검진 시 MRI에서 미세 출혈이 나온 환자도 금주하는 것이 적절하다. 사실 뇌실질 출혈로 입원한 남성 환자들 중 술을 끊지 못하는 사람들은 정말 극소수다. 90퍼센트 이상은 음주를 중단하는 것 같다. 아마도 뇌실질 출혈로 인생이 끝날지 모른다는 위기감을 강하게 느꼈기 때문일 것이다. 고혈압을 가진 분들 중에서도 음주를 즐기는 분이 있다면 음주를 다른 즐거움으로 바꿔보는 것을 권한다. 뇌졸중 위험 요인에 대해서는 이 장의 마지막 주제에서 다시 한번 전체적으로 자세히 다뤄보도록 하겠다.

시한폭탄 폭발: 지주막하 출혈

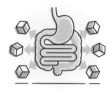

Man of action

"행동하지 않으면 아무것도 이뤄지지 않고, 아무도 도와주지 않는다. 시작하기도 전에 포기하고 좌절하는 경우가 많지. 시작하지 않는 것보다 실패는 훨씬 큰 결과를 남기는 법이야. 바로 그 점이 중요한 거야."[34]

정말 한국인으로서 대단히 훌륭한 분이었고 살아 계셨더라면 인류를 위해 얼마나 더 큰일을 하셨을지 상상이 안 될 정도로 자랑스러운 분들이 있다. 뇌출혈로 인한 갑작스러운 타계만 아니었다면 인류를 위해 대단한 업적을 세웠으리라고 확신하는 故 이종욱 WHO 사무총장의 부재를 개인적으로 몹시 안타깝게 생각한다(그림 22).[35] 이종욱 박사는 1945년생

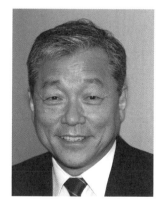

[그림 22] 이종욱 박사

으로 서울대학교 의과대학을 졸업한 뒤 풍족한 삶이 기다리는 국내 의사의 길을 택하지 않고, 태평양 피지에서 빈곤 환자를 위한 봉사활동을 시작했다. 1983년 WHO 남태평양지역 나병퇴치팀장으로 근무하면서 처음 WHO에 들어간 이종욱 박사는 예방백신 사업국장 시절 소아마비 유병률을 세계 인구 1만 명당 1명 이하로 떨어뜨리는 성과를 올려 '백신의 황제'라는 별명을 얻기도 했다.

2003년 1월, 한국인으로는 최초로 제6대 WHO 사무총장에 오르게 됐고 당시 전 세계를 공포에 떨게 했던 아프리카 지역 에이즈의 종식을 공약으로 천명했다. 이를 위해 WHO의 수장으로서 전 세계를 돌아다니며 불철주야 업무를 하면서 "Man of action(말로만 떠들지 않고, 행동으로 보여주는 수장)"이라는 명예를 얻었다. 하지만 2006년 5월 20일 이종욱 박사는 WHO 사무총장 집무실에서 일하던 중 갑자기 쓰러진 채 발견된다. 보좌진에 의해 스위스 제네바 칸토날 병원으로 이송된 이 박사의 진단명은 지주막하 출혈(거미막 밑 출혈). 가장 불량한 예후로 유명한 최악의 뇌졸중이다. 칸토날 병원 의료진은 긴급 수술에 들어갔으나 결국 이틀 뒤인 5월 22일 오전 7시 43분에 타계했다. 이후 WHO 수장은 제7대 마거릿 찬, 제8대 테워드로스 아드하놈 거브러이여수스로 넘어간다. 잘 알려져 있다시피 두 사람은 무기력한 행정과 친중 행보로 WHO를 위기로 몰고 간 장본인들이다. 만약 이종욱 박사가 현 WHO를 이끌고 있었다면 2년이 넘는 코로나 팬데믹에서 얼마나 훌륭한 리더십을 발휘했을까?

지주막하 출혈은 뇌를 둘러싼 연질막과 지주막 사이 공간에서 발생한 출혈을 말한다. 동맥류aneurysm 혹은 동맥꽈리의 파열로 인해 발생하는 경우가 가장 큰 원인이다(그림 23). 동맥류를 가진 사람이 평상시 자신의

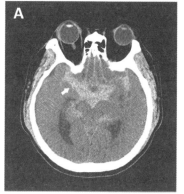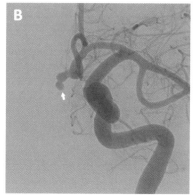

[그림 23] 지주막하 출혈의 영상

느낌만으로 이를 미리 알 방법은 거의 없다. 만약 동맥류를 미리 알지 못해 나중에 파열이 생기면 사망률이 50퍼센트에 이르는 지주막하 출혈을 만날 수도 있다. 언제 터질지 모르는 시한폭탄을 머리에 지니고 있는 셈이다. 동맥류가 파열되기 전에 이를 미리 알고 제거한다면 미래에 발생할 지주막하 출혈의 가능성을 원천 차단하는 것과 같다. 그럼 동맥류의 존재를 미리 알 방법은 없을까?

지주막하 출혈의 심각한 예후는 출혈로 인한 뇌압 상승 및 혈액이 유발시킨 광범위한 뇌염으로 인한 것이다. 해당 환자들은 초기에 응급 코일색전술 coil embolization이나 응급 미세클립 결찰술 microclip ligation surgery을 받는다. 하지만 이 치료는 모두 추가적인 출혈을 막기 위한 것일 뿐이다. 이미 출혈된 혈액에 의한 뇌손상에 대해서는 공식적으로 어떠한 치료제도 승인받은 사례가 없다. 나는 지난 10여 년간 나노자임 nanozyme을 연구해 신약으로 승인받기 위해 노력하고 있다. 그 일환으로 설립한 ㈜세닉스바이오테크라는 바이오벤처 회사는 지주막하 출혈에 임상 적용할 신약을 첫 번째로 개발하기 위해 노력하고 있다. 그럼 지주막하 출혈이라는 초대형 재난은 도대체 무엇이고, 의료진은 어떤 방식으로 이를 대하는지 지금부터 낱낱이 살펴보기로 하자.

지주막하 출혈도 뇌졸중인가요?

앞서 말한 바와 같이 뇌졸중의 정의에 필수적인 요소는 '자발적으로 발생'하고 '갑자기 생긴 국소 신경학적 이상증상'이며 '혈관적 원인'에 의한 것이다. 당연히 지주막하 출혈도 뇌졸중의 한 가지 유형이다. 그럼에도 워낙 독보적으로 심각한 뇌손상을 유발하는 질환이다. 뇌졸중의 한 종류보다 하나의 독립적인 질환으로 인식하는 경우가 많았다. 현재 의료진도 동일하게 인식하고 있다. 신경외과에서 주로 수술하는 질환으로 인식하다 보니 기초의학과 제약업계를 중심으로 약물 치료제를 개발하는 노력은 거의 전무한 수준이다. 최근에는 이 질환에 대해 중환자의학^{critical care medicine}을 중심으로 내과적 진료를 강조하면서 점차 새로운 치료제의 개발의 필요성이 증가하고 있다.

　뇌는 연질막·지주막·경막이라는 세 겹의 막으로 보호받고 있다. 앞서 여러 번 언급했지만 지주막하 출혈의 설명에 중요하니 간단히 정리하도록 하겠다. 연질막은 뇌실질에 거의 완전히 밀착해 있으며 주방에서 쓰는 랩으로 싸듯 뇌를 빈틈없이 빽빽하게 둘러싼 막이다. 반대로 경막은 두개골 쪽으로 가장 바깥에 있으며 조밀한 섬유조직으로 뇌를 두껍게 둘러싸는 막이다. 그 사이에 지주막이 위치한다. 지주막은 경막보다 훨씬 얇고 거미줄을 닮은 모양을 하고 있어 거미막이라 부르기도 한다.

지주막과 연질막 사이 공간을 지주막하 공간이라고 한다. 여기는 뇌척수액 cerebrospinal fluid 으로 가득 차 있으면서 뇌와 교통하는 모든 동정맥 혈관들이 존재하는 공간이다. 내경동맥internal carotid artery(내측 목동맥)과 추골동맥 vertebral artery이 뇌 근처에 오면서 처음 진입하는 공간이자, 이후 많은 분지를 내면서 뇌로 진입하기 직전까지 존재하는 공간이기도 하다. 즉 뇌에서 뇌실질로 진입하는 소혈관에 대비해 대혈관이라고 명명하는 혈관들이 존재하는 공간들이다.

지주막하 공간에 갑자스럽게 문제가 발생해 꽤 큰 동맥이 파열되면서 혈액이 분출하는 질환을 지주막하 출혈이라 부른다. 지주막하 출혈은 교통사고 등으로 발생하는 외상성 출혈이 많지만 이는 자발성 출혈이 아니므로 뇌졸중의 분류에 넣지 않는다. 여기서 언급하는 질환은 모두 비외상성 자발성 출혈이다. 비외상성 지주막하 출혈의 가장 큰 원인은 동맥류의 파열로 약 85퍼센트 정도를 차지한다. 이 원인이 예후도 가장 불량하다.[36] 나머지 15퍼센트는 원인을 찾기 힘들거나 정맥 출혈 등의 원인이다. 대개는 소량 출혈이어서 환자 상태가 양호한 경우가 많다. 결국 동맥류 파열에 의한 지주막하 출혈은 환자나 의료진이 어떻게 대처하느냐가 가장 중요한 문제라고 볼 수 있다.

지주막하 출혈은 우리나라에서 아주 흔한 질환은 아니다. 뇌졸중 중에서 출혈성 뇌졸중이 차지하는 비중은 30퍼센트 정도. 출혈성 뇌졸중 안에서는 뇌실질 출혈이 약 60퍼센트, 지주막하 출혈이 40퍼센트 정도를 차지한다. 하지만 발생 후 3개월을 기준으로 하면 뇌경색의 사망률이 5퍼센트 정도인 데 반해 지주막하 출혈은 약 30~50퍼센트 정도이므로 최악의 날벼락 뇌졸중이라고 봐도 틀리지 않다. 게다가 뇌경색은 발병하기 쉬운 연령대가 70대 정도인 반면 지주막하 출혈은 경제 활동이 활발한 50~60대에서 높은 빈도로 발생해 사회경제적으로 미치는 파급력도 훨씬 강력하다고 볼 수 있다. 우리나라에서는 건강검진에 MRI가 많이 보급되면서 동맥류를 미리 발견해 미리 제거하는 사례가 많아 지주막하 출혈의 발생률이 줄어들었다고 보는 사람들이 많다. 하지만 보험심사평가원의 데이터를 들여다보면 지주막하 출혈의 발생률은 연간 약 2만 명 정도로 해마다 전혀 줄지 않고 오히려 지속적으로 증가하는 추세다.[37] 건강검진 시 MRI를 의무로 하는 상황도 아니고 비용도 비싸다 보니 아직 지주막하 출혈의 발생률을 억제할 만한 수준으로 MRI를 사용하는 것은 아니라고 판단된다.

동맥류, 넌 내 머리 안에 있을까?

만약 내 머리에 동맥류가 없다면 기본적으로 지주막하 출혈을 두려워할 이유는 없다. 다만 간단한 검사 방법이 없다는 것이 문제다. MRI로는 뇌동맥류의 존재 여부뿐만 아니라 위치나 사이즈 등 상세한 내역을 파악할 수는 있지만 검사 비용이 비싼 관계로 모든 국민에게 시행하라고 권유할 수는 없는 노릇이다. 뇌동맥류는 일반인 중 0.2~10퍼센트에서 발견된다고 보고된다.[38] 제대로 된 코호트 연구가 거의 없기에 지역, 인종, 나이 등에 따라 발견되는 빈도가 너무 달라서 단정 지을 수는 없지만 적어도 2퍼센트 이상의 유병률을 보이는 것으로 판단된다. 그런데 2퍼센트만 잡아도 100명 중 2명에 해당하는 빈도라서 무시할 만한 수준은 절대 아니다.

그럼 어떻게 해야 할까? 내가 내린 결론은 50대 이후에 경제적 여유가 된다면 MRI를 한 번쯤 시행해보라는 것이다. 이에 대한 자세한 고민은 이번 장의 마지막 주제에서 다시 논해보겠다.

뇌동맥류는 뇌의 혈관 일부분이 풍선처럼 부풀어 오른 상태를 의미한다. 이 질환의 발생 원인과 과정에 대해서는 수십 년간 많은 책과 논문을 통해 정말 다양한 이론들이 토론돼왔다. 그런데 사실 이론이 많다는 것은 모른다는 것과 마찬가지의 의미다. 동맥류가 왜 발생하는지 똑 부러지게 알려주는 이론은 거의 없다. 지금까지 알려진 사실만 얘기하면 동맥류의 발생 관련 요인에는 유전적 요인, 고혈압, 흡연이 있고[39] 동맥류의 성장 관련 요인에는 여성, 고혈압, 흡연, 다발성 동맥류, 후방순환계 동맥류, 발견 초기 큰 사이즈, 비정형 모양 등이 위험 인자라고 한다.[40-42] 동맥류의 파열, 즉 동맥류를 가진 환자에게 지주막하 출혈을 일으키는 강력한 위험 인자는 고혈압, 흡연, 과도한 음주다.[43-46] 결론적으로 동맥류의 발생, 성장, 파열에 모두 관여하는 요인은 고혈압과 흡연이다. 따라서 두 가지 위험 요인 중 한 가지라도 가진 일반인은 40대나 50대가 되면 MRI를 통해 동맥류를 찾아보는 것이 좋다.

동맥류의 생성과 파열의 과정을 추론해보자

지금부터 언급하는 것은 교과서나 논문에 나오는 내용은 아니고 내가 생각하는 동맥류의 병태 생리에 관한 가설이다. 동맥류 병태 생리에 관해 납득할 만한 내용이 워낙 빈약한 탓에 내가 논리적으로 생각해본 결과다. 가급적 누구나 직관적으로 이해할 수 있도록 만든 이론이라고 보면 된다.

뇌동맥류가 발생하는 상황은 대개 후천적이다. 유전적·선천적 요인이 있다고 해도 태어날 때부터 동맥류가 존재하는 경우는 흔하지 않다. 젊은 나이보다 중장년층에서 발견되는 비율이 높은 것으로 볼 때 비교적 나이가 들면 동맥류가 생기고 성장한다고 볼 수 있다. 동맥류가 발생하는 과정을 일으키는 인자는 두 가지로 분류할 수 있다. 하나는 공격 인자이고 다른 하나는 결핍된 방어 인자다. 공격 인자는 혈관을 공격해 동맥류를 일으키는 요인을 말하고, 결핍된 방어 인자는 혈관의 문제로 동맥류가 발생할 수 있는 상황을 의미한다.

사실 공격 인자는 혈액밖에 없다. 혈관 벽이 만나는 물질로는 혈액이 유일하기 때문이다. 물리적으로는 신체 혈압과 국소적인 와류 등의 요인이 혈관의 취약한 곳에 동맥류를 유발할 수 있다. 대표적으로 만성 고혈압이 여기에 포함되는 원인이다. 수분 불균형에 의한 혈압 변동 및 부정맥을 일으키는 음주 역시 공격 인자로 볼 수 있을 것이다. 또 화학적으로는 혈액 내의 염증과 관련된 성분들이 역시 혈관의 초기 병변을 더욱 악화시킬 수 있는 요인이 된다. 아마도 흡연으로 인해 혈액 내로 침투하는 다양한 염증성 화학물질들이 여기에 해당될 것으로 판단된다.

결핍된 방어 인자로는 유전적 요인으로 인해 치밀한 혈관벽의 형성에 문제가 발생하는 경우 등이 해당될 수 있다. 고혈압, 흡연, 음주 모두 혈관 노화를 불러오는 원인이므로 방어 인자 결핍에도 어느 정도 관여한다고 생각된다. 자, 이렇게 보면 동맥류의 형성과 파열에 대한 대략적인 그림이 보일 것이다. 고혈압이나 흡연 등으로 인해 혈관의 취약 부위에 동맥류가 형성되기 시작한다. 해당 요인들이 계속 존재한다면 이는 동맥류의 성장에 영향을 줄 수 있다. 만약 과도한 음주 등으로 인해 혈압 변화가 급격해지면 동맥류의 파열로 이어질 수 있다. 고혈압 환자라면 더 큰 영향을 받을 것으로 보인다. 이와 같은 시나리오로 동맥류의 병태 생리를 이해하면 자신의 건강 생활을 어떻게 설계할 것인지 스스로 감을 잡을 수 있을 것이다. 자신이 가진 위험 요인에 맞춰 평소 생활을 슬기롭게 영위할 때 어떠한 보약보다 훨씬 나은 효과를 기대할 수 있다.

비파열 동맥류를 발견하면?

끔찍한 지주막하 출혈을 경험하고 싶은 사람은 없을 것이다. 만약 우연히 찍은 MRI로 비파열 동맥류unruptured intracranial aneurysm를 발견한 경우엔 어떻게 해야 할까? 이에 따른 확실한 정답은 없다. 아마도 병원에 갈 때마다 같은 상황을 물어보면 천차만별의 답을 얻을 가능성이 높다. 수술을 좋아하는 의사라면 미리 미세클립 결찰술을 시행하자고 할 수 있고 중재 시술을 좋아하는 의사는 코일색전술을 하자고 할 가능성이 높다. 보존적 치료를 선호하는 의사라면 예후를 관찰하면서 매년 MRI를 시행하자고 할 수도 있다. 누구의 답이 맞는 걸까?

일단 순서와 무관하게 확실한 답변부터 얘기해보도록 하자. 치료 대상자로 확정됐다면 중재적 코일색전술을 해야 한다(그림 24). 과거에는 두개골에 구멍을 내서 시행하는 미세클립 결찰술을 가장 선호했지만(그림 25), 지금은 기술이 상당히 발전해 혈관조영술을 이용한 시술만으로도 치료 효과가 충분하다는 공감대가 형성돼 있다. 대개의 경우 수술보다는 중재적 시술을 선호한다는 점은 미리 알아두면 좋다.

그럼 어떤 환자가 치료 대상자가 될까? 이에 대해서는 의사들 사이에

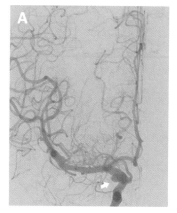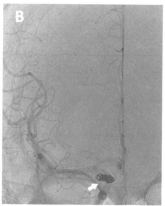

[그림 24] 코일색전술

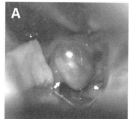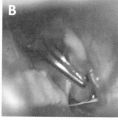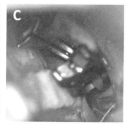

[그림 25] 미세클립 결찰술

도 공감대가 불분명하다. 2014년 네덜란드, 미국, 핀란드, 일본의 연구자들이 모여서 여섯 개의 전향적 코호트 연구를 바탕으로 뇌동맥류 파열의 위험도를 예측하는 '페이지스 점수PHASES score'라는 새로운 시스템을 만들어 보고한 바 있다(표 2).[47] 인종·고혈압·나이·동맥류 사이즈·과거 출혈 여부·위치 등으로 점수를 매기는 방식이다. 이 시스템에 따르면 일본인이 한국인과 유사 점수를 받는다고 간주했을 때 동맥류의 사이즈가 작더라도 고혈압을 갖고 있고 70세를 넘으면 바로 5점으로 판명돼 5년 파

		미국인, 유럽인(핀란드인 제외)	0
PHASES 점수를 구성하는 항목	인종	일본인	3
		핀란드인	5
	고혈압	무	0
		유	1
	나이	< 70세	0
		≥ 70세	1
	동맥류 최대 직경	< 7.0 mm	0
		7.0~9.9 mm	4
		10~19.9 mm	6
		≥ 20 mm	10
	다른 동맥류로부터의 과거 출혈 여부	무	0
		유	1
	동맥류의 위치	내경동맥	0
		중대뇌동맥	2
		전대뇌동맥/후교통동맥/후방부위	4

[표 2] PHASES 점수의 구성과 각 항목당 점수

열 위험률이 1.3퍼센트에 도달한다고 일러준다(표 3). 하지만 이 정도 위험만으로 곧바로 시술을 결정하기는 쉽지 않다.

만약 이런 시스템이 있다면 환자 자신도 의사결정을 하는 데 꽤 도움이 될 것이라고 생각한다. 예를 들어 동맥류의 사이즈가 작더라도 중대뇌동맥에 위치해 있다면 7점이 된다. 이런 경우엔 많은 의사가 시술을 권유할 것이라 생각된다. 하지만 실제 임상 현장에서 이 시스템을 이용하는 경우

PHASES 위험 점수	연구대상 환자수	5년 파열 위험률(95% 신뢰구간)
≤2	429	0.4 (0.1~1.5)
3	779	0.7 (0.2~1.5)
4	543	0.9 (0.3~2.0)
5	982	1.3 (0.8~2.4)
6	1,078	1.7 (1.1~2.7)
7	1,315	2.4 (1.6~3.3)
8	1,118	3.2 (2.3~4.4)
9	625	4.3 (2.9~6.1)
10	388	5.3 (2.5~8.0)
11	384	7.2 (5.0~10.2)
≥12	736	17.8 (15.2~20.7)

[표 3] PHASES 점수에 따른 예후

는 흔하지 않다. 대개 의사 자신의 경험과 감으로 결정하는 게 일반적이다. 의사의 경험이 중요한 자산인 것은 맞지만 환자 입장에서는 인생이 달린 문제일 수도 있다. 내 의견으로는 동맥류를 가진 환자는 한 의사의 의견보다는 다양한 의견을 종합해 의사결정을 하는 것이 적절하다.

지주막하 출혈의 증상: 전구증상도 있다

지주막하 출혈의 증상은 매우 간단하다. 느닷없이 출혈이 발생해 뇌압이 급격히 상승하면 환자는 일생 동안 경험한 적 없는 격렬한 두통을 느끼게 된다. 이어 구역질과 함께 구토도 동반한다. 시간이 지나면 상당수 환자가 의식을 유지하지 못해 주변에 대한 반응성이 떨어지다가 혼수 상태까지 가는 경우가 많다. 만약 평소 멀쩡하다가 갑자기 비명을 지를 만큼 엄청난 두통을 호소하는 환자를 주변에서 발견하면 재빨리 119를 불러 즉각 병원으로 이송해야만 한다. 초기 사망률이 대단히 높기 때문에 이송 과정에서 혹은 병원 도착 직후 사망할 수도 있으니 빠른 이송이 무엇보다 중요한 질환이다.

　문제는 대부분 동맥류로 인한 증상이 평상시에는 없으니 알 방법이 거의 없다는 것이다. 간혹 동맥류의 사이즈가 커서 주변을 압박하는 경우라면 만성 두통이나 안와통, 후두통 등을 호소할 수 있다. 하지만 일반적인 근육긴장성 두통이나 편두통과 큰 차이가 없어서 의사를 만나도 동맥류를 진단받기는 대단히 어렵다. 그런데 10~60퍼센트 정도의 환자에게서 대형 출혈을 일으키기 전 수일에서 수 주 사이에 미량의 출혈과 함께 한 시간 정도 극심한 두통을 수반하는 경우가 있다. 이를 파수성 두통sentinel headache 혹은 경고성 두통warning headache이라고 한다.[48] 이런 환자는 매우 운이 좋게도 지주막하 출혈이 제대로 발생하기 전 병원 응급실에서 미리 동맥류의 존재를 진단할 수도 있다. 개인적으로는 이런 두통 환자를 전공의 시절에 만나 미리 진단을 하고 큰 보람을 느낀 적이 있다. 하지만 정작 교수가 된 이후에는 유사한 환자를 오히려 놓친 적도 있다. 그만큼 파수성 두통으로 지주막하 출혈을 미리 진단하는 것은 전문가들에게도 쉬운 일이 아니다.

지주막하 출혈의 응급진료: the long and winding road

지주막하 출혈이 치명적인 이유는 두 가지다. 첫째, 강력한 압력을 받아 분출되는 혈액으로 인해 뇌압이 높아져 뇌 정상 부위나 숨골 등도 압박을 받고 뇌사에 이르는 과정이다. 둘째, 유출된 혈액이 일으키는 화학적 뇌수막염 chemical meningoencephalitis이 광범위한 뇌손상을 일으키는 과정이다. 이 과정은 일반인에게는 생소할 것이다. 혈액은 몸의 필수 구성 성분이지만 반드시 혈관 안에 있어야만 하는 존재다. 혈관 밖으로 나오면 문제가 발생한다. 혈관 밖에서 혈액이 조직과 만나면 헤모글로빈이 독성 작용을 일으키고 혈장에서 생성된 트롬빈 역시 염증 유발물질로 작용한다. 즉 조직 입장에서 혈액은 염증을 유발하는 독극물과 다를 바 없다. 만약 혈액이 뇌척수액만 존재하는 맑은 지주막하 공간에 침입해 오염시키면 뇌 전체를 침범하는 화학적 뇌수막염을 일으킨다. 화학적 뇌수막염은 이후 뇌혈관을 자극해 혈관연축 vasospasm을 유발할 수 있다. 이런 경우 위중한 환자에게서 더욱 치명적인 뇌경색 합병을 일으킨다.

동맥류가 터진 환자가 내원하면 병원에서 반드시 해야 하는 치료는 터진 동맥류의 빠른 폐색이다. 동맥류가 터지지 않은 상황에서는 느긋하게 해도 되지만 동맥류가 파열돼 지속적으로 동맥 출혈이 발생하는 상황에서는 수술장이 전투장과 다를 바 없어진다. 조금이라도 지체하는 순간 환자가 바로 죽을 수도 있기 때문이다. 어디서 터진 것인지도 모를 동맥류를 정확히 찾아 빈틈없이 막아야만 기본적인 응급 치료가 종료된다.

따라서 해당 환자가 내원하면 곧바로 혈관조영술과 수술을 동시에 시행할 수 있는 하이브리드룸 hybrid room으로 급히 옮기고, 전신 마취 이후 혈관조영술을 통해 파열된 동맥류 수색에 들어간다. 만약 원인 동맥류를 발견하면 곧바로 코일색전술로 동맥류 폐색을 시도한다. 여기에서 성공하면 치료가 바로 끝날 수도 있다. 하지만 실패한다면 곧바로 개두술을 통해 미세클립 결찰술을 시행하게 된다. 하지만 응급 치료가 잘 이뤄졌다고 해도 이미 유출된 혈액으로 인해 환자의 상태는 그다지 호전되지 않을 수 있다. 이후 환자는 중환자실로 옮겨지고 뇌압 조절 등의 각종 중환자 치료를 받게 된다.

지주막하 출혈의 두 가지 병태 생리 중 뇌압은 시술·수술로 어느 정도 처치가 가능한 수준이지만 화학적 뇌수막염에 대한 치료 방법은 사실 전혀 없다. 기초 연구도 부실한 편이고 아직 제대로 된 항염증 약물이 출시된 적도 없다. 사실 과거부터 의학자들 사이에서도 이 질환은 수술하는 질병이라고 낙인찍힌 상태라 내과적인 치료 약물의 필요성 자체를 공유한 적이 별로 없기 때문이다. 앞서도 언급했지만 나는 나노자임이라는 신약을 개발해 지주막하 출혈 환자에게 세계 최초로 적용하기 위해 ㈜세닉스바이오테크라는 바이오벤처를 설립했다. 5년 이내에 해당 약물이 지주막하 출혈 환자를 위해 값지게 쓰일 수 있도록 최선을 다해 노력하고 있으니, 여러분도 관심을 가지고 지켜봐주면 감사하겠다.

진단과 치료: 자가진단이 필요한가?

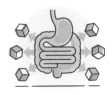

허 모 씨는 55세로 고혈압·당뇨·고지혈증·흡연·비만의 위험 요인을 가지고 있다. 편의점을 운영하고 평소 운동을 따로 하지는 않았다. ○월 ○일 야간 근무를 하고 있다가 몸이 너무 안 좋게 느껴져 부인에게 편의점 근무를 맡기고 집에 돌아왔다. 그런데 집으로 걸어가던 중 왼쪽 팔다리가 갑자기 말을 듣지 않는 것을 느꼈다. 너무 당황한 나머지 일단 길가 벤치에 앉아서 상태를 살피는데 얼굴 왼쪽의 느낌도 좋지 않았다. 너무 과로를 했나 싶어 잠깐 벤치에서 쉬었더니 5분 정도 후 갑자기 증상이 좋아지는 것을 느꼈다.

1~2분 후에는 이전처럼 완전히 회복됐다. 처음에는 황당했지만 몸 컨디션이 많이 나빠져서 그런 것이라 생각하고 일단 집으로 돌아왔다 그리고 더 무리하면 안 될 것 같아 세수하고 바로 침대로 가서 잠을 청했다.

다음 날 아침, 다시 왼쪽 팔다리가 움직이지 않았다. 마침 부인이 집으로 돌아와 도와달라고 말을 하는데 발음이 이상한 것을 느꼈다. '아차, 뇌졸중이구나' 하는 생각이 머리에 스쳤다. 부인도 놀라서 팔다리를 주무르고 바늘을 가져와 손을 따보기도 했다. 이윽고 신고를 받은 119 대원들이 도착했다.

뇌졸중 환자들이 처음 증상을 겪을 때 벌어지는 상황이 아마도 이럴 것이다. 앞서 설명했듯이 뇌졸중 전구증상을 겪고도 응급실에 가지 않고 잠을 잔 것은 대단히 잘못된 행동이다. 즉시 병원에 갔다면 이후 발생하는 뇌졸중을 예방했을 가능성이 높다. 그렇다고 해도 환자의 태도를 나무랄 수 없다. 이런 상황이 되면 누구나 당황한 나머지 나중에 후회할 만큼 미련한 행동을 하기 쉽다. 반신 마비가 생기면 일단 '뇌졸중, 즉시 119'라고 자동적으로 생각하도록 평소에도 머리에 각인해둬야 한다. 그렇다면 지금부터 뇌졸중의 진단과 치료에 대해 자세히 설명해보도록 하겠다. 여러분의 이해를 높이도록 내용을 시간순으로 나열했다.

발생장소: 자가진단?

종편 채널이 많아져서 그런지 건강 관련 프로그램이 우후죽순으로 등장했다. 일반인이 관심을 갖는 병이라고 해봐야 스무 가지 정도를 넘지 않는다. 그중 뇌졸중을 소개하는 프로그램들도 굉장히 많았던 모양이다. 인터넷으로 조금 검색해보니 뇌졸중 자가진단이라면서 희한한 방법들을 시청자에게 가르치고 있었다. 아 정말, 코미디가 따로 없었다.

2020년 8월, 〈유 퀴즈 온 더 블럭〉에 출연할 당시 작가분들이 뇌졸중 자가진단법이 없냐고 물어봤다. 나는 대한뇌졸중학회에서 예전에 만든 자가진단 방법은 있는데 개인적으로 판단하기에 활용도가 너무 떨어진다고 솔직하게 말했다. 그래도 프로그램을 위해 꼭 알려달라고 간곡히 부탁하기에 방송을 위해 소개하는 것일 뿐, 전제 조건이 있다고 말했다. '뇌졸중 위험 요인을 가진 사람'들이 '편측마비와 같은 증상'이 생겼지만 그 '증상이 너무 경미해 본인이 느끼기에 애매할 때'만 사용하는 방법이라고. 특히 젊은 사람들은 평상시 이런 전제 조건을 기준으로 검사하는 것은 아무 의미 없으니 무분별하게 전파하지 말아달라고 당부했다.

하지만 정작 실제 방송분에서는 전제 조건을 말하는 부분이 지루하다며(?) 잘려 나갔다. 마치 모든 사람에게 필요한 것처럼 나도 열심히 자가진단법을 가르치고 있었다. 내 지인 중 많은 사람이 집에서 보고 따라 했다고 한다. 동료 신경과 의사들이 방송을 보며 의아해했을 것 같아 얼굴이 화끈거렸다. 예능 프로그램이라 정정 자막을 내달라고 하기도 애매해서 그냥 넘어갔다. 나도 결국 코미디를 한 것이다.

다시 말하지만 뇌졸중 자가진단은 평상시 아무 증상 없을 때에는 할 필요가 전혀 없다. 위에서 언급한 조건에 해당하는 경우에만 하는 것이 좋다. 게다가 가벼운 증상을 체크하기 위한 것이므로 이미 반신마비 등의 확실한 증상이 생긴 경우에는 아무것도 하지 말고 최대한 빨리 119를 불러야 한다. 자가진단이 그리 '중요하지 않음'을 알리기 위해 여기서는 자가진단을 소개하는 그림을 일부러 제외했다.

그럼 뇌졸중 여부를 어떻게 알 수 있을까? 사실 이 증상을 처음 느낀 사람은 자신이 뇌졸중이라는 것을 모르기 어렵다. 평생 느껴보지 못할 만큼 워낙 놀라운 증상이기 때문이다. 모든 증상의 공통점은 '갑자기' 발생한다는 것이다. 이전부터 불편한 두통, 어지럼증이 심했던 증상은 뇌졸중이 아닐 가능성이 매우 높다. 갑자기 증상이 발생했다면 일단 의심하라.

(1) 의식장애: 자꾸 잠을 자려는 증상, 잠에서 깨지 못하는 증상 등

(2) 한쪽의 팔다리가 마비된 느낌: 가장 흔하고 가능성 높다. 운동·감각 마비 모두에 해당한다. 팔다리 마비 부위는 같은 쪽인 경우가 대부분이다.

(3) 발음 혹은 언어장애: 부정확한 발음으로 말을 하거나 실어증으로 대화를 못 하는 상황

(4) 운동 실조와 어지럼증: 힘을 쓰는 것은 괜찮으나 술 취한 사람처럼 정확하게 행동할 수 없는 경우. 갑작스럽게 발생한 현기증으로 외부가 빙글빙글 도는 것처럼 느껴지거나 자신의 몸이 도는 것처럼 느끼는 경우

(5) 시야장애, 복시: 한쪽이 안 보이거나, 한 눈이 안 보이는 경우. 물체는 보이지만 두 개로 보이는 경우

(6) 두통: 평소 느끼는 두통은 해당되지 않는다. 갑작스럽게 발생한 '너무 너무 너무 심한' 두통. 마치 망치로 맞은 것처럼 태어나서 처음 느끼는 최고의 두통일 경우

간단하게 몇 가지만 적어봤다. 여기에 적힌 내용이 완전하지는 않지만 일반인 수준에서는 이 정도만 이해해도 높은 수준의 뇌졸중 지식을 갖췄다고 볼 수 있다. 이 외에도 인지기능의 장애, 혼돈, 팔다리 기능의 일부 마비 등 아주 가벼운 증상도 뇌졸중인 경우가 많다. 그러니 뇌졸중이 충분히 발생할 만한 사람에게서 그동안 전혀 문제가 없다가 갑자기 증상이 생겼다면, 그리고 해당 증상이 전신 증상이 아니라 한쪽에 국한된 증상이라면 처음부터 뇌졸중을 의심해봐야 한다.

발생장소: 진짜로 해야 할 일과 하면 안 되는 일

먼저 답부터 얘기하겠다.

> (1) 해야 할 일: 자신이나 목격자가 119 연락하기, 편안히 누워서 대기하기, 구토를 할 경우 얼굴을 옆으로 돌려 기도로 흡입되지 않도록 주의하기
> (2) 하면 안 되는 일: 우황청심환 먹기, 손가락 따기, 자가용으로 병원에 가기

생각보다 매우 간단하다. 뇌졸중 환자에게 도움이 될 만한 치료 행위는 집에서 할 수 없기 때문이다. 어떻게든 뇌졸중센터가 있는 병원으로 최대한 빨리 이송해야만 한다. 집에서 이상한 민간요법을 할 생각도 하지 말고 당장 이송할 준비를 해야 한다. 그리고 가급적 환자가 스트레스를 받지 않도록 편안히 눕히는 것이 좋다. 구토하는 환자는 구토물을 흡인하지 않도록 고개만 돌려서 토사물이 옆으로 빠지도록 한다.

우황청심환을 먹이거나 손가락을 바늘로 따는 일 등은 너무나도 잘못된 민간요법이다. 예나 지금이나 굉장히 많은 사람이 이를 우습게 본다. 우황청심환은 심혈관계 및 신경계 진정 작용이 있어서 환자가 편안한 것처럼 느낄 수 있다. 하지만 뇌경색에서는 악화 방지에 필요한 혈압을 감소시켜서 환자의 상태를 악화시킬 수 있으니 절대 금기한다. 손가락을 따는 행위는 손가락 감염뿐만 아니라 불필요한 자율신경계 교란 등을 일으킬 수 있으니 금기한다. 바닥에 쓰러진 환자를 위해 뭐라도 해줘야 한다는 마음은 이해하지만 해당 지식을 갖추지 않은 의료 행위는 환자에게 오히려 해가 될 가능성이 높다. 가만히 옆에서 손을 잡아주고 용기를 북돋아주는 것이 차라리 낫다.

자가용으로 병원에 데려가려고 하는 분들이 많을 텐데 어떤 경우든 119가 무조건 빠르다. 심지어 서울대학교병원 내 야외 캠퍼스에서 쓰러진 일반인을 병원 응급센터로 이송하려고 했지만 119가 더 빨랐다는 기록도 있다고 한다. 보호자가 제아무리 비상등을 켜고 자가용을 운행한다고 해도 119 구급차보다 훨씬 느린 데다 흥분한 상태로 운전을 하게 되면 2차 사고 우려도 있으니 불가피한 경우가 아니면 피하도록 한다. 우리나라 119 구급대의 평균 도착 시간은 2016년 서울 기준 5.40분이니 신고를 하면 거의 바로 도착하는 수준이다.[49] 게다가 119 구급대는 이미 그 지역에서 가장 가깝고 다양한 준비를 갖춘 뇌졸중 응급센터를 잘 알고 있으므로 헤매지 않고 최대한 빨리 도착할 수 있다.

뇌졸중 골든 아워: 골든 타임은 콩글리쉬

뇌졸중 환자가 병원에 도착했을 때 증상 발생 후 골든 아워golden hour(우리나라에서는 골든 타임이라고 많이 이야기하지만 이는 일본 유래의 콩글리쉬라고 한다[50-51])에 해당하면 뇌졸중 응급 표준진료 경로critical pathway, CP로 진입하라는 알람이 울린다. 해당 병원의 뇌졸중 응급 진료를 담당하는 전문의, 간호진, 기사, 행정인력 등은 알람이 울리면 즉각적으로 연락받을 수 있도록 준비돼 있다. 뇌졸중 CP를 간단히 설명하면 치료 대상 뇌경색 환자가 응급실에 왔을 때 최대한 시간 지체 없이 정맥 내 혈전용해술·동맥 내 혈전제거술을 할 수 있도록 과정을 단순화한 체계적 절차다. 다른 환자들의 검사나 처치보다 먼저 진행할 수 있도록 우선권을 부여한 것이 특징이다.

서울대학교병원의 경우 뇌졸중 CP는 증상 발생 후 6시간 이내인 뇌졸중 의심 환자가 내원하면 바로 발동된다. 예전에는 3시간이 골든 아워였지만 4.5시간으로 연장됐다가 다시 6시간으로 연장됐다. 최근에는 24시간 이내 증상 발생 환자 중 일부가 골든 아워에 해당되는 경우도 있다. 골든 아워의 연장은 뇌졸중 치료 기술의 발전에 따른 결과다. 과거 치료 기술로는 전혀 효과가 없었던 시간대에서도 최근 도입된 치료 기술로 충분한 치료 효과를 발휘하기 때문이다. 뇌졸중의 골든 아워가 몇 시간이냐고 단정적으로 물어보면 현재로서는 일단 6시간이라고 답하는 것이 적절할 듯싶다. 6~24시간에 해당되는 환자들 중 골든 아워에 해당하는 환자들은 특수한 검사들을 통해서 확인되는 일부에 불과하다. 이를 일반화해서 언급한다면 오히려 혼란만 가중시킬 우려가 있다. 물론 앞으로는 기술의 발전에 의해 골든 아워가 더 연장될 가능성이 있다.

그런데 일반인이 오해하기 쉬운 개념이 한 가지 있다. 6시간이라는 골든 아워에 들어오기만 하면 모두 동일하게 좋은 예후를 보장받은 것처럼 생각하는 경우다. 이는 완벽한 오해다. 시간이 곧 뇌다. 빠르면 빠를수록 뇌조직을 훨씬 많이 살릴 수 있다.[52-53] 골든 아워 내에서도 시간에 따른 차이가 엄연히 존재한다. 그러니 6시간 내에 응급센터에 도착하기만 하면 된다고 편하게 생각해선 안 된다. 1분이라도 최대한 빨리 도착하기 위해 노력해야만 한다.

뇌졸중 CP: 혈전용해/혈전제거

뇌졸중 CP 알람이 울리면 즉각적으로 뇌 CT를 시행한다. CT에서 뇌출혈로 판명되면 알람은 꺼지고 환자는 기존 치료로 복귀한다. CT에서 뇌경색으로 판명됐지만 임상적 상황이나 영상 소견이 응급 치료 조건에 맞지 않으면 역시 기존 치료로 복귀한다. CT에서 뇌경색이면서 모든 상황이 응급 치료 조건에 부합하는 것으로 판명되면 CP를 유지하면서 정맥 내 혈전용해술intravenous thrombolysis, IVT을 시행한다.

정맥 내 혈전용해술이란 환자의 정맥으로 'rt-PA recombinant tissue-plasminogen activator'라는 약물을 약 1시간에 걸쳐 천천히 주사하는 치료를 말한다. 이 약물은 원래 우리 혈액에 존재하는 물질로서 혈액의 응고-항응고 균형에 중요한 물질 중 하나다. 이를 환자에게 사용할 수 있도록 유전자 재조합genetic recombination 기술을 통해 대량 생산한 약물이다. 뇌경색에서의 치료 효과는 1995년 미국 국립보건원National Institute of Health의 NINDS National Institute of Neurological Disorders and Stroke 연구를 통해서 처음 규명된 바 있다.[54] 이 약물은 혈관을 막고 있는 혈전을 '직접 분해·용해'하는 약물로 효과는 즉각적이고 강력하지만 아주 오래 지속되지는 않아서 응급 치료에 적절하다. 다만 정맥 내로 주입하기 때문에 혈전이 막힌 뇌뿐만 아니라 온몸에 약물이 퍼지므로 다른 장기의 출혈 등 부작용이 생길 수 있다. 일반인이 아스피린을 혈전용해제라고 알고 있는 경우가 많은데, 이는 완전히 틀린 얘기다. 여기에서 언급한 rt-PA가 이미 존재하는 혈전을 용해하는 '혈전용해제'이며 아스피린 등의 뇌경색 예방 약물은 혈전이 발생하는 것을 예방하는 '항혈전제' 내지는 '항혈소판제제'다.

정맥 내 혈전용해술로 환자의 치료 효과가 미미하거나 애초에 혈전용해술 대상자가 아닌 경우에는 동맥 내 혈전제거술intra-arterial thrombectomy, IAT을 시행한다. 이는 혈관조영술을 통해 막힌 혈관을 찾아 들어가서 혈전을 용해하는 것이 아니고, 물리적으로 그 혈전을 끄집어내 체외에서 제거

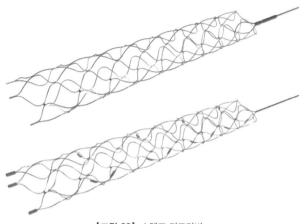

[그림 26] 스텐트 리트리버

하는 방법을 말한다. 예전부터 이론적으로는 심장의 급성 관상동맥 폐색 증후군acute coronary syndrome처럼 정맥 내 혈전용해술보다 당연히 동맥 내 혈전제거술이 우수할 것으로 기대했다. 하지만 예상과는 달리 2015년까지 한 번도 성공하지 못했다. 아마도 IAT를 시행할 때까지의 시간 손실, 적절한 혈전제거 기구의 부재 등이 원인이라고 생각한다. 그런데 2015년 스텐트 리트리버stent retriever라는 혁신적인 혈전제거 기구가 등장하면서 전 세계 뇌졸중 치료에 대혁명이 일어났다.

스텐트 리트리버는 혈관을 지지하는 것이 목적인 스텐트 모양의 혈전 제거 기구로서 이전의 어떤 기구보다 쉽고 빠르게 혈전을 제거할 수 있도록 고안됐다(그림 26).[55] 이 기구가 나온 이후 2015년에만 전 세계 여섯 군데에서 독립적으로 시행되던 IAT 임상 연구가 모조리 성공하며 혈전제거술의 판도가 완전히 바뀌었다. 동맥 내 혈전제거술을 통해 골든 아워는 4.5시간에서 6시간으로 연장되는 결과를 가져왔을 뿐만 아니라 환자의 증상도 기존에 비해 훨씬 뚜렷하게 개선됐다. 애초에 동맥 내 혈전제거술로 기대했던 긍정적 결과를 단숨에 이루는 성과를 보여준 것이다. 최근 연구에서는 일부 환자들에 국한된 것이기는 하나 발생 후 6시간이 지나 24시간까지도 혈전제거술로 효과를 기대할 수 있다는 결과가 나오고 있다. 좀 더 많은 환자를 초기에 치료할 수 있는 환경이 조성됐다. 앞서 언급했지만 이 연구들 덕분에 골든 아워가 24시간으로 확장됐다고 이해해서는 절대로 안 된다. 아주 일부 환자에만 적용될 수 있는 상황이고, 호전 정도도 6시간 내에 치료받은 환자들만큼 우수하지는 않기 때문이다.

CT와 MRI

일반인은 뇌졸중이라는 병을 떠올릴 때 기본적으로 MRI를 통해 진단을 한다고 떠올릴 듯싶다. 맞는 말이긴 한데 영상 장비마다 제각각 장단점이 있어서 뇌졸중 환자에게 무턱대고 MRI를 시행하는 것은 아니다. 일단 각 영상 장비의 특징을 확인해보자.

MRI는 '자기 공명 영상magnetic resonance imaging'이라고 부르며 자기장을 이용해 내부 장기의 상태를 시각화시켜주는 영상장비를 말한다. 자기장의 강도와 주파수 등의 조절에 따라 뇌의 다양한 특징을 영상화할 수 있다. 해상도가 무척 좋은 데다 자기장이라 건강에 미치는 위해가 거의 없어서 계속 발전하고 있는 첨단 영상 장비 중 하나다. 다만 촬영에 걸리는 시간이 긴 편이고(30분~1시간), 촬영하는 동안 환자가 장비 안에 들어가버려 보이지 않는 단점이 있다. 환자의 활력 징후가 문제가 되는 경우엔 사망조차 모를 수도 있으니 이런 경우는 MRI를 시도하면 절대 안 된다. 상

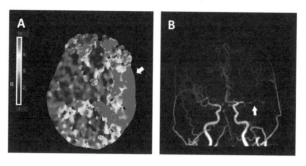

[그림 27] 뇌졸중 응급 CT 영상

태가 안 좋은 뇌졸중 급성기 환자에게는 이런 단점이 문제가 될 수 있으므로 이를 상쇄할 다른 영상 장비가 필요하다.

CT는 '컴퓨터 단층 촬영 computer-assisted tomography; computed tomography' 이라고 부른다. 우리나라에서는 주로 CT라는 약자로 쓰지만 CAT를 주로 사용하는 나라도 많다. CT는 엑스레이 X-ray를 사용하므로 장기적으로 볼 때 방사선에 따른 안전성 문제가 가장 치명적인 단점이다. 이러한 단점을 넘어설 만큼 CT의 장점이 있을 때 활용하는 것이 타당하다. 그 대신 CT는 촬영 시간이 대단히 짧고 장비가 간단한 편이라 환자 옆에서 직접 보면서 촬영할 수 있다는 장점이 있다. 응급한 상황에서 대단히 유리하다. 또한 장비의 발전으로 MRI와 비슷한 수준의 뇌졸중 관류 영상 촬영이 가능해지면서 응급 상황에서 장점이 더욱 부각되고 있다.

위와 같은 특징을 보면 응급 상황에서는 여러 가지로 CT가 유리하다. 이에 대다수 병원에서는 뇌졸중 CP에 들어가면 CT로 뇌출혈 여부, 뇌경색 여부, 혈관 폐색 여부 및 위치, 혈액 관류 상황 등을 빠른 속도로 확인한다(그림 27). 물론 일부 병원에서는 초반에 MRI로 동일한 정보를 얻기

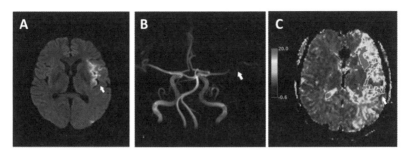

[그림 28] 뇌졸중 응급 MRI 영상

도 한다. 하지만 1분 1초가 아까운 상황에서는 MRI를 사용할 경우 시간
이 지체될 가능성이 많다.

정맥 내 혈전용해술의 시술 여부는 CT 결과와 다른 임상적 상황을 고
려해 결정한다. 정맥 내 혈전용해술을 시행하지 않거나 시술하더라도 환
자가 뚜렷하게 호전되지 않은 경우에는 동맥 내 혈전제거술을 시행한다.
이를 준비하는 사이에 MRI를 시행할 수도 있다. 서울대병원에서는 이때
MRI를 시행해서 혈전제거술에 필요한 혈전의 위치 및 혈류역학적 정보
를 다시 얻는다(그림 28).

뇌졸중 집중치료실

혈전용해 또는 혈전제거 치료로 응급 치료가 완료되면 뇌졸중 CP는 종료
된다. 환자는 기존 표준 치료로 복귀한다. 이때 환자는 응급실에서 뇌졸
중 집중치료실stroke unit로 이송되는 경우가 대부분이다(그림 29). 초기 뇌
졸중 치료는 대부분 여기서 시행된다. 집중치료실은 활력 징후 및 산소포

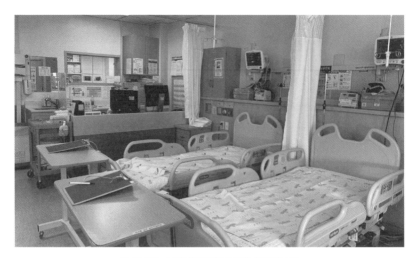

[그림 29] 서울대학교병원 뇌졸중 집중치료실

화도, 심전도 등을 24시간 모니터링하는 공간이다. 뇌졸중 전문 간호사가 환자 3~5명만 담당하면서 환자의 임상적 상태를 24시간 관찰하고 진찰한다. 이 공간은 특별한 치료를 시행하기보다 좀 더 위생적인 공간에서 환자의 임상적 변화를 면밀하게 관찰하기 위해 마련된 곳이다.

급성기에 필요한 정맥 내 항응고치료 등 부작용이 우려되는 치료도 이곳에서 활발하게 진행된다. 환자를 단순히 모니터링하는 공간에서 치료 효과를 기대할 수 있는지 반문이 예상되는데, 2007년 독일에서 진행된 연구에 따르면 집중치료실에서의 치료가 환자의 사망률을 20~30퍼센트가량 감소시키며 엄청난 효과를 증명한 바 있다.[56] 세계 각국에서도 유사한 긍정적 효과를 증명하고 있다. 현재는 뇌졸중 집중치료실이 뇌졸중 치료에서 절대로 빠질 수 없을 만큼 중요한 요소로 자리 잡게 됐다.

최고의 내과적 치료

뇌졸중 집중치료실 및 일반 병실에서 진행되는 치료는 크게 뇌졸중 재발을 막기 위한 치료와 교육 및 약물 투약, 뇌졸중 합병증의 예방 및 치료, 뇌졸중 호전을 위한 재활치료로 나눌 수 있다. 대개 첫 번째와 두 번째 치료는 신경과가 담당하고, 세 번째는 재활의학과에서 담당한다.

뇌졸중 재발은 대체로 입원 기간에 발생하는 조기 신경 기능 악화early neurological deterioration, END와 퇴원 이후 발생하는 뇌졸중 재발의 경우로 나눌 수 있다. 신경과에 입원한 뇌졸중 환자에게서 END는 약 20~40퍼센트 정도 발생한다고 알려져 있다. END는 다양한 이유로 발생하는데, 뇌졸중의 악화와 재발이 가장 중요한 원인이다. END가 많이 발생할 뿐만 아니라 뇌졸중의 발생 기전과 연관된 것이라면 "실력 있는 의사는 END를 예상하고, 더 잘 막을 수 있지 않을까?" 하는 의문이 생길 수 있다. 내 의견으로는 당연히 그렇다. 실력 좋은 의사일수록 입원 중인 환자의 악화를 좀 더 잘 예방할 수 있다고 생각한다. 여기서 환자를 보는 신경과 의사의 진짜 실력이 드러난다.

END를 예상하고 환자의 상태가 좋을 때 미리 조치를 하는 의사와 기계적으로 환자를 치료하면서 END를 전혀 고려하지 않는 의사 중 어떤 의사의 진료를 받은 환자의 예후가 좋을까? 당연히 전자다. 덴마크 자료에 의하면 높은 수준의 병원 사망률은 9.8퍼센트였던 반면, 낮은 수준의 병원 사망률은 17.8퍼센트였다고 한다.[57] 병원 간 차이가 확실한 만큼 환자를 직접 다루는 의사의 END 발생률에도 차이를 보일 가능성이 높다. 요즘은 대부분의 병원 인테리어가 훌륭해지고 시설이 현대화되면서 모든 병원이 비슷비슷해 보이지만 환자를 보는 정성과 능력에는 생각보다 큰 차이가 있다는 점을 기억해두자.

뇌졸중 합병증으로 가장 흔한 것이 흡인성 폐렴이다. 그다음으로 요로 감염, 욕창, 낙상 등이 있다. 흡인성 폐렴은 뇌졸중 환자에게서 가장 흔하게 나타나면서 가장 문제가 되는 합병증이다. 폐렴이 의심되는 초기에 선제적으로 빨리 항생제를 써서 감염 전파를 조기에 차단하는 것이 매우 중요하다. 이와 같은 합병증은 뇌졸중이 심할수록 더 잘 동반되므로 신경과 입원 기간 중 합병증 치료를 매우 중요한 과제로 생각해야 한다.

지금이 최악입니다

신경과에 입원한 기간 동안 재활 치료의 중요성을 간과하는 의사들이 대단히 많다. 사실 초기에 혈전용해·혈전제거 치료를 제외하면 나머지 내과적 치료는 악화를 예방하는 것일 뿐이다. 환자의 증상을 호전시키는 치료라고 볼 수 없다. 급성기 이후 직접적으로 환자의 증상을 호전시키는 치료는 약물이 아닌 재활 치료다.

"지금이 최악입니다."

입원한 환자들에게 내가 종종 하는 말이다. 막상 들으면 황당할 것 같은 이 말은 사실 대단히 희망적인 말이다. '당신이 가진 현재의 장애가 당신의 뇌졸중 전체 전개 과정 중에서 최악의 상황이니 앞으로는 좋아질 일만 남았다'는 뜻이다. 뇌졸중은 어떤 의미에서는 환자와 좋은 관계를 맺을 수 있는 희망적인 병이다. 뇌졸중이 처음 발생하는 그날이 가장 안 좋은 상태일 가능성이 높고 적절한 약물 및 재활 치료만 해준다면 그 이후로는 생각보다 많이 좋아지기 때문이다. 정말 많이 좋아져서 이전의 상태로 완전히 회복되는 환자도 꽤 많고 그 정도는 아닐지라도 일상생활에 지장이 없는 수준까지 좋아지는 분들도 많다. 두 비율을 합치면 전체 환자들 중 거의 절반이 넘는 수준이다. 앞서 언급한 퍼거슨 감독은 유서까지 작성했다는데 지금은 겉으로 봐서는 전혀 알 수 없지 않은가?

"인근 재활센터로 전원합니다."

치료한 지 일주일 정도면 신경과에서는 퇴원 대상이 된다. 앞으로는 외래에서 만나기로 하고 환자 집 근처의 재활센터로 전원시킨다고 환자에게 말하면 대부분 며칠이라도 더 있게 해달라고 하소연을 한다. 사실 나는 환자들의 그런 반응이 참 답답하다. 서울대병원 등 소위 빅 파이브라고 부르는 병원들은 모두 종합병원이다. 빼어난 실력자 교수들이 종합병원에 근무하는 것은 사실이지만 모든 파트의 시설과 장비가 최고로 좋은 것은 아니다. 대개 종합병원의 재활치료실은 충분한 공간을 확보하고 있지 못하다. 서울대병원의 경우 재활 치료 시간은 하루에 한 세션에 불과하고 그나마도 일주일에 4일 정도만 진행할 수 있다.

급성기가 지난 상황에서는 환자의 회복을 위해 재활 치료가 제일 중요하다. 그런데 하루에 한 세션이라면 턱없이 부족한 수준이다. 급성기가 지난 환자라면 종합병원이 아니고 전문 재활센터가 절대적으로 필요하다. 요즘은 전문 센터가 많아져서 적극적인 재활 치료를 충분히 할 수 있게 됐다. 다만 수 개월간 피나는 재활 운동을 해야 한다. 뇌졸중이 발생하고 그 이후 증상이 회복되는 시간은 짧으면 3개월, 길어봤자 6~12개월 사이이다. 이 기간 동안 열심히 재활 치료를 해서 호전 수준을 최대한으로 끌어올려야 한다. 이때 재활 치료를 게을리한다면 12개월 후에 땅을 치고 후회해도 소용이 없다. 뇌졸중은 호전 기간이 정해져 있다는 사실을 반드시 명심해야 한다.

그럼 재활 치료로 좋아지는 이유는 무엇일까? 신경이 재생되기 때문일까? 아니다. 우리 뇌의 신경은 거의 재생되지 않는다고 보면 된다. 뇌에서는 피부세포나 간세포와 같은 극적인 재생이 거의 불가능하다. 다만 일부 영역에서 일부 기능을 위해 뇌세포가 재생된다는 증거는 있으나, 그 정도가 너무 미약해서 임상적으로 영향을 주지는 못한다. 그렇다면 왜 좋아지는 것일까? 의학자들이 아주 정확하게 알고 있는 것은 아니지만 가장 가능성이 높은 것으로 추론하는 기전은 '시냅스 재생synaptogenesis'이다.

뇌졸중으로 중간에서 끊어진 신경회로는 신경세포체가 아직 죽지 않은 상태여서 기능만 못 할 뿐 죽은 상태는 아니다. 이때 주변에 건강한 신경세포가 있다면 끊어진 두 부위를 이어서 새로운 시냅스를 생성할 수 있다. 이러한 새로운 시냅스의 생성으로 기존의 기능은 어느 정도 회복될 수 있다. 나는 재활 치료를 통해서 시냅스 재생을 훨씬 촉진시킬 수 있다고 믿는다. 재활 치료의 원리가 어떤 운동을 계속하도록 반복적으로 뇌를 자극시켜 뇌 기능을 다시 개발하는 것이기 때문이다. 다시 말해 뇌에서는 특정 운동을 담당하는 신경세포가 뇌졸중으로 인해 중간이 파손된 상태인데, 환자가 하지 못하는 운동으로 계속 자극하니 어떻게든 시냅스를 재생하려는 자극으로 인식한다는 뜻이다.

이런 긍정적인 피드백으로 인해 환자의 회복에 긍정적인 방향을 가진 시냅스 재생이 뇌에서 이뤄질 수 있다. 단 시냅스 재생의 전제 조건은 주변 세포가 건강하고 일을 나눌 정도가 돼야 한다는 것이다. 애초에 뇌가 건강한 상태여야 재활 운동도 충분한 효과를 기대할 수 있다는 말이다. 담배와 음주로 찌든 환자의 뇌에서는 똑같은 뇌졸중이 생겨도 회복 정도가 제한될 수밖에 없다. 평소 건강한 뇌를 유지하기 위해 건강한 생활을 지켜야 하는 이유가 또 하나 생긴 셈이다.

적어도 뇌졸중으로는 쓰러지지 않게 해줄게요

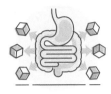

　이제 뇌졸중에 관한 마지막 이야기다. 이 책은 뇌졸중이 주제는 아니었지만 내 전공이 뇌졸중인 관계로 어떤 주제보다 풍부한 내용이 들어간 것 같다. 물론 여기서 다루는 뇌졸중 이야기는 내가 진짜 알려드리고 싶은 이야기의 반의 반도 되지 않는다. 다음에는 뇌졸중을 주제로 한 책을 다시 낼까 한다. 이 책에 제대로 담지 못한 뇌졸중 이야기를 포함해 일반인에게 정말 도움이 될 만한 뇌졸중 교양 도서를 집필하려고 한다. 물론 이 책에 대한 반응을 먼저 고려해야 하겠지만.

　이번 주제는 여러분이 가장 알고 싶어 하는 내용이 아닐까 한다. 이 책의 앞부분에서 소개한 내 친구와의 대화에서 언급한 대로 나는 뇌졸중과 심근경색은 안 걸릴 자신이 있다. 전공의로서 두 질환을 너무 잘 알기 때문이다. 물론 건강은 자신하는 것이 아니라고 했다. 하지만 어쩔 수 없이 뇌졸중에 걸린다고 해도 큰 문제없이 다시 정상 생활로 돌아갈 수 있을 것이라 생각한다. 내가 걱정하는 유일한 질환은 암이다. 이건 내가 어떻게 할 수 없는 문제다. 인류의 삶에서 장수와 함께 발생한 부산물이니 일개 인간인 내가 극복하고 말고 할 수 있는 문제가 아니다.

여기에서 언급하는 뇌졸중 예방법은 여러분이 읽기 쉽게 최대한 직관적이고 직접적으로 표현하려고 노력했다. "균형 잡힌 식단과 운동을 적당히 하세요"와 같은 애매모호한 표현은 하지 않으려고 노력했다. 하지만 같은 내용일지라도 각자 사정에 맞게 받아들이는 탓에 내가 전하고자 하는 예방법이 똑바로 전달될지 약간은 걱정이다. 게다가 이 책은 뇌졸중 교양서가 아니라서 지면의 한계가 있으니 이 주제만 자세히 기술할 수도 없다. 가급적 각 영역에서 일반인이 꼭 알아야 할 핵심 정보를 이유와 함께 간략하게 전달하도록 하겠다. 지난 23년간 외래 클리닉에서 많은 환자에게 설명하면서 성공해온 방법이니 애매한 일반 책보다는 훨씬 도움이 되리라 기대한다.

뇌졸중은 합병증입니다

어떤 책에서도 뇌졸중을 합병증이라고 설명하지 않는다. 하지만 뇌졸중은 감염증이나 암과 같이 독립된 단일 질환이 아니다. 대부분의 뇌졸중은 홀로 발생하지 않고 반드시 원인에 종속된다. 원인이 없는 뇌졸중은 없다. 그리고 그 원인은 현대의학에서 대부분 예방할 수 있다. 논리적으로는 뇌졸중은 원인 질환에 의한 종속 질환이자 의학적으로는 합병증이다. 완전히 정상인 혈관에서 뇌졸중은 정말 거의 발생하지 않는다. 고혈압, 당뇨, 고지혈증, 담배, 술 등 혈관과 심장에 안 좋은 여러 위험 요인에 수년간 지속적으로 노출되면 혈관이나 심장에 변성이 발생하고 그 부위에

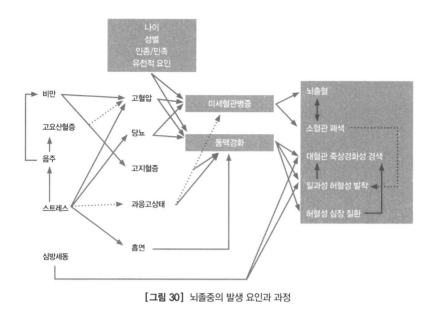

[그림 30] 뇌졸중의 발생 요인과 과정

서 어느 날 갑자기 혈전이 발생하면서 그나마 버티던 혈관을 완전히 막아 버리면서 발생하는 것이 뇌졸중이다(그림 30).

외래에서 진료를 하다 보면 많은 환자가 "어떻게 하면 뇌졸중을 막을 수 있나?" 하고 묻는다. 뇌졸중이 합병증임을 이해한다면 "어떻게 원인 질환이 생기지 않게 하는가?" 내지는 "원인 질환이 있다면 뇌졸중을 어떻게 막을 수 있는가?"가 더 적절한 질문이다. 외래 환자의 대다수가 거의 기본적으로 고혈압을 가지고 있는 분들이니 "어떻게 하면 고혈압을 잘 조절하고, 다른 위험 요인이 생기지 않도록 관리하면서 뇌졸중을 막을 수 있을까?"가 적절한 질문이다.

다시 말하지만 뇌졸중은 독립된 단일 질환이 아니다. 하지만 이를 제대로 알고 있는 일반인은 거의 없다. "뇌졸중, 심근경색은 합병증입니다"라

246 · **병을 무서워하지 않습니다**

는 캠페인이 필요한 시점이다.

제발 약을 드세요

위험 요인에 대해 각론을 이야기하기 전에 이 말을 먼저 하려고 한다. 제발 좀 약을 드시라고. 고혈압, 당뇨, 고지혈증, 심방세동을 가진 분들은 항혈전제와 함께 각각을 조절하는 약물을 복용해야 한다. 물론 위험 요인 발생 초기엔 약물 없이 생활습관 개선을 시도하는 것이 원칙이다. 하지만 그 단계를 넘어서 약물이 필요하다고 판단되는 경우에는 거부감을 느끼지 말고 약을 잘 챙겨 먹는 것이 훨씬 이롭다. 투약 여부는 처음에 신중하게 결정하되 결정된 다음부터는 확실하게 잘 먹어야 한다는 뜻이다.

약을 꾸준히 잘 먹는 사람은 위험 요인이 더 발전하지 않는다. 또 해당 약물 하나로 평생 조절되는 사람도 많다. 반대로 약을 적절히 먹지 않으면 고혈압, 당뇨 등이 더욱 나빠지면서 나중에는 약물 하나로 막을 것을 3~4가지를 써도 안 될 정도로 빠르게 악화되기도 한다. 이 주제는 마지막 장에서 다룰 예정이니 그때 사례와 중요성을 다시 설명하겠다.

진짜 침묵의 살인자 고혈압: 두통은 상관없어요

고혈압은 과거부터 침묵의 살인자라고 알려져 있다. 즉 고혈압 그 자체로는 자각 증상이 없다는 뜻이다. 그런데 이런 사실을 곧이곧대로 받아들이는 환자들이 거의 없다. 대부분 고혈압 때문에 두통이 생기는 줄 안다. 외래에서 종종 벌어지는 사례를 기술해보겠다.

환자 김 모 씨는 73세 여자다. 2년 전 소혈관 폐색 뇌졸중으로 우측 반신 마비가 있었으나 지금은 완전히 회복된 상태다. 당시 고혈압이 발견됐고 그 이후로 로자르탄^{losartan} 50밀리그램을 지속적으로 복용하고 있다. 평상시 혈압은 120/70mmHg 수준으로 아주 잘 조절되고 있다. 환자는 한 달 전에 뒷머리가 묵직하게 아픈 통증을 느꼈다. 일상생활에 지장을 줄 정도는 아니었으나 하루 종일 증상이 지속됐다. 고혈압이 나빠져서 두통이 생겼다고 생각한 환자는 인근 1차 병원을 방문했다. 해당 병원에서 측정한 혈압은 150/90mmHg으로 평소보다 높게 나왔고, 병원 의사의 권고에 따라 암로디핀^{amlodipine} 5밀리그램을 처방받고 복용을 시작했다. 이후 혈압이 110/70mmHg 정도로 안정돼 두 가지 약을 약 한 달간 복용하기를 지속하면서 우리 병원 외래로 내원했다. 환자는 고혈압이 너무 심해 두통이 발생했다고 호소했고 1차 병원에서 진통제 및 혈압약을 추가로 처방받고 나서야 혈압이 진정됐다고 알려줬다. 이 환자는 정말 자신의 판단과 1차 병원의 처방처럼 고혈압이 악화돼 두통이 발생한 것일까?

아주 흔한 사례다. 이 환자는 고혈압 때문에 두통이 발생한 것이 아니다. 고혈압이 괜히 자각 증상이 없다고 알려진 것이 아니다. 혈압은 우리 몸을 공격하는 지표가 아니고 우리의 몸 상태에 따라 혈액을 보내주는 속도를 결정하는 탄력적인 생체 신호다. 만약 우리 몸에 어떤 이상이 생기면 뇌하수체에서 시작되는 스트레스 반응에 의해 맥박과 혈압이 올라간다. 몸에 생긴 문제를 해결할 수 있는 세포(백혈구 등)와 화학물질(포도당, 전해질 등)을 함유하고 있는 유일한 해결사인 혈액을 빨리 보내기 위해서다. 다시 말해 두통이 생겼을 때 혈압이 올라가는 것은 자연스럽고 당연한 몸의 보호 작용이다. 그런데 일반인은 혈압이 올라 두통이 생긴 것으로 잘

못 알고 혈압을 낮추기 위해, 즉 몸의 보호 기능을 억제하기 위해 혈압약을 과다 복용하기 시작한다.

혈압은 우리 몸에서 수축기 기준 160~180mmHg가 돼도 대부분 아무런 증상이 없다. 원래 그 정도 수준은 몸의 상태에 따라 변화하는 범위 내이기 때문이다. 의학적으로 고혈압 여부를 판단할 때 반드시 '안정된 상태에서 적어도 2분간 편안히 쉰 후' 혈압을 재라고 하는 것은 조금만 몸을 움직여도 고혈압 기준에 부합할 만큼 혈압 변화가 심하기 때문이다. 그런데 일반인은 오히려 몸이 아플 때, 특히 두통이 생길 때 혈압을 재고서는 혈압을 범인이라고 단정한다. 혈압을 재면 안 되는 상황에 혈압을 재는 것이다. 다시 말하지만 고혈압은 증상이 없다.

반면 평상시에는 혈압을 재는 데 너무 인색하다. 아마도 혈압을 재는 것을 너무 심각하게 생각하기 때문인 듯하다. 예전에는 혈압을 재는 일이 쉽지 않았다. 병원에 방문해 의사나 간호사가 수은 혈압계로 혈압을 재는 것을 매우 중요한 진찰 과정으로 생각했다. 그래서인지 요즘 전자 혈압계로 집에서 간단히 혈압을 재라고 하면 정확하지 않다거나 병원에서 제대로 된 서비스를 하지 않는다고 생각하는 어르신이 많다. 하지만 절대로 그렇지 않다.

최근에는 전자 혈압계의 정확도가 대단히 높아져서 수은 혈압계와 청진기로 재는 혈압의 정확도와 비견된 지 오래다. 이제 각 가정에서도 5만 원 정도만 지불하면 정확한 전자 혈압계를 구입해 혈압을 측정할 수 있다. 굳이 병원까지 와서 기다릴 필요도 전혀 없다. 집에서 장난감 다루듯 전자 혈압계와 친해지고 수시로 재보길 권한다. 내가 외래에서 항상 환자들에게 당부하는 이야기 중 하나다. 다시 말하지만 고혈압 환자가 병원에

갈 때만 혈압을 재면 절대로 안 된다. 집에서 측정했던 혈압을 지속적으로 기록해 의사와 상담하는 것이 가장 바람직하다.

또 많은 사람이 고혈압의 일반적인 기준을 잘못 알고 있다. 대개 140/90mmHg를 넘지 않으면 정상으로 알고 있다. 하지만 정상 혈압 수치는 안정된 상태에서 120/80mmHg를 넘지 않아야 한다. 의학적으로는 125/80mmHg만 나와도 정상보다 높다고 판단한다는 얘기다. 물론 고혈압 치료의 기준은 아니지만 우려할 만한 혈압이라고 본다는 뜻이다. 게다가 뇌졸중이 생긴 경우 미국이나 유럽에서는 130/80mmHg를 넘지 않게 관리한다.[58-59] 우리나라는 고혈압의 기준치에 대해 각 학회마다 입장이 달라서 환자들 입장에서 혼란스러울 수 있다. 의학적으로 볼 때 130/80mmHg를 넘지 않도록 하는 것이 타당하다. 즉 뇌졸중이 발생하기 전에는 120/80mmHg를 넘으면 고혈압 여부를 계속 모니터링하고, 140/90mmHg를 두 번 이상 넘으면 고혈압 치료를 시작하고, 뇌졸중 환자라면 130/80mmHg를 넘지 않게 조절해야 한다. 이렇게 간단히 알면 된다.

너무 쉬운 당뇨 치료

내가 의과대 학생 시절에는 당뇨병을 굉장히 심각하고 특별한 질환으로 배웠다. 자각 증상이 별로 없어서 진단이 쉽지 않은 데다 잘못 걸리면 눈이 멀고 신장이 망가지고 다리까지 자를 수 있는 합병증이 생긴다고 배웠기 때문이다. 게다가 약은 인슐린insulin, 메트포르민metformin, 설폰요소제sulfonyl urea 정도밖에 없는 수준이고 부작용도 끔찍할 수 있으니 반드시 조심해서 사용해야 한다고 배웠다. 굉장히 무서운 병이지만 우리가 가진 약이 너무 빈약하니 의사조차도 평생 걸리지 않기만을 비는 질환이었다.

　그런데 지금은 절대 아니다. DPP-4 억제제 dipeptidyl Peptidase-4 inhibitor, SGLT2 저해제 sodium-glucose co-transporter 2 inhibitor, GLP1-ra glucagon-like peptide-1 receptor agonist 등 신약의 전성기라 할 만큼 대단한 당뇨 신약들이 쏟아져나오고 있다. 이들 약물들은 과거의 약물과는 비교가 안 될 정도로 우수한 효과와 낮은 부작용을 보여준다. 예전과 비교하면 의사 입장에서 당뇨 치료는 상당히 안전하고 편한 수준이라고 본다. 물론 당뇨를 초기에 진단하고 환자에게도 당뇨 치료에 대한 의지가 있다는 전제 조건이 필요하다. 그러니 1년에 한 번만 당화혈색소 HbA1c를 반드시 측정하길 바란다. 건강검진 비용이 얼마 되지 않지만 그것만으로도 우리가 얻는 이득은 말할 수 없을 만큼 크다. 당화혈색소는 일반인 수준에서는 5.5퍼센트 정도로 측정된다. 만약 6.5퍼센트를 넘긴다면 당뇨로 진단한다. 지금도 혈당을 기준으로 당뇨를 진단하기도 하지만 당화혈색소를 이용하는 것이 진단하는 시간, 비용과 정확도 면에서 가장 우수하다. 이렇게 간단한 당뇨의 진단과 치료를 제대로 시행하지 않은 채 당뇨 합병증을 발생시키고 뇌졸중까지 유발한다면 스스로 병을 키우는 것과 다를 바 없다.

고지혈증, 준비하는 자가 승리한다

고지혈증(혹은 고지질혈증)은 의학적으로 저밀도 지단백 low-density lipoprotein, LDL에 함유된 콜레스테롤이 기준치 이상으로 높은 상태를 의미한다. 일반인에게는 너무 어려운 말이다. 간단히 말하면 동맥경화를 일으킬 가능성이 높은 콜레스테롤이 많은 상태라는 뜻이다. 고혈압이나 당뇨처럼 기준치가 얼마라고 딱 잘라 말하지 않는 것은 의료진이 대상자마다 정상치를 다르게 적용하기 때문이다.

정상치가 사람마다 다르다고 하면 다들 혼란스러워한다. 알기 쉽게 설명하기는 참 쉽지 않지만 최대한 이해하기 쉽게 알아보도록 하자. 일단 인간에게 콜레스테롤은 필수 영양소다. 세포벽의 일부를 구성하고 체내 성호르몬과 스테로이드 호르몬의 재료로 활용된다. 콜레스테롤은 지방^{fat}으로는 분류되지 않고 지질로 분류된다. 열량, 즉 에너지원으로 활용되지 않기 때문이다. 콜레스테롤이 많아서 체내에 축적되면 혈액 내에서 엉뚱한(?) 짓을 할 수도 있기 때문에 간이 혈액 내 콜레스테롤 수준을 조절한다.

그런데 사람마다 콜레스테롤 수준의 개인차가 상당히 심해서 정상치를 어느 정도라고 규정하기 애매하다. 게다가 예전엔 동맥경화를 일으킬 가능성이 높은 콜레스테롤(저밀도 지단백 함유)과 동맥경화를 감소시키는 콜레스테롤(고밀도 지단백 함유)을 함께 측정해 총콜레스테롤 수처만 확인하는 경우가 많아 일정 수치로 지정하기가 매우 힘들었다. 하지만 요즘은 건강검진에서도 저밀도 지단백에 함유된 콜레스테롤만 따로 측정해 알려줄 만큼 기술이 발달해 그런 우려가 없다.

복잡하니 좀 더 간단하게 얘기해보도록 하자. 우선 정상인에게서는 저밀도 지단백 콜레스테롤이 130mg/dL 이하인 정도를 추천하기는 하지만 이보다 높다고 약물을 추천하는 것은 아니다. 160mg/dL를 넘으면 치료를 권유하는 정도다. 그리고 뇌졸중이나 심근경색 등이 우려되는 위험 요인을 가진 환자에게서는 100mg/dL 이하를 정상치로 보며, 약물 치료를 강력하게 추천한다. 마지막으로 많은 위험 요인을 가진 환자이거나 이미 뇌졸중·심근경색을 경험한 환자에게서는 70mg/dL 이하를 정상치로 보고 여러 약물을 사용해 최대한 수치를 떨어뜨리도록 처방한다. 심지어 유럽에서는 목표치를 55mg/dL까지 낮춘 상황이다. 정상인 중 평소 콜레스테롤이 70mg/dL 이하인 사람은 거의 없다. 만약 이 기준으로 하면 웬만한 사람이 거의 100퍼센트 고지혈증 환자가 되는 꼴이다. 그런 만큼 콜레스테롤의 정상치 혹은 치료 목표 수치는 대상자마다 다를 수밖에 없다.

그럼 콜레스테롤은 어떤 엉뚱한 짓을 할까? 간에서 나오는 저밀도 지단백에 탑승한 콜레스테롤은 원래 난소, 고환 혹은 부신으로 이동해 호르몬의 재료로 활용되는 것이 목적이다. 그런데 그 양이 충분하다면 어떻게 될까? 콜레스테롤은 혈중을 돌아다니다가 혈관벽이 손상된 곳을 우연히 발견하고는 그곳에 박혀버리기도 한다. 혈관벽은 고혈압이나 노화, 담배 등으로 인해 다양하게 초기 손상이 생길 수 있다. 만약 혈중 콜레스테롤이 많으면 이런 부위에 쓸데없이 박혀 쌓일 수 있다. 혈관벽에 박힌 콜레스테롤은 만성 염증을 유발하면서 독성 콜레스테롤로 변질되고 더 많은 콜레스테롤의 축적을 야기한다. 죽상경화증이라고 부르는 동맥경화증의 대표적 병변이다.

죽상경화증의 대표적인 원인 물질이니 억제하는 게 당연하다. 그런데 평상시 콜레스테롤이 높으면 어떤 증상을 느끼게 될까? 피부에서 기름이 더 많이 흐르는 증상이라도 생기는 걸까? 아무런 증상도 느끼지 못한다. 고혈압과 함께 자각 증상이 전혀 없는 질환이기 때문이다. 평상시 혈액 검사를 하지 않으면 절대로 알 턱이 없다. 그리고 스타틴을 비롯해 콜레스테롤을 효과적으로 억제하는 좋은 약물이 즐비하게 출시돼 있다. 그럼 평소 콜레스테롤을 측정하고 권고 기준에 따라 약물을 먹든지 결정하면 되지 않을까? 맞다. 아주 간단하다.

나는 이미 스타틴을 복용한 지 오래다. 목적은 단 한 가지다. 50대 이후 동맥경화 병변을 애초에 만들지 않기 위해서다. 매년 이러한 준비가 매우 성공적이라는 것을 확인하면서 지내고 있다. 아무런 증상도 없는데 수년째 하루도 빠지지 않고 복용하고 있다니 대단하지 않나? 증상이 없을 때부터 몇 년을 미리 준비해 뇌졸중을 피할 것인지 아니면 편하게 살다가 뇌졸중을 만날 것인지 선택은 자신에게 달렸다. 이 글을 읽고도 결정하지 못하면 어떤 결과가 기다릴지 자명하다.

술, 좋은 면은 아주 약간만 있어요

뇌졸중 환자가 관리를 위해 외래 클리닉에 오면 종종 나와 협상(?)을 하곤 한다. "술을 몇 잔까지 마셔도 돼요?" "와인은 가능하죠?" "일주일에 몇 번 마시나요?" 나도 술을 좋아하는 한 사람으로서 마음껏 드시라는 말을 하고는 싶지만 동시에 술의 의학적 장단점을 잘 아는 의사로서 할 말은 아닌 듯하다.

술은 혈전이 문제인 심근경색과 뇌경색 입장에서는 나쁠 이유가 별로 없다. 예전부터 와인이 심장병을 억제한다는 '프렌치 패러독스' 같은 낭설도 있지 않은가?[60] 실제로는 와인이 심장병을 억제하는 것이 아니다. 모든 술을 적절한 양으로 마시면 뇌경색·심근경색의 발생을 어느 정도 억제한다. 해당 결과의 원인에 대해 잘 알려지지는 않았다. 아마도 알코올이 내재적으로 가지는 혈전 생성 억제 효과에 기인하는 것으로 생각된다. 적당히만 마시면 뇌경색·심근경색의 예방에는 좋은 것이 사실이다.

그러면 무엇이 문제란 말인가?

　알코올은 아주 미미한 양부터 뇌출혈을 확실하게 유발하는 효과가 있다. 게다가 음주량이 많아지면 뇌출혈뿐만 아니라 뇌경색도 오히려 증가시키는 요인으로 반전한다. 반주하는 정도로 철저하게 절주하지 못하고 취할 때까지 계속 마시는 수준이라면 아예 마시지 않는 게 낫다. 뇌졸중 이외에도 술은 위장관계 암과 방광암 등 다양한 암을 유발하는 확실한 발암물질이다. 또한 간경화 및 간암의 중요한 원인 중 하나다. 알코올 중독은 뇌위축과 알코올성 치매도 부를 수 있다. 술의 좋은 면은 아주 약간일 뿐이다. 좋은 면만 취하고 나머지 위험을 줄이려면 아주 현명해야 한다. 음주가들의 건투를 빈다.

담배, 지구에서 쫓아내야 할 최악의 위험물질

담배는 의학적으로 그냥 할 말이 없다. 논할 가치도 없다. 폐암을 비롯한 거의 모든 암의 발암물질이다. 뇌졸중 입장에서도 뇌경색과 뇌출혈을 모두 '확실하게' 증가시키는 위험 요인이다. 나는 담배가 도대체 왜 기호품으로 인식돼야 하는지 전혀 이해하지 못하겠다. 담배가 인간 역사에서 처음 소개된 과정이야 어쩔 수 없다 쳐도 수많은 예방의학 연구를 통해 백해무익하다는 것이 확실히 밝혀진 이후에도 일반인에게 이렇게 쉽게 노출시킨다니 정말 이해할 수 없다. 담배에 이미 중독된 분들이 담배를 끊는 것을 얼마나 고통스러워하는지 잘 알지만 국민 건강을 생각한다면 좀 더 범국민적으로 담배 추방 캠페인을 해야 하는 게 아닌가 싶다. 대마초라고 부르는 마리화나는 담배와 비교하면 발암성이 거의 없을 뿐만 아니라 성분을 조절해 의약품으로도 사용한다. 장기적으로 보면 담배가 훨씬 악당인데 말이다. 이건 타협의 여지가 없다. 그냥 끊는 게 답이다.

뭘 안 먹어야 하나요? 살은 빼야 하죠?
운동은 어떻게 해야 하나요?

환자의 보호자들이 매우 흔하게 하는 질문들이다. 방송에서도 언급했지만 뇌졸중 예방을 위해 17년간 닭고기를 먹지 않았다고 말하는 환자도 있었다. 의지는 대단하지만 뇌졸중을 예방하기 위해 특정 식품을 지속적으로 섭취 혹은 비섭취하라고 권고하지는 않는다. 간혹 건강에 문제가 생기면 닭고기와 돼지고기를 멀리해야 한다고 말하는 분들이 있다. 어떤 근거로 그런 믿음을 갖게 됐는지는 모르겠다. 아마도 과거 한방에서 주의사항으로 언급하던 내용의 영향이 아닌가 싶은데 그런 음식을 피할 과학적 근거는 없다. 다만 무엇이든 과다하게 섭취하면 칼로리 과잉과 영양 불균형으로 비만이 될 수 있다. 결과적으로 나쁠 수 있지만 그건 음식 자체의 잘못이 아니고 과다하게 섭취한 행동의 잘못이다. 단백질을 많이 함유한 육류 및 생선, 적당한 수준의 탄수화물과 지방식, 그리고 비타민과 무기질이 많은 야채를 골고루 먹는 균형 잡힌 식단이 그냥 정답이다. 한 가지 추가한다면 체중이 줄거나 불지 않는 범위 내에서 조절해야 한다.

그럼 살은 빼야 할까? 이는 아주 복잡한 문제다. 뇌졸중 관련 연령대는 대개 60대 이상이기 때문이다. 70대 할아버님에게 다이어트를 강요한다면 오히려 건강에 큰 문제를 야기할 수도 있다. 그래서 그런지 '비만의 역설' 관련 연구 결과가 아주 많다.[61] 이에 대한 연구 결과는 이 책의 마지막

장에서 자세히 언급할 예정이니 해당 부분을 참고하면 된다. 간단히 언급하자면 60대 이상에 비만한 수준이 아니라면 함부로 살을 빼려 하지 말고 의사와 상담하는 것이 좋다. 50대 이하라면 약간 과감한 도전을 해봐도 좋으니 일정 수준의 다이어트도 괜찮다고 본다. 다만 과격한 식이 억제는 절대 금물이다.

운동에 대한 지침은 간단하다. 하루에 30분 이상 유산소 운동은 필수다. 그 이상은 권고 사항에 없으니 환자나 개인의 사정에 따른다. 외래에 있다 보면 환자들이 근육 운동을 해도 되는지 마라톤은 어떠한지 등 특정 종목을 물어보곤 한다. 사실 의사로서는 대답하기 참 난감하다. 모든 운동이 과유불급이기 때문이다. 적당하면 몸에 나쁠 이유 하나 없는데 지나치면 운동 스트레스가 뇌졸중 유발 요인이 된다. 나와 가까운 사람 중 한 분은 배드민턴을 너무 좋아한 나머지 무리해서 하다가 운동 중 심근경색으로 급사하기도 했다. 몸이 힘들지 않고 즐거운 수준의 가벼운 운동을 매일 중단 없이 지속하는 것. 그게 가장 좋은 운동법이라 생각한다.

심방세동, 잘 알려지지 않은 최악의 위험 요인

앞서 설명한 대로 뇌경색의 세 가지 분류 중 한 가지는 심인성 색전이다. 심인성 색전은 재발률이 대단히 높아서 항응고제를 철저히 복용한다고 해도 예후가 가장 나쁜 뇌경색으로 잘 알려져 있다. 이 질환의 가장 큰 원인은 심방세동이다. 문제는 웬만한 일반인이 심방세동이라는 질환의 심각성에 대해 상당히 무지하다는 점이다.

심방세동은 심장 박동이 불규칙한 심장 질환을 일컫는 부정맥 중 하나다. 생각보다 대단히 흔해서 발병률이 일반 성인의 0.67퍼센트를 차지하며 고령이 될수록 많아져서 80대 이상에서는 10퍼센트를 차지할 정도다.[62] 어릴 때 판막 질환 등을 앓고 심방세동이 생기는 경우도 있으나 대개는 별다른 원인이랄 게 없다. 노화를 가장 중요한 원인으로 보고 그다음으로 음주가 발생에 영향을 미친다. 심근세포에서 전기적 신호를 전달하는 시스템이 노화와 함께 퇴행성 변화를 겪으면 당연히 부정맥이 발생할 수 있다. 이런 경우 심방세동이 가장 발생하기 쉬운 부정맥이 아닐까 하고 추측하는 수준이다. 간혹 술을 마시면 수면 중 혹은 그 이후 맥박이 고르지 않다고 느끼는 사람들이 많다. 지속적 음주로 인한 혈류역학적 스트레스가 심방세동의 발생에 영향을 줄 것이라고 추정하고 있다.

심방세동이 발병하면 맥박이 1분에 100회를 넘어가는 빈맥頻脈, tachycardia이 자주 발생한다. 그러면 환자는 호흡 곤란, 무기력, 심계항진 등의 증상을 느낄 수 있다. 심방세동은 뇌졸중을 일으키는 가장 강력한 위험 요인이면서 그 자체로도 수년 이상 오래 지속되면 심장의 기능 악화와 함께 결국 심부전을 일으키게 된다. 그런 만큼 심방세동은 초기부터 적극적으로 치료해야 하는 질환임에 틀림없다. 하지만 대다수 심방세동 환자들은 무증상으로 나타난다. 뇌졸중으로 입원했다가 심방세동을 처음 발견하는 경우가 부지기수이며 건강한 성인의 일반 건강검진에서 발견되는 경우도 대단히 많다. 그만큼 평소 자신의 느낌과 증상으로 심방세동을 진단하는 것은 매우 힘든 일이다.

술을 좋아하는 사람이 나이 50세를 넘어가면 건강검진과 함께 1년에 한 번 내지 두 번 정도 정기적으로 심전도를 측정하는 것이 좋다. 요즘은 스마트 시계에도 심방세동을 체크하는 기능이 포함된 경우가 많다. 이미 대단위 임상 연구를 통해 해당 시계의 유용성은 증명된 바 있다. 만약 사정이 된다면 50대 이상인 분들은 스마트 시계를 통해 심방세동을 자주 체크하는 것도 큰 도움이 될 것이다.

무증상 경동맥 협착

이 질환은 진정한 의미에서 1차 위험 요인이라고 볼 수는 없다. 고혈압, 당뇨, 고지혈증 등 위험 요인에 의해 뇌로 가는 가장 큰 혈관인 내측 목동맥(내측 경동맥)에 죽상경화증이 발생하고 의미 있는 내경의 감소, 즉 협착 stenosis이 일어난 것을 의미한다. 사실상 이미 뇌졸중 발생의 중간 단계에 진입한 상태를 의미한다. 그럼에도 이를 위험 요인 중 하나로 간주하는 이유는 경동맥 협착으로 인한 뇌경색 발생의 위험도가 대단히 크고,[63-64] 무증상인 경우 심각한 상황이라는 것을 환자 자신이 알기 대단히 어렵기 때문이다. 또 경동맥 초음파와 같은 간단한 검사로 쉽게 발견할 수 있는 데다 예방적 중재 시술이나 수술로 이를 간단히 제거할 수 있기 때문이다.

죽상경화증은 보통 수년에 걸쳐 천천히 진행되기 때문에 혈관이 50퍼센트 이상 막힌 경우나 심지어는 완전히 막혀서 기능을 못하는 경우에도 아무 증상 없이 살아온 경우가 많다. 그러니 앞으로 그냥 둬도 괜찮지 않겠냐고 생각할 수 있다. 하지만 지금까지 운이 좋았던 것이지 앞으로도 그러리란 법은 절대 없다. 이를 그냥 둔 환자군과 수술한 환자군을 비교한 대규모 임상 연구가 이미 1990년대부터 많이 시행됐고[65] 예방적 수술·시술이 우월하다고 결론이 이미 난 상태다.

정상인들에게서 이를 발견하는 가장 좋은 검사는 경동맥 초음파다. 초음파라서 인체에 해가 거의 없고 비용 또한 저렴하기 때문이다. 하지만 경동맥 초음파는 실제 협착보다 협착 정도가 과장되게 나올 수밖에 없어서 시술·수술 대상 후보 환자를 골라내는 정도로 활용하는 것이 좋다. 대상 환자들은 이후 MRI 및 혈관 조영술 등 정밀 검사를 거쳐 최종적으로 협착 정도를 판단하게 된다.

50대를 넘기면 한 번쯤 경동맥 초음파를 해보는 것이 좋다. 경동맥 초음파는 꼭 협착이 아니어도 혈관 위험 인자를 가진 사람에게서 IMT^{intima-media thickness}의 측정을 통해 동맥경화증 진행 수준을 알아내는 용도로도 활용된다.

비파열 동맥류와 건강검진 뇌영상

앞서도 언급한 지주막하 출혈의 가장 흔한 원인은 동맥꽈리 혹은 동맥류다. 이미 자세한 언급을 했으니 동맥류의 발견 및 제거가 얼마나 중요한지는 잘 알고 있을 거라 생각한다. 경동맥 협착과 마찬가지로 동맥류도 '전혀' 증상이 없다는 것이 조기 진단의 가장 큰 걸림돌이다. 경동맥 협착은 고혈압, 당뇨 등 위험 요인을 가질 경우가 많다는 단서라도 있지만 동맥류는 거의 깜깜이에 가깝다.

의사 입장에서도 환자의 임상 정보로 미리 동맥류의 존재를 거의 예측할 수 없기 때문에 MRI 권유 대상 환자를 골라내는 것도 역시 불가능하다. 대개는 건강검진으로 시행한 MRA^{MR angiography}, 즉 혈관 조영 MRI에서 우연히 발견하게 된다. 사실 우리나라는 건강검진으로 MRI·MRA를 시행하는 비용이 대단히 저렴해서 그나마 나은 편에 속한다. 유럽이나 미국 등 의료 비용이 비싼 나라들은 엄두도 낼 수 없다. CTA ^{CT angiography}로

도 동맥류의 진단은 가능하고 비용이 저렴하면서 정확도도 좋은 편이지만 방사선 위험이라는 치명적 약점이 있다. 따라서 의사 입장에서 건강검진 목적으로 권유하는 것은 이율배반적이다. 결론적으로 경제적 여유가 있다면 40~50대 이후 MRA를 시행해보는 것을 권한다. 만약 고혈압과 흡연이라는 위험 인자가 있다면 여유를 내서라도 찍어보라고 권유할 수 있을 것 같다. 다만 조영제는 사용하지 않는 것이 좋다. MR 조영제가 가지는 만성 독성 우려가 있어서 반드시 사용해야 하는 환자가 아니라면 굳이 조영제까지 사용해 MRA를 시행할 필요는 없다.

아예 아스피린 먹기 시작하는 것은 어떨까요?

아스피린의 심혈관 질환 및 뇌졸중의 예방 효과는 확실하다. 그 외에도 암이나 당뇨 등에서도 유익한 효과가 있다는 산발적인 보고들이 있다. 일반 성인이라면 아예 아스피린을 복용하는 것은 어떨까? 이에 관해서는 의료진들도 예전부터 많이 궁금해왔던 터라 몇몇 관련 임상 연구들이 시행된 바 있다. 아무런 문제가 없는 일반 성인을 대상으로 아스피린 복용 효과를 시험한 경우는 거의 없다. 당뇨 등 혈관 위험 요인을 가지고 있지만 뇌졸중이나 심혈관 질환이 없었던 환자 등을 대상으로 연구들이 시행됐는데 결과는 그리 긍정적이지 않다. 아스피린을 복용해도 뇌졸중 등의 발생을 낮추는 효과가 거의 없거나 미미해서 연구 기간 동안 대조군에 비해 예방률에 큰 차이가 없었다.[66]

그럼 뇌졸중이 생길 때까지는 모두 안 먹어도 된다는 의미일까? 모든

의학적 지식에 반드시 임상 연구라는 객관적인 증거가 필요한 것은 아니다. 임상 연구를 못 하는 영역이거나 자금 등의 문제로 임상 연구를 할 수 없는 경우는 경험 있는 의료진과 전문가들이 애매한 문제에 대해 의견을 내는 것이 가장 적절한 방법이다. 아스피린 등의 항혈소판제제를 복용할 수 있는 기준에 대해 완전히 통일된 의견은 아니지만 아래와 같이 권고할 수 있을 듯하다.

위험 요인이 없는 일반 성인은 아스피린 복용이 불필요하다. 식이와 운동, 체중 등 건강을 위한 생활습관을 유지하는 것만으로 충분하다. 고혈압이나 당뇨, 흡연 등의 위험 요인을 하나만 가진 성인의 경우에도 아스피린을 권유할 필요는 없다. 다만 상황에 따라서는 의사의 판단을 거쳐 복용하는 환자도 있을 수 있다. 위험 요인이 두 가지 이상이거나 경동맥 초음파, MRI 등에서 죽상경화증의 증거가 확인되는 환자라면 아스피린을 복용하는 것이 훨씬 도움이 될 수 있다. 하지만 아스피린의 지속적인 복용은 상당히 많은 경우에서 위염, 위출혈, 위궤양 등을 발생시킬 수 있으므로 이에 대한 적절한 예방책이 같이 필요하다.

뇌졸중은 무슨 뜻?

1 향설 서석조 학술상: 대한신경과학회와 (재)향설서석조박사기념사업회가 대한신경과학회의 설립 및 발전에 큰 기여를 하신 향설 서석조 박사의 업적을 기리기 위해 제정한 상. 학술적으로 그 가치와 공헌도가 인정되는 우수논문을 발표한 40세 이하의 젊은 신경학자에게 주는 연구상.

2 위키피디아, 서석조(1921) (https://ko.wikipedia.org/wiki/%EC%84%9C%EC%84%9D%EC%A1%B0_(1921%EB%85%84)

　주석 순천향 의과대학은 대한민국에서 한국인이 세운 최초의 한국 의과대학이라는 데 의미가 있다.

3 위키피디아, 일본제 한자어 (https://ko.wikipedia.org/wiki/%EC%9D%BC%EB%B3%B8%EC%A0%9C_%ED%95%9C%EC%9E%90%EC%96%B4)

　주석 추가적인 예로 과학, 진화, 유물론, 공산주의, 공화, 숙제, 혈우병, 산소, 수소 등이 있다.

4 코메디닷컴, 2018년 10월 28일, 제1270호 (http://kormedi.com/1253351/%EB%87%8C%EC%A1%B8%EC%A4%91%EC%9D%98-%EB%82%A0%EC%97%90-%ED%95%B4%EC%95%BC-%ED%95%A0-%EC%9D%BC%EB%93%A4/)

뇌졸중의 공포: 제대로 알고 무서워합시다

5 조선일보, 2004년 11월 16일 (https://www.chosun.com/site/data/html_dir/2004/11/16/2004111670154.html)

　주석 일반적으로 드라마 〈봄날〉 속 고현정의 실어증을 보고 '뇌졸중으로 실어증이 온 사람은 이런 증상일 것이다'라고 오해할 수 있다. 하지만 해당 증상은 정신적인 전환 장애(Conversion disorder)의 일종일 가능성은 있으나 뇌졸중 증상에는 해당되지 않는다.

6 통계청, 2020년 사망원인통계 결과 (https://kostat.go.kr/portal/korea/kor_nw/1/6/2/index.board?bmode=read&bSeq=&aSeq=403046&pageNo=1&rowNum=10&navCount=10&currPg=&searchInfo=&sTarget=title&sTxt=)

순위	사망원인	사망률	2019년 순위 대비
1	악성신생물(암)	160.1	–
2	심장 질환	63.0	–
3	폐렴	43.3	–
4	뇌혈관 질환	42.6	–
5	고의적 자해(자살)	25.7	–
6	당뇨병	16.5	–
7	알츠하이머병	14.7	–
8	간 질환	13.6	–
9	고혈압성 질환	11.9	↑ (+1)
10	패혈증	11.9	↑ (+1)

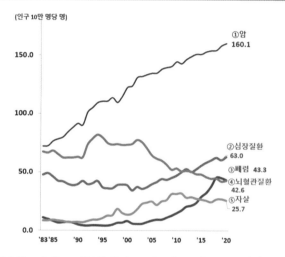

7 Gert Kwakkel, Floor E. Buma (2014). Understanding the mechanisms underlying recovery after stroke. In Michael E. Selzer et al. (Eds.), Textbook of Neural Repair and Rehabilitation (pp.7-24). Cambridge University Press. (Online ISBN: 9780511995590, DOI: https://doi.org/10.1017/CBO9780511995590)

8 Kim JY, Kang K, Kang J, et al. Executive Summary of Stroke Statistics in Korea 2018: A Report from the Epidemiology Research Council of the Korean Stroke Society. J Stroke. 2019;21(1):42-59.

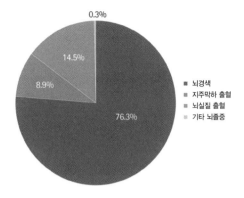

0.3%

14.5%

8.9%

76.3%

■ 뇌경색
■ 지주막하 출혈
■ 뇌실질 출혈
■ 기타 뇌졸중

신경과와 뇌졸중이 뭐예요?

9 경북일보, 2015년 12월 2일 (https://www.kyongbuk.co.kr/news/articleView.html?idxno= 943639): 2016년 수능 만점자 박순재의 인터뷰 내용

10 American Academy of Neurology (https://www.aan.com/)

11 대한신경과학회 (https://new.neuro.or.kr/)

12 Thomas Truelsen, Stephen Begg, Colin Mathers. The global burden of cerebrovascular disease. World Health Organization (https://www.who.int/healthinfo/statistics/bod_cerebrovascular diseasestroke.pdf)

심근경색과 동일, 대혈관 죽상경화증

13 Martiniuk AL, Lee CM, Lawes CM, et al. Hypertension: its prevalence and population-attributable fraction for mortality from cardiovascular disease in the Asia-Pacific region. J Hypertens. 2007;25(1):73-79.

14 위키피디아, 동맥경화증 (https://ko.wikipedia.org/wiki/%EB%8F%99%EB%A5%EA%B2 %BD%ED%99%94%EC%A6%9D)

뇌에만 존재하는 질환, 소혈관 폐색

15 Mohr JP, Caplan LR, Kistler JP. C. Miller Fisher: An Appreciation. Stroke 2012;43:1739-1740

16 Vinters HV, Zarow C, Borys E, Whitman JD, Tung S, Ellis WG, Zheng L, Chui HC. Review: Vascular dementia: clinicopathologic and genetic considerations. Neuropathol Appl Neurobiol.

2018 Apr;44(3):247-266.

17 Takasugi J, Miwa K, Watanabe Y, Okazaki S, Todo K, Sasaki T, Sakaguchi M, Mochizuki H. Cortical Cerebral Microinfarcts on 3T Magnetic Resonance Imaging in Patients With Carotid Artery Stenosis. Stroke. 2019 Mar;50(3):639-644.

범인은 심장, 뇌는 피해자, 심인성 색전

18 Arboix A, AlióJ. Cardioembolic stroke: clinical features, specific cardiac disorders and prognosis. *CurrCardiolRev*,2010;6(3):150-161.

19 Haim M, Hoshen M, Reges O, Rabi Y, Balicer R, Leibowitz M. Prospective national study of the prevalence, incidence, management and outcome of a large contemporary cohort of patients with incident non-valvular atrial fibrillation. J Am Heart Assoc. 2015 Jan 21;4(1):e001486.

20 Kim D, Lee SH, Joon Kim B, et al. Secondary prevention by stroke subtype: a nationwide follow-up study in 46 108 patients after acute ischaemic stroke. *EurHeartJ*,2013;34(35):2760-2767.

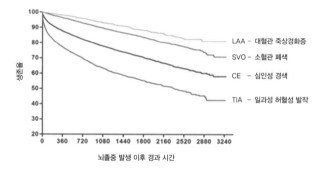

주석 심인성 경색의 생존율이 시간이 지남에 따라 가장 불량한 것을 알 수 있다.
LAA-대혈관 죽상경화증, SVO-소혈관 폐색, CE-심인성 경색, TIA-일과성 허혈성 발작

미니뇌졸중? 그냥 전구증상 합시다

21 한국일보, 2020년 7월 6일 (https://www.hankookilbo.com/News/Read/A2020070517380001758)

22 헤모필리아 라이프, 2020년 9월 2일 (http://www.hemophilia.co.kr/news/articleView.html?idxno=14706)

23 코메디닷컴, 2019년 9월 15일 (http://kormedi.com/1301889/%EB%91%90%ED%86%B5-%EC%96%B4%EC%A7%80%EB%9F%BC%EC%A6%9D%EB%AC%B4%EC%8B%AC%E

C%BD%94-%EB%84%98%EA%B8%B0%EB%8A%94-%EB%87%8C%EC%A7%88%
ED%99%98-%EC%A6%9D%EC%83%81/)

24 de Falco FA. Sentinel headache. *NeurolSci.*2004;25Suppl3:S215-S217.

25 쿠키뉴스, 2006년 5월 30일 (https://news.naver.com/main/read.naver?mode=LSD&mid=sec&si
d1=102&oid=143&aid=0000028304)

26 Rothrock JF, Lyden PD, Yee J, Wiederholt WC. 'Crescendo' transient ischemic attacks: clinical
and angiographic correlations. Neurology. 1988;38(2):198-201.

혈전이란? 아주 쉽게 이해해보기

27 팜뉴스, 2019년 11월 4일 (https://www.pharmnews.com/news/articleView.html?idxno=
99319): 뉴스 하나만 참조했지만 아스피린이 혈액을 묽게 한다고 표현한 기사는 매우 많다.

가난과 고혈압이 만드는 뇌졸중: 뇌실질 출혈

28 위키피디아, 알렉스 퍼거슨 (https://ko.wikipedia.org/wiki/%EC%95%8C%EB%A0%89%EC
%8A%A4_%ED%8D%BC%EA%B1%B0%EC%8A%A8)

29 Hong KS, Bang OY, Kang DW, Yu KH, Bae HJ, Lee JS, Heo JH, Kwon SU, Oh CW, Lee BC,
Kim JS, Yoon BW. Stroke statistics in Korea: part I. Epidemiology and risk factors: a report from
the korean stroke society and clinical research center for stroke. J Stroke. 2013 Jan;15(1):2-20.
2004년 심평원 청구자료와 사망통계를 분석한 결과

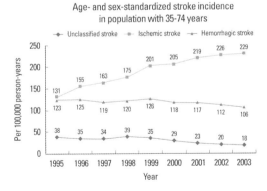

30 Fernando SM, Qureshi D, Talarico R, et al. Intracerebral Hemorrhage Incidence, Mortality, and
Association With Oral Anticoagulation Use: A Population Study. Stroke. 2021;52(5):1673-1681.

31 위키피디아, 보라매병원 사건 (https://ko.wikipedia.org/wiki/%EB%B3%B4%EB%9D%BC%E
B%A7%A4%EB%B3%91%EC%9B%90_%EC%82%AC%EA%B1%B4)

> **주석** 1997년 12월 4일 술에 취해 화장실에 가다 넘어져 머리를 다친 남성이 보라매병원에서
> 뇌수술을 받았다. 이 남성은 수술로 혈종을 제거했으나 뇌부종으로 자발 호흡이 돌아오지
> 않아 인공호흡기를 부착해 치료를 받았다. 여러 검진으로 미루어 볼 때 의식이 회복되는
> 추세였지만, 자발 호흡을 하지 못하고 있었기 때문에 퇴원을 하면 사망할 것이 뻔한 상태
> 였다. 하지만 부인은 남편의 치료비 부담의 문제 등으로 퇴원을 요구했다. 12월 6일, 의료
> 진은 퇴원 시 사망 가능성을 설명한 후, 퇴원 후 피해자의 사망에 대해 법적인 이의를 제기
> 하지 않겠다는 귀가약서를 받고 퇴원시켰다. 이후 피해자는 자택에서 사망했다. 하지
> 만, 이와 관련해 의사는 의학적 권고에 반하는 환자의 퇴원에 대해 살인방조죄로 처벌받
> 게 됐다. 이후 이 사건은 국내 병원에서 소생 가능성이 없는 환자의 퇴원 요구도 거절하는
> 계기가 됐다.

32 오마이뉴스, 2011년 9월 7일 (http://www.ohmynews.com/NWS_Web/View/at_pg.aspx?
CNTN_CD=A0001624940)

33 청년의사, 2001년 12월 17일 (http://www.docdocdoc.co.kr/news/articleView.html?idxno=27064)

시한폭탄 폭발: 지주막하 출혈

34 지식채널 e, 2007년 8월 20일, Man of action (https://jisike.ebs.co.kr/jisike/vodReplayView?siteC
d=JE&prodId=352&courseId=BP0PAPB0000000009&stepId=01BP0PAPB0000000009&lect
Id=1177972)

35 위키피디아, 이종욱(의료인) (https://ko.wikipedia.org/wiki/%EC%9D%B4%EC%A2%85%E
C%9A%B1_(%EC%9D%98%EB%A3%8C%EC%9D%B8))

36 van Gijn J, Rinkel GJ. Subarachnoid haemorrhage: diagnosis, causes and management. Brain.
2001;124(Pt 2):249-278.

37 건강보험심사평가원(www.hira.or.kr)

38 Kim JH, Suh SH, Chung J, Oh YJ, Ahn SJ, Lee KY. Prevalence and Characteristics of Unruptured
Cerebral Aneurysms in Ischemic Stroke Patients. J Stroke. 2016;18(3):321-327. doi:10.5853/
jos.2016.00164

39 de Rooij NK, Linn FH, van der Plas JA, Algra A, Rinkel GJ. Incidence of subarachnoid
haemorrhage: a systematic review with emphasis on region, age, gender and time trends. J Neurol
Neurosurg Psychiatry. 2007 Dec;78(12):1365-72.

40 Greving JP, Wermer MJ, Brown RD Jr, Morita A, Juvela S, Yonekura M, Ishibashi T, Torner JC,
Nakayama T, Rinkel GJ, Algra A. Development of the PHASES score for prediction of risk of

rupture of intracranial aneurysms: a pooled analysis of six prospective cohort studies. Lancet Neurol. 2014 Jan;13(1):59-66.

41 Tominari S, Morita A, Ishibashi T, Yamazaki T, Takao H, Murayama Y, Sonobe M, Yonekura M, Saito N, Shiokawa Y, Date I, Tominaga T, Nozaki K, Houkin K, Miyamoto S, Kirino T, Hashi K, Nakayama T; Unruptured Cerebral Aneurysm Study Japan Investigators. Prediction model for 3-year rupture risk of unruptured cerebral aneurysms in Japanese patients. Ann Neurol. 2015 Jun;77(6):1050-9.

42 Wermer MJ, van der Schaaf IC, Algra A, Rinkel GJ. Risk of rupture of unruptured intracranial aneurysms in relation to patient and aneurysm characteristics: an updated meta-analysis. Stroke. 2007 Apr;38(4):1404-10.

43 Feigin VL, Rinkel GJ, Lawes CM, Algra A, Bennett DA, van Gijn J, Anderson CS. Risk factors for subarachnoid hemorrhage: an updated systematic review of epidemiological studies. Stroke. 2005 Dec;36(12):2773-80.

44 Kissela BM, Sauerbeck L, Woo D, Khoury J, Carrozzella J, Pancioli A, Jauch E, Moomaw CJ, Shukla R, Gebel J, Fontaine R, Broderick J. Subarachnoid hemorrhage: a preventable disease with a heritable component. Stroke. 2002 May;33(5):1321-6.

45 Juvela S, Hillbom M, Numminen H, Koskinen P. Cigarette smoking and alcohol consumption as risk factors for aneurysmal subarachnoid hemorrhage. Stroke. 1993 May;24(5):639-46.

46 Bor AS, Tiel Groenestege AT, terBrugge KG, Agid R, Velthuis BK, Rinkel GJ, Wermer MJ. Clinical, radiological, and flow-related risk factors for growth of untreated, unruptured intracranial aneurysms. Stroke. 2015 Jan;46(1):42-8.

47 대한뇌혈관외과학회 교과서편찬위원회. (2018.01.04). Cerebrovascular surgery (제2판). 고려의학. 449p.

48 대한뇌혈관외과학회 교과서편찬위원회. (2018.01.04). Cerebrovascular surgery (제2판). 고려의학. 387p.

진단과 치료: 자가진단이 필요한가?

49 Lee KY, Moon JD, Choi ES. The Regional Characteristics of 119 Ambulance Dispatch, the Distance and Response Time to the Scene. The Journal of the Korea Contents Association]. 2016;16(1):482-92.

주석 구급차는 응급 환자 이송 상황에서 신호 체계의 제약을 덜 받을 수 있고 최근에는 구급차의 위치에 따라 이송 경로의 신호를 우선 조정하는 우선신호 시스템이 도입되는 지역도 있다. 최근 운전 문화가 성숙해짐에 따라 환자 이송 중인 구급차가 먼저 지나갈 수 있도록 길을 양보하는 운전자의 비율이 증가한 영향도 있을 것이다.

50 한국일보, 2014년 7월 2일 (https://www.hankookilbo.com/News/Read/201407021721739046)

51 MBC 드라마, 〈골든타임〉 (https://program.imbc.com/goldentime)

   주석 우리나라에서는 골든 타임이라고 많이 얘기하지만, 일본 유래의 콩글리쉬라고 한다. 심지
   어는 드라마 제목까지 골든아워가 아닌 콩글리쉬 골든타임을 사용하고 있다.

52 Jahan R, Saver JL, Schwamm LH, et al. Association Between Time to Treatment With
   Endovascular Reperfusion Therapy and Outcomes in Patients With Acute Ischemic Stroke
   Treated in Clinical Practice. JAMA. 2019;322(3):252-263.

53 Saposnik G, Fang J, Kapral MK, Tu JV, Mamdani M, Austin P, Johnston SC; Investigators of the
   Registry of the Canadian Stroke Network (RCSN); Stroke Outcomes Research Canada
   (SORCan) Working Group. The iScore predicts effectiveness of thrombolytic therapy for acute
   ischemic stroke. Stroke. 2012 May;43(5):1315-22.

   주석 X축은 치료할 때까지 걸린 시간(분), Y축은 임상적 호전이 발생할 확률. 시간이 빠를수록
   임상 호전 정도가 높음을 알 수 있다.

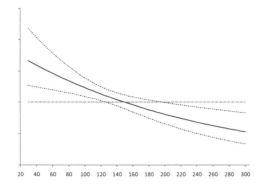

54 National Institute of Neurological Disorders and Stroke rt-PA Stroke Study Group. Tissue
   plasminogen activator for acute ischemic stroke. N Engl J Med. 1995;333(24):1581-1587.

55 Pfaff, J.A., Rohde, S., Engelhorn, T., Doerfler, A., Bendszus, M., & Möhlenbruch, M.A. (2017).
   Mechanical Thrombectomy Using the new SolitaireTM Platinum Stent-retriever. Clinical
   Neuroradiology, 29, 311-319.

56 Candelise L, Gattinoni M, Bersano A, et al. Stroke-unit care for acute stroke patients: an
   observational follow-up study. Lancet. 2007;369(9558):299-305.

57 https://www.saebo.com/blog/stroke-statistics/

58 Whelton PK, Carey RM, Aronow WS, et al. 2017 ACC/AHA/AAPA/ABC/ACPM/AGS/
APhA/ASH/ASPC/NMA/PCNA Guideline for the Prevention, Detection, Evaluation, and
Management of High Blood Pressure in Adults: A Report of the American College of Cardiology/
American Heart Association Task Force on Clinical Practice Guidelines. J Am Coll Cardiol.
2018;71(19):e127-e248. doi:10.1016/j.jacc.2017.11.006

59 Williams B, Mancia G, Spiering W, et al. 2018 ESC/ESH Guidelines for the management of
arterial hypertension. Eur Heart J. 2018;39(33):3021-3104.

주석 미국은 2017년 진료지침에서부터 고혈압 치료의 목표 혈압을 기존 140/90mmHg에서
130/80mmHg로 낮추었다. 유럽은 고혈압 치료의 1차 목표 혈압을 140/90mmHg로 유지
하고 있지만, 치료에 따른 부작용이 없을 경우 130/80mmHg 이하로 더 낮게 조절할 것을
권고하고 있다.

60 한호일보, 2020년 6월 4일 (http://www.hanhodaily.com/news/articleView.html?idxno=63491)

주석 프랑스 사람들은 고기와 버터, 치즈 등 기름진 음식을 많이 섭취하지만 심장병 발병률은
다른 유럽인이나 미국인들보다 낮은 편이다. 그 이유가 와인을 많이 마시기 때문이라는
주장이 있었다. 이런 주장은 1991년 미국의 인기 뉴스 프로그램 〈60 minutes〉에 보도돼
전 세계적으로 알려지게 됐다. 물론 지금은 낭설이고 술의 효과는 종류와 큰 차이가 없다.

61 Lavie CJ, Milani RV, Ventura HO. Obesity and cardiovascular disease: risk factor, paradox, and
impact of weight loss. J Am Coll Cardiol. 2009 May 26;53(21):1925-32.

62 Yates SW. Novel oral anticoagulants for stroke prevention in atrial fibrillation: a focus on the older
patient. Int J Gen Med. 2013 Mar 21;6:167-80

63 North American Symptomatic Carotid Endarterectomy Trial Collaborators, Barnett HJM, Taylor
DW, et al. Beneficial effect of carotid endarterectomy in symptomatic patients with high-grade
carotid stenosis. N Engl J Med. 1991;325(7):445-453.

64 Randomised trial of endarterectomy for recently symptomatic carotid stenosis: final results of the
MRC European Carotid Surgery Trial (ECST). Lancet. 1998;351(9113):1379-1387.

65 Walker MD, Marler JR, Goldstein M, et al. Endarterectomy for Asymptomatic Carotid Artery
Stenosis. JAMA. 1995;273(18):1421-1428.

66 Steering Committee of the Physicians' Health Study Research Group. Final report on the aspirin
component of the ongoing Physicians' Health Study. N Engl J Med. 1989;321(3):129-135.
doi:10.1056/NEJM198907203210301

PART

4

암도 생명, 아주 틀린 말은 아닙니다

도대체 암이란 무엇이길래: 암도 생명?

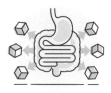

"암세포도 생명이다. 내가 죽이려고 하면 암세포도 느낄 것 같다. 내가 잘못 생활해 생긴 암세포인데 나 살자고 내 잘못으로 생긴 암세포들 죽이는 짓 안 할래요."

이 말은 〈오로라 공주〉라는 대표적인 막장 드라마의 대사다. 비상식적인 발언이라는 이유로 방송통신심의위원회의 지적을 받았었다. 암에 걸린 인물이 마치 자신의 잘못으로 인해 암이 생긴 것처럼 표현할 뿐만 아니라 그로 인해 시청자들이 암 치료를 거부하는 납득할 수 없는 이유를 제공한다고 평가했기 때문이다. 드라마도 막장이고, 이 표현도 막장인 것은 맞다. 다만 의학적으로는 '잘못 생활해서 생긴 암'이라는 표현이 아주 틀리다고 볼 수는 없다. 또한 '암세포도 생명'이라는 표현은 생명의 정의를 어디까지 두느냐에 따라 달라질 수 있으니 이 책에서 논할 부분은 아닌 것 같다. 다만, 암세포의 발생은 우리의 생명 활동에서 수반되는 어쩔 수 없는 부산물이라는 인식이 필요하다. 생명 활동에서 어쩔 수 없는 부산물이라니, 이게 도대체 무슨 얘기일까?

암을 외부 요인에 의해서 발생한 질환이라고 생각한다면 대개는 암을 적대시하거나 무서워하는 반응을 보일 수밖에 없을 것이다. 의사인 나도 암이 너무 두렵다. 하지만 의사로서 암을 외부 요인에 의해 생긴 적군처럼 대하지는 않는다. 인류가 의학적으로 정복해야 할 최악의 질환이라는 점에 이견은 없지만 인간의 힘으로 완전히 암을 정복할 수 있다고 생각하지는 않는다. 본문에서 자세히 다루겠지만 암은 인류의 유구한 역사 속에서 진화 및 발달이라는 생존 양식과 함께 발생할 수밖에 없는 필연적 부산물이기 때문이다. 아마도 암에 대한 이런 의견은 어떤 책이나 기사에서도 본 적이 없어 매우 당황스러울 것이라 생각한다. 하지만 이 책의 주제는 모든 질병을 편하게 인식하고 개개인이 슬기롭게 대처하는 방안에 대해서 언급하는 것이므로 최악의 질병인 암에 대해서도 같은 맥락의 의견을 보여주려고 한다. 그럼 암에 대한 내 견해를 차분히 이해해보기를 바란다.

우리 몸은 7년마다 새로 바뀌어요

우리는 보통 태어나서 4~6세까지의 일은 거의 기억하지 못한다. 4~6세 이후부터 단편적으로나마 기억을 하는 게 일반적이다. 그 이후 인생을 살면서 슬픈 일, 기쁜 일 등 다양한 경험을 하고 점차 성숙된 사람이 돼간다고 믿는다. 즉 어릴 때부터 인간이라는 한 개체로서 성장하면서 같은 몸이 유지돼왔다고 생각한다. 어릴 때와 다른 몸으로 변했다고 생각하는 사람은 거의 없을 것이다. 하지만 태어날 때부터 지금까지 같은 세포를 가지고 있는 사람은 단 한 명도 없다. 우리 몸의 세포는 지속적으로 재생된다. 다만 재생 주기가 장기별로 매우 달라 매일 재생되는 세포도 있고 몇 년에 한 번 바뀌는 세포도 있다. 전체적으로 약 7~8년이면 우리 몸은 그 전과 비교할 때 완전히 새로운 세포로 대치된다고 잘 알려져 있다. 단 중추신경계를 이루는 신경세포 및 수정체 lens 와 난소의 난모세포 oöcyte 등 아주 일부는 제외다.

태어난 후 대개 10세 중후반까지 우리 몸의 각 세포는 각 장기에서 증식과 성장에 집중한다. 몸이 커지는 만큼 각 장기들도 부피가 커지고 기능이 점점 더 복잡해져야만 하기 때문이다. 공룡이 아닌 이상 이 시기가 지나고 나면 인간의 몸은 더 이상 성장하지 않는다. 이때부터 우리 몸은 완전히 성장된 장기의 부피와 기능을 유지하기 위해 최선을 다한다. 따라서 각 장기들이 기능을 건강히 유지하려면 장기를 이루는 각 세포들의 건강 유지도 필수적이다.

하지만 우리 몸의 수명이 80세 정도라고 해서 각 세포들의 수명까지 80세인 것은 아니다. 대표적으로 가장 긴 수명을 가진 세포는 지방세포로 그 수명이 7~8년 정도다. 백혈구나 혈소판 등 혈액세포는 생존 주기가 며칠에 불과할 정도로 대단히 짧다. 앞서 말한 대로 각 장기의 기능을 그대로 유지하려면 오래된 세포들이 죽어서 없어지고 새로운 세포들이 지속적으로 태어나 보수돼야 한다. 예외적으로 중추신경계를 이루는 뇌와 척수의 신경세포들은 태어날 때의 세포들과 성장 과정 중에 증식한 세포들이 죽을 때까지 그대로 유지된다.

오히려 20대 이후부터는 수명이 다하거나 손상에 의해 죽은 신경세포들로 인해 뇌의 부피가 조금씩 줄어드는 게 정상적인 과정이다. 물론 학술적으로는 뇌실하 구역 subventricular zone 과 해마의 과립하 구역 subgranular zone에서 신경세포 재생이 이뤄진다는 증거가 알려져 있긴 하다.[1] 하지만 재생의 정도가 극히 미약한 수준이라 뇌손상을 대치할 정도로는 지극히 부족하고 학술적인 연구 영역에만 머물러 있는 수준이다. 정리하면 우리 몸은 극히 일부를 제외하고는 7~8년마다 완전히 새로운 세포들로 바뀌는 과정을 겪는다고 이해하면 된다.

암의 발생 기전을 알려주마

학술적으로는 이런 세포 재생 과정을 자기재생 self-renewal 이라고 부른다. 세포 배양 실험을 하면 초기 배양된 세포들의 상태는 아주 건강한 모습으로 관찰된다. 이후 여러 번 분열시켜 배양시킨 세포들 사이에서 불량하게 변하는 일을 흔히 보게 된다. 이는 지속적인 세포 분열을 거치면서 '노화 senescnece'라는 과정을 필연적으로 겪기 때문이다. 노화된 세포 내부에서 텔로미어 telomere 가 짧아지고 세포의 항상성 homeostasis이 나빠진다는 실험 결과들이 이미 많이 알려져 있다. 우리 몸을 이루는 세포들도 반복적인 자기재생을 거치면서 이와 유사한 노화 과정을 겪을 수밖에 없다. 세포들의 노화 상태가 축적되면 시간이 지남에 따라 장기 전체적으로 기능이나 건강 상태도 조금씩 나빠진다. 눈 주위 다크서클이나 주름살이 괜히 생기는 게 아니다.

　세포의 자기재생을 일으키는 생화학적 과정은 비교적 잘 알려져 있다. 어느 한 세포가 일정 수명을 다할 때쯤 유전자의 내제된 복제 명령이 가동된다. 여기에 관여하는 유전자 중에는 우리가 잘 알고 있는 암 유전자들이 많다.[2] 즉 정상적인 세포 복제 과정에서는 암 유전자들이 생리적으로 대단히 중요한 역할을 하고 있다고 볼 수 있다. 그런데 아무리 쉬운 시험이라도 계속 반복적으로 치르다 보면 실수할 가능성이 있는 것처럼 우리 세포도 반복적인 세포 재생 속에서 여러 실수를 범할 수 있다. 주로 세포 재생 과정에서 정상적 기능을 가진 세포를 만들어내지 못하고, 세포의 무한 증식만이 목적인 세포를 만들어낼 수 있는데 이것이 바로 암세포다. 자동차로 예를 들자면 전자 장비가 고장 나서 끊임없이 발진 명령만 내리는 '급발진 상태'와 유사하다고 볼 수 있다. 이 암세포들은 정상적으로 기능하지 않으면서 증식에만 몰두한다. 그러다 보니 주변 세포를 침범하고 주변으로 전이되면서 몸의 항상성에 필요한 에너지를 탐욕적으로 가져다 쓰는 시스템을 만든다. 이게 바로 '암'이다.

암세포는 모조리 암이 되나요?

하지만 우리 몸은 이런 상황에 무방비로 노출돼 있지 않다. 암세포는 꽤 어린 나이에도 자주 발생할 수 있지만 이런 불량 세포들은 선천 면역의 주인공 중 하나인 자연살해세포natural killer cell, NK cell에 의해 자연스럽게 제거된다. 젊은 나이에는 세포 분열 횟수가 적어서 암세포 발생 사건 자체가 많지 않을 수 있다. 면역력도 좋아서 자연살해세포의 기능도 암세포를 제거하기에 충분하다. 하지만 나이가 들어 세포들의 건강도가 떨어지고 면역력도 감소되면 암세포의 발생 사건도 많아지고 제거 기능도 감소하면서 자연스럽게 암이 발생할 확률이 높아진다. 즉 수명이 길어지는 현대 사회에서 암 환자가 많아지는 것은 지극히 당연한 현상이다. 이게 내가 암을 노화성 질환이라고 규정한 중요한 이유다.

암의 억제는 자연살해세포를 통한 세포 수준을 넘어 장기 수준에서도 발생할 수 있다. 이는 암세포가 존재하는 상황에서 국소 면역 기전에 의해 암세포가 주변으로 퍼지지 못하고 해당 장기에 머물러 있기만 하는 경우를 말한다. 예를 들어 갑상선암은 유두모양암 papillary cancer, 여포암 follicular cancer이 큰 비율을 차지한다. 이들은 악성종양임에도 환자의 생존에 큰 영향을 미치지 않는 경우가 많다.

잠깐 관련 내용을 언급하자면 건강검진에서 작은 갑상선 종괴를 발견해 조직검사한 후 암이라는 진단을 받고 갑상선 절제술 등 광범위한 수술 및 시술을 받는 경우가 많다. 한때 우리나라에서 너무 많은 환자가 갑상선암을 진단받아 갑상선암 환자 증가율이 세계 최고를 기록한 사건이 있었다.[3] 갑상선암의 과잉진단 過剩診斷, over-diagnosis 이슈로 논쟁이 붙었으나 지금은 진단율이 크게 감소한 상황이다. 실제로 갑상선암이 급증했다가 급감한 것이 아니라 큰 문제없는 갑상선암을 과잉진단했다가 정상적인 진단 과정으로 회귀했기 때문이다.

이런 갑상선암의 사례만 봐도 우리 몸은 암세포가 있다고 해서 반드시 암이라는 임상 질환으로 발전하는 것은 아님을 알 수 있다. 폐암에서도 비슷한 이슈가 있었다. 저선량 흉부 CT low-dose chest CT에서 확인되는 초기 폐암세포로 의심되는 병변들이 반드시 폐암으로 진행되는 것은 아니다. 남은 생존 기간 동안 변하지 않고 그대로 머물러 있는 경우가 아주 흔하다. 오히려 침습적인 진단과 치료를 하는 과정에서 환자의 생존율이 나빠지는 경우도 있다. 폐암에서도 이런 과잉진단이 크게 문제되는 상황이다. 해당 병변들을 발견하면 바로 제거하지 말고 전문의들과 심도 깊은 논의를 해야 한다. 물론 고령이거나 건강 상태가 나빠지면 작은 갑상선암이나 폐암 병변도 환자의 생존을 위협하는 수준으로 갑자기 변할 수 있다. 매우 심각한 질환인 만큼 환자들도 본인의 병에 대해 계속 공부하면서 적절한 진단과 치료 방법을 찾아야 한다.

발암물질은 나쁜 놈이 아니다

담배, 술, 커피, 소시지, 육류, 벤조피렌, 식초에 절인 야채…[4] 이들은 WHO가 인정한 발암물질들이다. 과연 여러분은 발암물질을 어떤 물질로 생각하고 있는지 궁금하다. 자동차 매연이나 심한 미세먼지처럼 시각적으로 대단히 나쁘게 보이는 물질들만 발암물질이라고 생각하고 있는 것은 아닌지 궁금하다. 사실 발암물질은 우리 생활 주변에 엄청나게 널려 있다. 학문적으로는 커피나 육류 등 우리가 일상에서 아주 흔하게 접하는 음식들도 우리 몸에서 명백하게 암을 일으킬 수 있는 물질이라고 잘 증명하고 있다. 그럼 커피나 고기도 먹지 말고 살라는 얘기일까? 도대체 발암물질의 정의가 무엇일까?

간단하게 발암물질의 정의는 '암을 일으킬 수 있는 물질'이다. 너무 당연해서 허탈할 정도다. 하지만 병리학적으로 좀 더 자세히 정의하면 '과다하게 세포 손상을 일으켜 세포 증식을 초래하는 물질'이라고 볼 수 있다. 발암물질이 몸에 들어온 후 아무런 증상을 일으키지 않더라도 해당 물질을 만난 세포는 스트레스를 받아 죽어갈 수도 있다. 이에 대한 보상 작용으로서 우리 몸에서는 세포의 자기재생 과정을 촉진하게 된다. 평상시보다 세포의 자기재생이 늘어나면 확률적으로 세포의 '급발진' 실수를 일으킬 가능성도 높아진다. 이런 과정이 축적되다 보면 암이 발생할 가능성도 높아질 수 있다.

우리 몸이 가지고 있는 다양한 암 방어 기전으로 100퍼센트 완벽하게 암의 발생을 막을 수 있다면 발암물질이 아무리 많이 존재해도 암이 생기는 일은 없을 것이다. 하지만 나이가 들면서 암 방어 능력은 감소할 수밖에 없다. 그로 인해 동일한 발암물질의 공격에도 불구하고 어쩔 수 없이 암 발생 가능성은 증가하게 된다. 여기서 중요한 점은 발암물질이 우리 몸에 들어온다고 해도 내 자신이 해당 장기의 손상을 대부분 전혀 인식하지 못한다는 것이다. 장기별로 차이는 있지만 우리 몸은 해당 장기의 전체 기능이 상당 수준 감소할 때 비로소 이상을 느끼는 경우가 많다. 하물며 세포 수준에서의 작은 손상은 전혀 알 길이 없다. 암 발생을 인식하는 데 있어서 우리 몸이 왜 이토록 불완전한 존재인지에 대해서는 인류의 진화와 발달 차원에서 설명이 필요하므로 다음 단락에서 자세히 언급하도록 하겠다.

발암물질은 사람들이 사회생활에서 정의할 수 있는 좋은 놈, 나쁜 놈의 분류에 들어갈 수 없다. 일상생활에서 흔하게 접촉하는 다양한 물질들이 우리 몸에서 발암물질이 될 수 있다. 이러한 발암물질을 인위적으로 모두 회피한다는 것도 사실 불가능하다. 발암물질과 그로 인해 발생하는 다양한 암의 종류에 대해서는 다음 장에서 자세히 언급하도록 하겠다.

암이 진화와 무슨 관계?

진화론evolution theory은 종교를 믿는 분들에게는 불편한 이야기일 수 있겠지만 과학적으로는 아주 보편화된 상식이다. 과학자의 입장에서 암이 인류에 미치는 영향을 진화론을 바탕으로 설명해보고자 한다. 진화론의 핵심인 다위니즘Darwinism은 찰스 다윈이 1859년에 출판한《종의 기원The Origin of Species》에서 비롯한다. 종교인들의 반박이 많기는 하지만 과학적으로는 모든 생물에 대해 완전히 받아들여지는 정설이다.[5] 다위니즘 이론의 핵심은 유전자의 '무작위 돌연변이random mutation에 의한 자연선택natural selection'이다. 우리 몸의 다양한 유전자는 후손으로 전해질 때 다양한 변이를 일으킬 수 있다. 이는 무작위 돌연변이에 의한 것이고, 그에 따라 다양하게 발생한 형질들 중 주변 환경 적응 과정에서 우수한 형질만 살아남게 된다는 이론이다.

이 과정은 지구상에 존재하는 모든 생물에게서 차별 없이 일어나는 기본 과정이다. 생물의 종류에 따라서는 그 진화의 속도가 상당히 다를 수 있다. 곤충 수준에서는 실험실에서 관찰할 수 있을 정도로 진화가 매우 빠르게 나타날 수 있지만, 포유류 이상의 생물 수준에서는 진화 과정을 수년에서 수백 년까지 관찰해야 인식할 수 있을 정도다. 따라서 만물의 영장인 인간이 처음부터 완전하게 태어난 것이 아니라 다른 생물들처럼 환경과의 상호 작용을 거쳐 계속 형질이 변해간다는 이론은 우리가 살면서 피부로 느낄 수준의 속도로는 좀처럼 확인할 수 없다. 그러한 변화를 눈으로 직접 볼 수 없다 보니 종교인들이 이 이론을 배척하는 자연스러운 이유가 되기도 한다.

진화론을 바탕으로 해석할 때 우리 몸은 세대를 거듭할수록 생존에 미치는 다양한 스트레스를 이길 수 있는 형질이 우세한 종으로서 살아남게 된다. 사실 우리 몸은 의학적으로 그렇게 완벽하지 않은 상태다. 무릎 관절처럼 외력에 약하고 불안정한 관절이 있기도 하고, 꼬리뼈나 좌심방귀처럼 거의 기능이 없는 부분도 존재한다. 진화론적으로 해석하자면 무릎은 아직도 개선이 필요한 장기로서 진화의 여지가 많고 꼬리뼈나 좌심방귀는 과거에는 필요한 신체 일부분이었으나 퇴화하는 과정에 있다고 볼 수 있다.[6]

또한 과거 원시시대에 주변 환경과의 적응에서 필요했던 몸의 내부 시스템은 현대로 넘어오면서 불필요한 시스템이 되거나 오히려 질병을 유발하기도 한다. 예를 들어 탄수화물을 지방으로 바꿔 지방세포로 저장하는 생화학적 과정은 식이가 불규칙한 원시시대에는 필수적인 메커니즘이었지만 현대에는 비만과 심장병, 뇌졸중 등을 일으키는 핵심 메커니즘으로 인식되고 있다. 아마도 지금과 같은 현대 사회가 수백 년 지속된다면 이런 생화학적 과정은 생명을 줄이는 스트레스가 되니 우리 몸에서 점차 퇴화돼버릴 수도 있을 것이다.

마찬가지로 수명이 길어지면서 사람은 어쩔 수 없이 암이라는 부산물을 얻을 수밖에 없다. 만약 이런 상태가 수백 년 지속된다면 암이 적게 생기는 형질로 우리 인간이 바뀌는 것도 가능할지 모른다. 즉 우리 인간들은 한 개체 내에서는 스스로 진화라는 과정을 느낄 수 없지만 매우 긴 기간 동안 한 집단 내에서는 그 변화를 인지할 수 있다. 인류의 조상으로 확인되는 수많은 화석들로 그런 증거들을 확인할 수 있다. 암이라는 존재는 한 개인으로서는 대단히 고통스러운 질병임이 분명하다. 조금 더 넓은 시각에서 본다면 불완전한 인간이 점차 나은 방향으로 진화하는 상황에서는 필수적인 과정일지도 모른다. 희망적으로 예측하자면 현재는 우리나라에서 많은 환자가 위암으로 고통받고 있지만 수백 년 후에는 위암이 발생하지 않는 한국인이 우세종이 될지도 모른다는 반가운 소식(?)이다.

　사실 위 이론은 과학 논문이나 어떤 교양 서적에서도 구체적으로 언급된 적이 없는 나의 고유 견해임을 밝혀둔다. 완전한 이론이라기보다 질병과 진화에 대한 오랜 고민으로부터 시작해 이를 합리적·논리적으로 이해하는 과정에서 도출된 수정 가능한 이론들이다. 위와 같은 내용들이 불편한 분들에게는 사과의 말씀을 전한다. 하지만 학술적으로는 향후 이런 이론을 지지하거나 반박하는 다양한 과학적 증거들을 두고 건강한 논쟁이 다양하게 펼쳐지기를 기대한다. 그것이 과학 본연의 모습이 아닐까.

전 세계 암의 발생 현황을 보면
발암물질을 이해할 수 있다

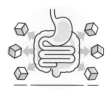

우리나라 사람 중에 퀴리 부인Marie Curie을 모르는 사람은 없을 것이다
(그림 1).[7] 여성을 대표하는 과학 위인이자 어릴 때부터 읽었던 수많은 위
인전의 주인공으로도 잘 알려져 있다. 하지만 다들 퀴리 부인이 구체적으
로 무슨 일을 했기에 노벨상을 두 번이나 받고 그렇게 유명한 사람이 됐

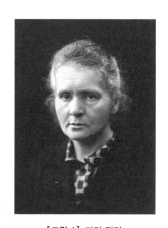

[그림 1] 마리 퀴리

는지는 잘 모를 것 같다. 단지 라듐을 발견
했다는 단편적인 사실만 기억하는 사람들
이 많을 게다. 도대체 라듐이 무엇이기에
아직까지도 회자되는 걸까? 이것을 이해
하려면 1900년대 초반의 과학 역사를 조
금 알아야 한다. 당시는 전자기파의 성질
에 대한 새로운 깨달음을 얻은 과학 혁명
기였다. 너무나 유명한 알베르트 아인슈타
인이 빛의 입자 성질을 증명한 광전 효과

로 노벨상을 받았다는 사실만 봐도 당시는 빛을 포함한 전자기파의 분석에 열광하던 시기였다. 이런 열정은 이후 양자역학의 태동과 발전에 기초가 된다. 이런 양자역학의 발전 덕분에 우리가 오늘날 텔레비전도 보고 휴대전화도 사용한다는 사실을 알고 있는가.

퀴리 부인은 당시 우라늄 외에도 베크렐Becquerel 선 현상을 보이는 방사능 천연 물질을 찾는 연구로 박사 학위 논문에 매달리고 있었다. 그 결과 라듐과 폴로늄을 세계 최초로 발견한 공로로 노벨 물리학상을 받았다. 때마침 뢴트겐이 엑스레이를 발견한 이후 방사선과 방사능을 의학적으로 사용할 수 있다는 사실이 대두됐다. 퀴리 부인의 라듐은 1차 세계 대전 부상자들의 몸에 박힌 파편 탐색에 매우 탁월한 기능을 발휘하며 수많은 생명을 살렸다. 심지어 퀴리 부인은 라듐 관련 기술에 대한 특허를 내지 않고 무료로 공개하는 인류애를 보여줬다고 한다.

그런데 퀴리 부인이 무슨 병으로 사망했는지 알고 있는가? 정확하게 사인이 밝혀진 것은 아니지만 66세에 백혈병leukemia으로 사망했다는 것이 정설이다.[8] 여러분들도 알다시피 백혈병은 백혈구가 악성화한 암이다. 지금은 후쿠시마 발전소나 체르노빌 발전소 사건 등으로 인해 방사능이 백혈병을 일으키는 가장 강력한 발암물질이라는 사실을 모르는 사람이 없다. 하지만 당시에는 과학자들조차 방사능의 위험을 제대로 알지 못했다. 라듐을 주머니에 가지고 다닐 정도로 평생 방사능만 연구해온 퀴리 부인이 백혈병에 걸린 것은 어쩌면 피할 수 없던 결과다. 하지만 평생 열심히 일한 보상이 암이라니. 결과적으로는 블랙코미디지만 사실 퀴리 부인뿐만 아니라 오늘날 우리들도 무지로 인해 대책 없이 발암물질에 노출되는 상황이 많을 것이라 짐작된다.

나는 앞에서 발암물질이 그렇게 특별한 물질이 아니며 일상생활에서 흔히 만날 수 있는 물질이라고 설명한 바 있다. 방사능처럼 짧은 기간 내에 암을 일으키는 물질도 있지만 커피나 술처럼 만성적으로 접촉해야만 암을 일으키는 물질도 있다. 인류 역사의 큰 흐름 속에서 발암물질과 그에 대한 인간의 적응은 진화라는 오랜 적응 과정의 하나로 해석될 수도 있다고 생각한다. 그렇다고 해서 나라는 개체가 마치 인류 집단의 부속품처럼 취급되는 것을 당연하게 받아들이라는 의미는 아니다. 우리는 당연히 최선을 다해 우리 몸의 건강을 유지할 권리와 의무가 있다. 따라서 일상생활 속에서 만나는 발암물질들을 어떻게 하면 가장 슬기롭게 회피할 수 있는지 항상 고민해야 한다. 이런 견지에서 이번 주제에서는 우리가 그동안 흔하게 들었던 암에 대해 공격인자(발암물질)와 방어인자(면역 시스템) 측면에서 내 견해를 설명하고자 한다. 여기서 언급되는 암의 발암 기전은 순전히 여러 질환에 대해 논리적으로 고민한 나의 개인적·경험적·직관적 의견임을 미리 밝혀두고자 한다. 이 의견에 대해 수많은 반론이 있을 수 있겠지만 암의 발생에 대해 새로운 시각을 제공하는 시도라고 봐주면 대단히 감사하겠다.

역동적인 암 발생률

2018년 국가암등록사업의 통계에 의하면 우리나라 국민이 기대 수명(당시 83세)까지 생존할 경우 암에 걸릴 확률은 37.4퍼센트였다. 조사 결과 남자(80세)는 다섯 명 중 두 명(39.8퍼센트), 여자(86세)는 세 명 중 한 명(34.2퍼센트)에게서 암이 발생할 것으로 추정했다.[9] 보통 우리나라에서 위

	1999	연령표준화발생률	2018	연령표준화발생률
1위	위	45.5	유방	32.9
2위	폐	28.9	위	31.6
3위	간	28.9	대장	29.6
4위	대장	21.3	폐	28.0
5위	유방	12.8	간	16.7

[표 1] 한국의 발생률 상위 5개 암질환(1999년과 2018년 비교, 단위: 10만 명당 발생률)[9]

	2018	발생률 (%)	2020	발생률 (%)
1위	폐	12	유방	11.7
2위	유방	11	폐	11.4
3위	대장	10	대장	10
4위	전립선	7	전립선	7.3
5위	위	6	위	5.6

[표 2] 전 세계 발생률 상위 5개 암질환(2018년과 2020년 비교, 단위: 10만 명당 발생률)[10]

암, 간암, 폐암이 가장 흔하다고 알고 있고 사망률도 암이 높다고 알고 있을 텐데 전 세계 통계는 어떨까? 결론부터 말하자면 우리나라의 암별 발생률은 세계 추세와 상당히 다르다. 암 발생에 있어서는 마치 갈라파고스 현상 같은 수준이다. 먼저 우리나라 암별 발생의 추세를 살펴보자(표 1).

1999년 당시 우리나라에서 발생 빈도가 흔한 암을 1위부터 5위까지 나열하면 위암, 간암, 폐암, 대장암, 유방암 순이었다. 2018년에는 유방암, 위암, 대장암, 폐암, 간암 순으로 조금 달라졌다.[9] 20년의 기간 동안 위암,

폐암, 간암은 우리나라 사람들의 생존을 위협하는 가장 중요한 암의 순위에서 큰 변화가 없었던 반면 유방암과 대장암은 급속하게 증가하는 것이 눈에 띈다.

그럼 현재 전 세계에서 가장 흔한 암은 무엇일까? 2018년도를 기준으로 할 때 1위는 폐암이고 그다음으로 유방암, 대장암, 전립선암, 위암 순이다.[10-11] 그런데 2020년부터는 전 세계에서 유방암이 발생률 1위 암의 자리를 차지했다(표 2). 여성에게만 발생하는 암인데도 가장 많이 걸린다면 정말 엄청난 발생률이다. 한 가지 더 흥미로운 사실은 미국, 영국 등 구미 선진국을 포함한 전 세계 100개국 이상에서 남성 암 발생률 1위가 전립선암이라는 점이다.

유방암이 많아지는 것은 우리나라나 전 세계적으로나 비슷한 추세다. 다만 우리나라는 전통적으로 위암, 간암이 많이 발생하고 다른 나라들에서는 전립선암이 가장 큰 비중을 차지한다는 차이가 있다. 발암물질이 우리 주변 환경이나 생활습관에서 유래한다는 것을 고려하면 암 발생률의 차이는 발암물질의 정체와 회피 방법과 관련해 중요한 단서를 제공한다고 생각한다. 그럼 지금부터는 발암물질을 기준으로 각 암들의 병태 생리를 나의 시각에서 매우 쉽게 풀어보고자 한다.

K문화로 인해 피할 수 없는 암들: 위암, 폐암

싸이의 '강남스타일'이 전 세계를 강타한 이후 BTS, 영화 〈기생충〉, 넷플릭스 시리즈 〈오징어 게임〉, 〈지옥〉, 〈지금 우리 학교는〉 등 K문화로 대변되는 우리나라의 다양한 콘텐츠들이 지구촌을 휩쓸고 있다. 덩달아 김치나 떡볶이 같은 우리나라 음식들도 해외에 소개되며 많은 관심을 모으고 있는 중이다. 한국인으로서 대단히 자랑스러운 일이지만 의학적으로 볼 때 매운 음식과 짠 음식은 사실 건강에 좋을 수가 없다.

과거에는 많은 위암 환자가 발생한다는 이유로 한국적 식이습관에 문제가 많다는 시각이 팽배했다. 요즘에는 K문화의 전파 때문인지 우리나라 식이습관에 대한 비판적 견해를 보기 힘들어졌다. 심지어 유튜브 같은 인터넷 동영상 플랫폼에서는 '먹방'이라는 이름으로 과식을 자랑하는 콘텐츠들까지 횡행하고 있다. 즐거움을 위한 콘텐츠로서 이를 비판할 생각은 없지만 자극적 음식을 과식하는 식이습관은 건강에 해로울 수밖에 없다. 이런 시각에서 문제가 될 만한 암은 어떤 암일까?

앞서도 언급했지만 우리나라 발병률 5대 암 중에 위암, 폐암, 간암은 20년 넘도록 포함돼 있다. 그중 위암은 우리나라에서 전통적으로 가장 흔한 암이었다가 최근에서야 유방암에 1위를 내줬다. 일본에서도 위암이 흔하기에 아시아 지역에서의 유전적 소인이 작용한 것이라고 추정하곤 한다. 하지만 일본에서는 최근 위암이 많이 감소하는 추세다. 일본 역시 아시아 문화권의 비슷한 식이습관을 공유하기에 위암 발생에 있어서 음식이 상당 부분 발암물질로 작용할 것이라는 추정이 타당하다고 생각한다.

우리 몸이 정상적 방어기제를 가지고 있다고 가정할 때 우리 세포를 직접적·만성적으로 자극하는 물질이 곧 암을 유발하는 발암물질일 수밖에 없다. 위가 정상 상태라면 위암을 일으키는 가장 중요한 발암물질은 음식물일 수밖에 없다. 다시 말하지만 여기서는 위암 발생의 유전적 소인이라는 조건은 배제했다. 그럼 우리가 먹는 음식 중 위벽세포를 가장 괴롭히는 음식들은 무엇일까? 대표적으로 매운맛을 가진 음식물이 발암물질로 작용할 가능성이 높다. 사실 비빔밥 정도만 먹어도 그 안에 포함된 고추장의 자극적인 성분으로 인해 위에서는 급성 위염의 조직학적 소견을 보인다.

기본 맛을 이루는 다섯 가지는 단맛, 신맛, 짠맛, 쓴맛, 감칠맛이다. 매운맛은 사실 미각이 아니고 잘 알려진 대로 통각의 일종이다. 애초에 우리 몸은 매운맛을 고통스러운 감각으로 인식하고 있다. 하지만 우리나라의 전통적인 식문화에서는 매운맛을 활용한 음식들이 많다. 자연스럽게 매운맛을 가진 음식들에 훈련돼 있어서 거부감이 없어진 것뿐이다. 뇌가 매운맛을 좋아하도록 적응했다고 해서 위가 매운맛을 적응하는 세포로 진화했다는 의미는 아니다. 즉 매운맛을 좋아하는 우리나라 사람들은 위벽 세포에 염증이 생기고 세포가 죽는 일까지 벌어져도 그 느낌을 시원하다 내지는 맛있다고 느끼도록 적응돼왔다고 볼 수 있다. 다시 말해 매운맛을 잘 먹는 것은 훈련된 습관일 뿐 위세포의 건강 상태가 좋다는 의미는 아니다.

짠맛을 가진 음식에 대해서도 유사한 사례들을 많이 경험한다. 해외에 나가 스테이크 같은 다른 나라의 음식을 먹으면 생각보다 굉장히 짜다고 느낄 때가 많다. 그런데 정작 우리나라의 소금 섭취율은 세계 최고를 자랑한다. 과연 이게 어떻게 된 일일까? 대체로 우리나라 사람들은 찌개와 국을 먹으면서 짜다고 느끼지 않는다. 반면 외국인이 우리나라 음식을 먹고 매우 짜다고 호소하는 사례를 많이 본다. 이것도 단지 적응과 습관의 문제일 뿐이다. 우리가 먹는 찌개와 국에는 엄청난 양의 소금이 포함돼 있다. 하지만 어릴 때부터 먹어왔던 음식이다 보니 그 짠맛에 적응돼 있는 것이다. 반대로 스테이크는 평소 흔하게 먹지 않아 적응이 안 돼 있기 때문에 생각보다 매우 짜다고 인식하는 것이다. 정리하자면 우리가 편하게 먹는 맵고 짠 맛의 자극적 음식들을 우리 뇌에서는 좋아한다고 받아들여도 위벽세포들까지 편하게 받아들이는 상황은 아니다. 유튜브 등에 등장하는 별난 먹방의 여파로 이런 자극적인 음식을 지속적으로 섭취한다면 나중에 위암이 발생해 고통받을 가능성이 높아진다고 본다.

폐암은 담배가 가장 중요한 발암물질이다. 또 조기 진단이 거의 불가능해 가장 높은 사망률을 보이는 질환으로 알려져 있다. 최근 항암치료 기술이 발전해 생존율이 개선되고 있지만 진단 당시 수술할 수 없는 경우가 많아 아직도 가장 치료하기 어려운 암으로 인식되고 있다. 우리나라에서는 수십 년간 5대 암으로 포함돼 있고 생존율도 아직 크게 개선되지 않고 있다. 먼저 폐암의 명백한 발암물질인 담배에 대해 살펴보자. 성인 남자의 흡연율은 아직 꽤 높은 수준이지만 과거에 비해 상당히 많이 개선된 편이다. 성인 여자의 흡연율은 증가하고 있긴 하지만 아직은 대단히 미미한 수준이다. 그럼에도 불구하고 폐암은 여전히 매우 높은 발생률을 보이고 있다.

이를 이해하기 위해서는 담배 이외에 우리나라의 환경 및 문화로부터 기인한 발암물질이 폐암에 영향을 줄 가능성을 고려해야 한다. 일반적으로 담배 이외의 중요한 요인이라고 인식하는 발암물질은 보통 미세먼지라고 부르는 공기오염 air polution 을 통해 만들어진다. 런던에서 스모그로 인해 공기질이 나빠진 이후 선진국에서는 공기 중 공해물질에 대한 경각심이 높아졌다. 그들은 미세먼지를 일으키는 가장 중요한 원인인 공장 매연 및 자동차 매연에 대한 규제를 적극적으로 시행해왔다. 주로 서유럽이나 미국을 방문하면 우리나라에서는 좀처럼 볼 수 없는 파란 하늘을 일

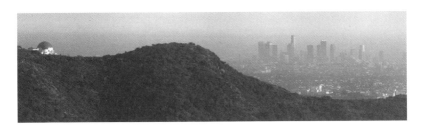

[그림 2] LA 스모그

년 내내 본다는 사실에 부러운 적이 많다. 하지만 이것도 공짜로 얻은 결과는 아니다. 미국도 최근까지 LA 스모그와 같은 큰 환경오염 사건들이 있었기에 다방면으로 공기오염을 줄이기 위한 노력을 하고 있다(그림 2).[12]

그럼 우리나라는 아직도 화력발전소, 자동차 매연, 중국발[蒙] 미세먼지 때문에 여전히 폐암의 발생률이 높은 것일까? 나는 그 원인도 일부 작용하고 있다고 보지만 가장 중요한 이유는 아니라고 생각한다. 개인적인 경험으로는 1990년대 레지던트 시절에 운전을 하면서 원효대교 북단에서 여의도를 바라봤던 기억이 있다. 당시 1킬로미터도 안 되는 거리에 있는 63빌딩이 윤곽조차 제대로 보이지 않았다. 당시에는 너무 흔한 풍경이어서 뉴스로 나온 적도 없다. 나도 퇴근하면서 자주 보던 일이라 별로 신기해하지도 않았다. 비가 오고 나면 다음 날 하루 정도 맑아지는 정도였다. 당시 서울의 대기질은 지금의 인도 뉴델리 수준이었다고 생각한다. 그럼에도 당시 서울 시내에서 마스크를 쓰는 사람을 볼 수 없었다.

지금은 1990년대와 비교하면 대기질이 꽤 좋아졌다고 생각한다. 어쩌다 미세먼지가 심하게 발생하는 날이면, 당장이라도 큰 호흡기 질환이나 폐암에 걸릴 것 같은 공포 상황이 자주 연출된다. 우리나라 대기 상태가 다른 선진국에 비해 나쁜 것은 사실이지만 과거에 비해 상당히 좋아진 것 역시 사실이다.[13-15] 그러니 여전히 폐암 발생률이 높은 것에 대해 담배와 대기오염만으로는 설명이 부족하다. 오히려 내 생각에는 일상생활에서 너무나 쉽게 공해물질을 흡입하는 상황들이 용인되기 때문이라고 본다.

일상생활에서 흡입되는 공해물질이 대체 무엇일까? 가장 문제라고 생각하는 폐암 유발 공해물질은 음식 문화와 관련 있다. 특히 고기를 식탁에서 바로 구워 먹는 문화와 주방 환기에 둔감하고 주방에서 마스크를 쓰지 않는 습관 등이 폐암을 발생시키는 가장 중요한 요인이라고 생각한다. 최근 들어 외국인들이 갈비, 불고기 등의 한국식 고기구이 문화를 극찬하고 과거부터 소고기가 대단히 비싼 음식으로 취급받았던 문화에 매몰된 나머지 식문화가 초래하는 건강의 악영향을 애써 무시해온 경향이 있다.

요즘은 공기오염도를 측정하는 다양한 기구들도 등장하고 있다. 각 가정에서 사용하는 공기청정기에도 공기오염도를 간편하게 확인할 수 있는 기능이 포함돼 있다. 이를 통해 간단한 실험을 해보면 실내 공기오염이 얼마나 쉽게 발생하는지 알 수 있다. 조리 시에 주방 환풍기를 틀어도 상당히 높은 미세먼지와 초미세먼지가 검출되는 것을 볼 수 있다. 수년 전 중국발 미세먼지로 인해 국민적 분노가 높았을 때 정부에서 고등어를 구울 때 발생하는 미세먼지를 주의하라는 지침을 내놓아 큰 논란이 된 사건이 있었다.[16] 하지만, 비단 고등어구이뿐만 아니라 주방에서 음식을 튀기거나 볶을 때 또는 오븐이나 전자레인지 등을 사용할 때에도 음식물의 종류에 따라 엄청난 수준의 미세먼지가 생기는 것은 분명한 과학적 사실이다. 집 밖에서 공기 중에 떠도는 중국발 미세먼지를 욕하면서 정작 집 안에서 그에 몇 배에 달하는 공해물질을 스스로 만들어내고 마시는 과정을 반복하고 있는 중이다. 담배를 피우지 않는 사람 중 특히 중년의 여성 환자 중에서 폐암 발생이 적지 않은 것을 보면 이런 요인들이 폐암 발생에 중요한 요인 중 하나일 가능성을 배제할 수는 없다.

정리하자면 과거부터 우리나라의 높은 위암과 폐암의 발병률은 맵고 짠 음식을 좋아하고 주방 매연에 관대한 식문화에서 기인한 측면이 있다고 생각한다. 지금 당장 입이 즐거운 것을 추구하기보다 수십 년 뒤 발생할지도 모를 암을 줄이기 위한 식습관과 식문화로 방향을 전환해야 하지 않을까? 사실 솔직히 말해 나 자신도 아주 자신이 있는 건 아니다.

이래도 저래도 대장암은 늘어나요

1988년쯤으로 기억한다. 당시 나는 고등학교 2학년이었다. 일요일 어느 날 점심을 먹고 학교 도서관에 가려고 준비 중이었다. EBS 방송에서 흑백영화를 보여줬는데 여주인공이 너무 예뻐서 한순간에 넋을 잃고는 도서관도 빠지고 영화를 끝까지 본 적이 있다. 내용이 너무 유쾌하고 여주인공의 매력이 참 대단했다. 사실 그 이후로도 몇 년 동안 그 영화의 제목과 여주인공을 알지 못했다. 당시엔 인터넷 검색도 할 수 없어서 정보를 찾기도 쉽지 않았지만, 수험생 신분이다 보니 열심히 찾으려는 노력을 하지 않았다. 나중에 대학교에 들어와서야 그 유명한 〈로마의 휴일Roman Holiday〉이라는 것과 여주인공이 그 영화로 아카데미 여우주연상까지 수상했던 오드리 헵번Audrey Hepburn이라는 사실을 알게 됐다(그림 3).[17] 수십 년 전 여주인공의 전성기 시절 모습을 보고 짝사랑에 빠졌던 것이다. 하지만 이미 그녀는 60세를 넘은 할머니가 돼 있었다.

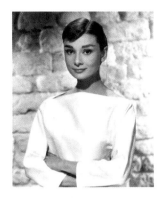

[그림 3] 오드리 헵번

헵번은 훌륭한 영화들 이외에도 유니세프를 통한 봉사의 삶을 실천하며 전 세계 사람들의 귀감을 산 것으로 잘 알려져 있다. 하지만 안타깝게도 그녀는 내가 알게 되고서 얼마 되지 않은 1993년에 대장암 colon cancer 으로 사망하고 말았다. 나는 이때부터 우리 몸에서 대장이라는 비교적 불결한(?) 장기가 어떻게 헵번과 같은 고귀한 분의 몸에서 문제를 일으켰는지 몹시 궁금해지기 시작했다. 그럼 이제 대장암과 대장직장암 colorectal cancer 의 발병 과정을 내 시각으로 살펴보도록 하자.

일반적으로 알려진 대장암의 대표적 위험 요인으로는 식이, 유전, 선종성 용종 adenomatous polyp, 염증성 장질환 inflammatory bowel disease 등이 있다. 하지만 이것만으로는 이 암의 발생을 직관적으로 이해한다는 것이 불가능하다. 유전과 염증성 장질환을 제어할 수 없는 요인이라고 생각한다면 식이와 선종성 용종을 위험 요인으로 만드는 근본적인 원인은 무엇일까? 나는 이를 변비라고 생각한다. 대장암의 발병과 관련된 발암물질은 명백하게 변에서 노출될 것이다. 대장에 존재하는 변은 우리가 먹은 음식물 중 소화될 수 없는 불필요한 찌꺼기와 함께 건조 중량의 50퍼센트를 차지하는 박테리아 등으로 구성돼 있다.[18] 몸에서 불필요해 배출될 물질이라면 쓸데없이 오래 저장하지 않고 적절한 시기에 배출해야 건강에 도움이 된다. 하지만 다양한 요인으로 인해 변이 대장에 오래 머무르면 변에 존재하는 여러 물질들과 대장이 불필요하게 접촉하는 빈도도 높아진다.

모든 변비가 문제는 아니겠지만 분명 변비가 생길수록 대장과 직장에 스트레스가 커진다. 이런 만성변비가 지속되면 선종성 용종을 거쳐 대장 직장암으로도 발전할 수 있다. 육식 문화와 치즈 등 서구화된 지방 식이로 인해 장에서 소화물이 통과하는 속도가 느려져 변비가 발생할 수 있다는 사실은 이미 널리 알려져 있다. 게다가 채식에 비해 대장에 더 많은 스트레스를 유발할 수도 있으리라 짐작된다. 그렇다면 젊은 나이부터 마른 체형을 유지했던 헵번은 왜 대장암에 걸렸을까? 내 추측이지만 서구의 식이습관 속에서 영화배우로서 적절한 체형을 유지하고자 평생 다이어트를 했던 생활습관에 따른 결과라 생각된다.

많은 젊은이들, 특히 여성들 사이에서 외형적으로 멋지게 보이기 위해 다이어트가 유행처럼 번지고 있다. 건강한 체형이라면 그래도 괜찮을 텐데 의학적으로 위험한 수준까지 지나치게 다이어트하는 경우가 빈번하다. 대부분 급격하게 바뀐 식이습관은 변비 등의 배변 습관의 변화를 일으킨다. 적절하게 조치하지 않으면 만성적인 질환으로 바뀌기도 한다. 즉 마른 여성에게서 발생하는 대장직장암은 다이어트 등 식이습관에 따른 교정과 관련이 있다고 생각한다. 많이 먹어서 비만이 되면 나쁜 음식물 성분으로 인해 변비가 생기고 다이어트를 해서 말라도 배변 습관의 변화로 변비가 생긴다니 대체 어떻게 해야 대장암을 피할 수 있단 말인가? 누구라도 이렇게 푸념할 만한다. 핵심은 만성변비가 발생하지 않도록 잘 조절하는 것이다.

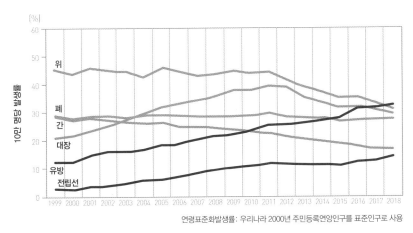

연령표준화발생률: 우리나라 2000년 주민등록연앙인구를 표준인구로 사용

[그림 4] 국내 유방암과 전립선암 발병률의 변화

자본주의의 폐해가 낳는 암들: 유방암, 전립선암

서론에서 얘기했듯이 우리나라 암별 발생 현황에서 특징 중 하나는 유방
암이 급격하게 증가하고 있다는 것이다.[19] 결국 발생률 1위 암이 됐다(그
림 4). 2020년 기준 전 세계 발생률 1위 암 역시 유방암이다. 전 세계 암
발생률에서 또 한 가지 특이한 점은 남자들의 전립선암 발생률이 대단히
높다는 사실이다. 전체 암 중 4위를 차지한다. 전 세계 100여 개국에서는
앞서 언급한 대로 남성 발생률 1위 암이라고 한다. 잠시 전립선암에 국한
해 살펴보도록 하자. 국가암등록사업의 자료를 통해 우리나라 전립선암
발생 현황을 조사해보면, 1999년부터 2002년 사이 발생률이 10만 명당
6.6명으로 전체 12위 수준인 드문 암이었다.[20] 하지만 2018년에는 10만
명당 29명으로 급증하며 남자에서 3위, 전체에서 7위까지 급등하는 양상
을 보인다. 선진국의 암 발생률을 점차 따라가는 패턴임을 고려할 때 전

립선암 발생률이 남자들의 암 발생률 통계에서 1위가 되는 것은 시간문제 정도로 판단된다. 그렇다면 여성들의 특이 암인 유방암과 남성들의 특이 암인 전립선암의 급증을 어떻게 해석해야 할까?

일반적으로 유방암 발생률의 위험 인자는 유전과 에스트로겐 과다 노출, 서구화된 식이 등으로 알려져 있다. 기본적인 여성호르몬인 에스트로겐 과다 노출을 일으키는 위험 인자로는 피임약이나 폐경 후 호르몬 치료 등으로 알려져 있다. 하지만 수유 경력과 유방암 발생의 연구 결과를 보면 대다수 연구들에서 수유 횟수가 적을수록 유방암 발생률이 증가한다고 보고하고 있다. 이런 사실들을 바탕으로 우리는 현대 사회에서 유방암이 증가하는 근원적인 이유를 찾아야 한다. 유전적인 소인처럼 어쩔 수 없는 것은 배제하고 흡연, 음주, 식이 등 거의 모든 암에 공통적인 위험 요인들을 제외한다면 유방암의 주 원인으로 지목할 수 있는 것은 에스트로겐이다. 그럼 현대 사회에서 피임약이나 호르몬 치료를 하지 않아도 왜 여성들이 에스트로겐에 노출되는 일이 많아진 것일까?

내 생각으로는 오늘날 우리나라 사회에서 흔해진 고연령 결혼, 출산 횟수 감소, 전문직 직업 등으로 인한 수유 기회 박탈이 에스트로겐 과다 노출을 유도한다고 생각한다. 유방은 근본적으로 생식 기관이 아니다. 단지 호르몬에 따라 유즙을 분비하기 위한 수유 기관일 뿐이다. 그런데 오늘날 경제적 발전에 따라 부동산 가격 급등 등의 다양한 자본주의 폐해가 발생하면서 생물학적 출산 적령기인 20대를 훨씬 넘겨 고연령에 출산하거나, 심지어 결혼이나 출산도 하지 않는 사회 현상이 대두되고 있다.

경제적 문제로 인해 변화하는 사회 모습을 탓할 수는 없다. 하지만 이런 문제로 인해 여성에게 에스트로겐의 지속적 과다 노출을 유발시키는 건강상의 문제는 예상치 못한 사람이 많을 것이다. 다시 말해 나로서는 부동산 문제, 빈부 격차 등의 자본주의의 폐해가 결국 유방암의 발생률 급등으로 이어졌다고 본다. 바꿔 말하면 유즙분비 호르몬인 프로락틴 prolactin에 의해 적절한 수준으로 유즙을 분비하는 것이 본업인 유방이 제 역할을 하지 않는 관계로 세포 내 스트레스가 커지면서 유방암이 발생한다고 생각한다.

과거의 한국에서는 다산을 미덕으로 삼아 열 명 가까이 출산하기도 했다. 그만큼 여성의 일생이 출산과 수유로 반복되는 경우가 일반적이었다. 여전히 번식이 최우선인 원시시대의 형질을 유지하고 있는 인간에게 출산과 수유의 갑작스러운 감소가 유방암의 발생이라는 결과로 이어진 것은 아닌지 진지하게 고민해볼 때다.

이번에는 남성의 전립선암에 대해 고찰해보자. 내 생각으로는 전립선암의 증가 역시 유방암의 증가 원인과 유사한 맥락을 가지고 있다고 본다. 하지만 나는 전립선이 남자의 생식 기관이라는 특성 때문에 좀 더 동물적이고 본능적인 이유가 있다고 본다. 그에 대해 의견을 논해보겠다. 전립선암의 일반적인 위험 인자는 나이, 인종, 호르몬, 가족력, 비만 등이라고 한다. 이는 유방암의 위험 인자와 크게 다를 바가 없다.

전립선암이 생기는 원리를 좀 더 근본적으로 이해하려면 전립선의 정상 기능을 제대로 이해해야 한다. 위키피디아에 언급된 전립선의 기능을 살펴보자. "전립선은 약알칼리성의 유백색 액체를 저장하는데, 이 액체는 정액의 50~75퍼센트를 구성한다"라고 언급돼 있다.[21] 생물 시간이나 의대 수업에서도 전립선의 기능에 대해 이 정도 수준에서만 설명하니 의사들조차 전립선의 본질적 기능을 제대로 알고 있는 경우가 많지 않다. 일례로 내가 공중보건의사 시절에 비뇨기과 출신 전문의와 대화하면서 전립선의 기능을 물었더니 별다른 기능이 없다면서 제거해도 사는 데 큰 문제가 없다고 답했다. 지금 생각하면 정말 말도 안 되는 이야기다. 비뇨기과 전문의조차 전립선의 기능을 제대로 모르고 있다는 사실에 놀라울 따름이다. 전립선의 기능은 사실 아주 간단하니 지금부터 알기 쉽게 설명해주도록 하겠다.

전립선액은 남성의 성행위에서 종결점인 사정 ejaculation의 핵심 성분이다. 정자는 남성 호르몬의 영향을 받아 고환 testicle에서 생성되고 정낭 seminal vesicle에 보관됐다가 사정의 기회를 기다린다. 놀이공원에서 볼 수 있는 후룸라이드 flume ride라는 놀이기구에 비유하면 이해하기 쉽다(그림 5).²² 후룸라이드를 타기 위해 기다리는 손님들을 정자라고 생각해보자. 후룸라이드를 타는 재미의 핵심은 상당한 수량에 의한 스피드와 낙하로 인한 짜릿함이다. 만약 손님이 후룸라이드에 탑승했는데 기구를 움직

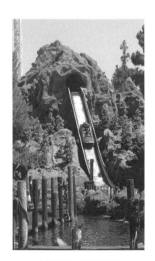

[그림 5] 후룸라이드

이는 물의 공급이 끊어졌다고 상상해보자. 그럼 기구는 움직일 수 없다. 이때 후룸라이드의 물이 남성이 사정을 할 때의 전립선액과 같은 역할을 한다고 보면 된다. 정낭에서 사정을 기다리는 정자들은 회음근 perineal muscle의 수축에 의해 전립선액과 합쳐지면서 외부로 분출된다. 이때 전립선액이 없다면 정자들은 유동성 fluidity 상실로 인해 충분한 속도와 거리만큼 분출되지 못할 것이다. 즉 정액의 사정에 있어서 충분한 유동성을

공급하는 것이 전립선액의 가장 중요한 역할이다. 이렇게 이해하면 전립선이라는 장기는 성행위와 사정을 위해 존재하는 기관이라고 봐도 무방하다.

인간과 달리 동물들은 주기적으로 발정기estrus에 들어가는 경우가 많다. 인간은 일정 시간에 발정을 한다고 알려져 있지 않지만, 사실 인간에게 있어서 발정기는 호르몬 등의 영향으로 임신이 되기 가장 좋은 몸의 환경을 만들었을 때 생기는 변화의 시기라고 정의할 수 있다. 여성의 경우 평상시에 잘 특정되지는 않으나 동물로 비유했을 때 월경 사이에 발생하는 배란기가 발정기에 해당한다고 볼 수 있다. 보통 여성은 배란기 때 특별히 감정적으로 크게 동요한다고 보이지는 않는다. 하지만 배란기가 거의 유일하게 임신할 수 있는 시기이므로 생물학적으로는 발정기라고 보는 것이 타당하다. 그럼 남자의 발정기는 언제일까? 답은 항상이다. 남자는 정자를 생성하는 시기에 특별한 주기가 없고 사춘기 때부터 죽을 때까지 고환에서 지속적으로 정자를 생산한다. 물론 신체 나이에 따른 정자 생산량의 변화는 있지만 죽을 때까지 생산한다는 사실 자체는 변하지 않는다.

생물학적으로 생각해보면 여성의 발정기가 한 달에 한 번인 데 반해 남성은 항상 발정 상태라는 사실이 매우 중요하다. 남성과 여성 모두 발정기가 한 달에 한 번 정도만 있다면 생물학적 번식 능력이 크게 감소할 것이다. 하지만 인간은 남성이 항상 준비돼 있기 때문에 배우자인 여성의 몸만 준비된다면 즉각적으로 번식할 수 있는 생물이다. 그런데 바로 이 지점에서 전립선의 비극이 시작된다.

현대 사회로 들어오면서 여성만 출산력이 줄어든 것이 아니다. 남성에게서도 생물학적 필요에 비해 성행위의 빈도가 급감했기 때문이다. 우선 행복한 가정생활을 위해 필요한 자식의 수가 1~2명 정도라고 생각하는 사람이 늘었다. 그런 이유에서 계획적인 출산과 피임을 강조하는 세상으로 사회적 분위기가 바뀌었다. 더불어 앞서 언급한 자본주의의 폐해로 인해 성행위가 직접적으로 감소하거나 그와 관련된 정신적인 스트레스가 증가하게 됐다.

후룸라이드의 물탱크가 항상 준비돼 있어도 후룸라이드 작동 횟수 자체가 줄어든 것이나 마찬가지다. 만약 지속적으로 보수를 하지 않는다면 물탱크와 물 공급 시스템에 고장이나 오류가 발생할 가능성이 높아진다. 우리 몸에 정자와 정액이 준비돼 있으나 정상적인 배출과 순환이 이뤄지지 않는 것과 같은 원리다. 그럼 해당 장기의 기능은 감소되고 정체된 정액으로 인해 장기가 받는 스트레스가 커질 것이다. 바꿔 말해 나이가 들면서 급격하게 사정 횟수가 감소하면 전립선에 점점 큰 부하가 될 수 있다. 이런 과정을 거치면서 전립선 비대증benign prostate hypertrophy이 발생하고 심한 경우엔 전립선암까지도 발생할 수 있다고 본다.

실제로 하버드대학교에서 2016년에 보건계통 전문가 3만 1,925명에게 설문 조사한 결과에 따르면 한 달에 21회 이상 사정을 하는 사람들은 4~7회 사정을 하는 사람들에 비해 전립선암의 발생률이 현격하게 낮았다고 한다.[23] 놀랍게도 20~29세에서도 이와 같은 패턴이 관찰됐다. 즉 젊은 나이부터 적절한 수준으로 사정을 할 때 전립선암이 예방된다는 것을 보여준다. 호주에서 실시된 연구에서도 비슷한 양상의 결과가 확인되면서 사정과 전립선암 발생 사이의 관계가 현재 큰 이슈가 되고 있는 중이다. 물론 이를 반박하는 연구도 있고 중립적인 연구 결과들도 있어 아직

정설로 받아들이기는 곤란하다.[24]

　하지만 전립선의 원래 기능과 암 발생에 있어서 발암물질의 역할을 근본적으로 고민해볼 때, 사정 횟수의 감소가 전립선에 큰 스트레스를 주는 것은 상당히 합리적인 논증이라고 생각한다. 그런데 전립선암을 예방하기 위한 사정 횟수를 보고 조금 놀랍다는 생각이 든다. 한 달에 21회 이상이면 수치상 일주일에 5회 이상을 의미한다. 해당 연구에서는 성행위와 자위 masturbation 등을 구분하지 않았다고는 하지만 바쁜 현대 사회에서 가능한 횟수일지 의문이다. 게다가 국가별 통계에 의하면 한국 성인의 성행위 횟수는 상당히 하위권이라고 알려져 있다.[25] 여러 가지 논증과 통계를 고려해볼 때 우리나라 남성 전립선의 미래는 대단히 어두워 보인다.

건강검진, 누구를 위해 존재하는가

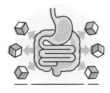

우리나라에서 건강검진은 한방韓方의 보약補藥과 같은 사회적 함의를 담고 있는 것 같다. 젊은 연예인이 방송에 나와 건강검진에 관해 토론하는 것을 본 기억이 있는데 자신들의 경험을 꽤 자랑 삼아 얘기하고 있었다. 개인적으로는 완전히 불필요한 검사였을 것이라고 생각한다. 의사 입장에서 건강검진은 꼭 필요한 사람에게 꼭 필요한 만큼 수행돼야 한다. 마치 몸에 좋은 것인 양 남용돼도 좋다고 보는 시각은 주의해야 한다. 과잉진단이라는 큰 문제를 야기할 수 있기에 오히려 부적절할 수도 있다.

2005년 서울대학교병원에 교수로 처음 발령받은 이후 동 병원이 운영하는 강남건강검진센터에서 건강검진을 받은 적이 있다. 당시 서울대병원의 기존 이미지와는 달리 매우 화려하고 편리한 시설로 지어져 전국의 부유한 분들이 건강검진을 받으러 오는 센터로 자리 잡혀 있었다. 현재도 마찬가지 상황이어서 센터의 수입이 서울대병원 전체 수입에서 매우 큰 부분을 차지한다고 한다. 아무튼 당시 초짜 교수였던 나는 어느 정도 대

접받고 싶다는 생각에 (병원의 지원이 일부 있었지만) 큰돈을 들여 강남건강검진센터에서 암 검진 풀 패키지를 처음으로 받았다. 간호사가 비서처럼 따라다니며 검사를 안내하는 시스템은 사뭇 낯설었다. 그래도 기분은 나쁘지 않았다.

검사도 꽤 빠른 속도로 진행돼 반나절도 안 돼 검사를 모두 마칠 수 있었다. 당시 CT를 찍으며 조영제를 투약해 온몸에서 열이 나는 듯 화끈거리는 부작용이 있었는데 그 느낌이 꽤 불쾌하고 불안했다. 환자들이 CT를 찍으면서 이런 불편한 느낌을 받는다는 것을 의사인 내가 거꾸로 경험한 순간이었다. 게다가 별다른 증상도 없는 30대 정상인이 풀 패키지에 포함돼 있는 흉부·복부 CT를 전부 찍을 필요가 있는지는 의사로서 나도 반신반의했었다. CT의 방사선 위험에 대해 의대에서부터 많은 교육을 받았는데 환자가 원한다고 덜컥 찍어주는 시스템이 과연 적절한지 의문도 들었다.

모든 검사를 마치고 며칠 뒤 아무 문제가 없다는 연락을 받았다. 이후 나는 과연 건강검진 과정이 유익하고 필요한 검사였는지에 대해서 심각한 고민이 들었다. 여러 논문들을 읽고 문헌들을 조사하면서 현재 우리나라의 건강검진 시스템이 의학적으로도 꽤 문제를 내포하고 있다는 결론을 얻을 수 있었다. 첫 건강검진 이후로, 나는 단 한 번도 CT를 찍은 적이 없다. 아마도 여러분들은 우리나라 건강검진 시스템이 전 세계에서 가장 저렴하고 다양한 검사를 받을 수 있을 뿐만 아니라 전 세계 많은 한국 이민자들이 우리나라를 방문하는 이유 중 하나라고 알고 있는데 무슨 엉뚱한 소리냐고 하실 듯싶다. 그럼 지금부터 내가 느껴온 건강검진 시스템과 검사 항목의 문제점에 대해서 하나씩 의견을 내도록 하겠다.

암은 과잉진단하면 좋은 것 아닌가?

엑스레이가 방사선인 것을 모르는 사람은 없을 것이다. 흉부 엑스레이 촬영은 다들 한 번쯤 경험해본 데다 아무런 느낌도 남지 않아서 몸에 해롭다고 생각하는 분들이 거의 없을 것이다. 거의 사실이다. 방사선을 사용한다고 해도 그 선량이 워낙 낮아 우리 몸 세포에 의미 있는 영향을 줄 정도는 아니다. 게다가 우리나라는 토양이 화강암 지대라 다른 나라에 비해 자연 방사선도 꽤 높은 축에 속한다(일본은 후쿠시마 발전소 사건만 제외하면 우리나라보다 자연 방사선이 낮은 나라). 그런데 CT는 방사선량을 높여 엑스레이를 집중적으로 몸에 조사해 내부 장기 데이터를 얻는 진단 장치다. 게다가 최근 CT 장비들이 32, 64, 128채널 등 고해상도 장비로 발전하면서 과거에 비해 방사선량이 더욱 증가한 상태다. 흉부 엑스레이가 0.2밀리시버트^{mSv} 정도이고 흉부 CT는 10~15밀리시버트로 흉부 엑스레이의 50~75배 수준이다.[26] 당연히 방사선이 미치는 세포에 스트레스가 꽤 있을 수밖에 없다. 하지만 이 역시 검진 당사자가 느끼는 증상이 거의 없다 보니 해당 검사의 악영향에 대해 일반인들의 이해가 상당히 부족하다. 앞서 언급한 바와 같이 검진센터에 암 검사를 요청했더니 바로 흉부·복부 CT를 찍으라고 안내하는 것이 과연 적절한 일인지 의문이 든다.

현재 폐암 조기진단을 위한 흉부 CT로는 저선량$^{low-dose}$ CT를 사용하도록 권고하고 있다. 그나마 최대한 방사선량을 줄인 CT다. 미국 질병관리본부$_{Centers\ for\ Disease\ Control\ and\ Prevention,\ CDC}$에서는 저선량 흉부 CT의 권고 대상자를 다음과 같이 규정하고 있다.[27] 50~80세의 연령을 가진 사람 중 현재 담배를 피우거나 끊었어도 15년 이내에 끊은 사람으로 20갑/년 이상의 흡연력을 가진 사람(Have a 20 pack-year or more smoking history, and Smoke now or have quit within the past 15 years, and Are between 50 and 80 years old). 그 외에는 오히려 검진의 피해가 더 많다는 이유로 권고하지 않는다.

혹시 우리나라 권고 사항은 이것과 다른 것일까? 2015년에 발표한 폐암검진 권고안은 다음과 같다.[28] 고위험군에서만 저선량 CT를 권고하며 고위험군은 다음과 같이 정의된다. 55~74세의 연령, 현재 담배 피우거나 끊었어도 15년 이내에 끊은 사람으로 30갑/년 이상의 흡연력을 가진 사람. 즉 미국의 권고 사항보다 더 강화된 조건이다. 이 권고 사항은 2011년 미국에서 발표된 NLST National Lung Screening Trial 연구 결과에 따라 만들어진 것으로 해당 연구의 참여자 조건을 거의 그대로 받아들이고 있다.[29] 결국 우리나라 권고 사항에도 큰 차이가 없었다. 오히려 세부적으로는 미국보다 훨씬 강화된 조건이다. 결국 CT로 인해 얻는 건강 이득보다는 방사선으로 인한 위험성에 더 많이 노출됐다고 보는 게 타당하다.

저선량 CT가 큰 문제가 안 된다면 왜 이렇게 환자를 골라내서 CT를 권유하는 것일까? 2012년 보고된 DLCST Danish Lung Cancer Screening Trial라는 덴마크 연구에 그 해답이 있다.[30] 이 연구에서는 50~70세 사이에 20갑/년의 흡연력을 가지고 현재 흡연자이거나 10년 이내에 중단한 사람을 대상으로 저선량 CT의 유용성을 확인했다. 즉 NLST 연구보다 10갑/년 적으면서 좀 더 젊은 환자에게 중등도 위험군을 포함해 저선량 CT가 유용한지 확인한 것이다. 4,104명이 연구에 참여했고 CT를 시행한 그룹 2,052명과 시행하지 않은 그룹 2,052명을 비교했다.

그 결과 CT 시행군 중 69명, 대조군 중 24명에게서 폐암을 발견해 CT 시행이 폐암 발견에 도움이 된다는 것을 확인했다. 그런데 정작 사망자

수는 CT 시행군 중 61명, 대조군 중 42명으로 나와 대조군 사망률이 낮은 경향을 보였다. 폐암으로 인한 사망도 CT 시행군 중 15명, 대조군 중 11명이 나왔다. 어떻게 이런 결과가 나올 수 있었을까? 당시 연구진들이나 많은 전문가들은 과잉진단 문제를 지적했다. CT를 시행한 사람들에게서 폐암이 더 많이 확인됐지만 이들 중 상당수는 평생 임상적으로 발현되지 않아 굳이 발견할 필요가 없었던 폐암까지 과잉진단한 것이었다. 폐암이라는 진단을 받고 더 침습적인 검사 및 수술을 받으면서 오히려 사망률이 증가되는 경향을 보였다. 폐암으로 인한 직접적 사망자 수가 CT 시행군에서 더 높은 경향을 보였다는 것 또한 대단히 역설적인 결과다.

이런 연구가 이미 완전히 공개돼 있는 상황에서 30대 중반의 나이에 비흡연자인 내가 어떻게 그처럼 쉽게 흉부 CT를 받을 수 있었을까? 내가 원한다고 하더라도 일반적인 권고 사항에 맞춰 만류하는 것이 병원과 의사의 의무가 아니었을까? 아마 지금도 여러분이 건강검진센터에 가서 폐암 검진을 원한다고 얘기하면 거의 모든 센터에서 바로 저선량 CT를 시행할 것이다. 이런 상황이 정말 적절한 것일까?

한 가지 고려해야 할 점이 또 있다. 흉부와 복부 CT에는 필수적으로 조영제를 사용한다. 조금 전 설명했듯이 내 몸을 뜨겁게 만들었던 조영제는 사실 몸에 해롭다.[31] 특히 신장 문제가 있는 사람들에게서 급격한 신장 장애를 일으키기도 한다. 그런 이유로 많은 연구에서 CT 조영제의 사용량을 줄이거나 덜 해로운 대체 조영제를 활용하는 주제를 다루고 있다. 그렇다면 정작 의사들은 조영제의 해로움을 알고 있음에도 정상인의 건강검진에 사용하고 있는 것일까?

현역 의사 입장에서 명확하게 내 의견을 밝히고자 한다. CT는 절대로 건강검진에 활용해서는 안 된다. 암이나 염증 질환 등 특정 질환을 가진 환자 내지는 외상 등 응급 상황에서 조영제의 필요성을 신중하게 고민한 이후 제한적으로 활용해야만 한다. 그만큼 우리나라에서는 너무나 쉽게 CT를 남용하고 있다. 응급센터라면 두부외상 등의 상황에서 적극적으로 활용해야 하는 장비이지만 정상인들에게 군이 활용할 이유가 없다. 사실 의사 입장에서는 어떤 처방이든 즉각적으로 부작용이 나타나면 난감할 수밖에 없다. 하지만 CT처럼 시행 후 수개월 내지는 수년이 걸려야 암 발생에 기여하는 것으로 보이는 부작용은 체감하기 힘들 것이다. 그래서 인턴이나 전공의 등 의사 초년병 시절에 CT 검사의 해로움에 대해 그리 자세한 교육을 받지 못하는 것이 현실이다. 의사들도 자세히 알고 있지 못하니 환자들에게 설명할 이유도 잘 인식하지 못하는 것이다.

부가적으로 한 가지만 언급하자면 PET positron emission tomography 검사도 마찬가지다. 2014년 해당 검사의 건강검진 활용을 보건복지부에서 금지한 이후 요즘은 거의 시행되지 않고 있다. 하지만 이를 모르는 일반인이 무조건 좋은 검사라고 생각하고는 종합병원을 찾아와 막무가내로 촬영해 달라고 요청하는 경우가 있다. 요즘은 해부학적 위치를 특정하기 위해 PET-CT를 찍는 편인데 이 경우 선량은 20~30밀리시버트 수준이다.[32] CT보다 두 배 정도 방사선량이 높다. 절대 건강에 좋은 검사라 할 수 없다. 그러니 비싸면 몸에 좋을 것이라 생각하고 함부로 찍지 말길 제발 부탁드린다. 참고로 이 검사는 암에 확진된 환자에게서 주변에 파급된 전이 metastasis를 확인하는 데 가장 유용한 검사다. 즉 암 환자에게 시행할 검사이지 일반인들이 건강검진으로 할 검사는 아니다.

찍기만 하면 뇌경색이냐?

MRI 검사는 자기장을 활용한 검사 방법이라 CT처럼 방사선이 없으니 부작용도 거의 없다. 따라서 건강검진으로 활용하면 참 좋을 검사 방법이다. 다만 비용이 비싸서 일반적으로 활용하기는 어렵다. 그럼에도 불구하고, 인구당 최고 MRI 장비 수를 자랑하는 한국에서는 MRI가 정말 흔하게 건강검진에 활용되고 있다. 자본주의 의료제도의 극치인 미국에서는 MRI 건강검진을 시행하면 상상조차 할 수 없는 비용이 청구되기에 갑부들만 할 수 있는 검사나 마찬가지다. 반면 유럽이나 캐나다 등 사회주의 의료제도 국가에서는 MRI 건강검진을 나라에서 거의 허락하지 않는다. 애매한 보험제도를 가진 우리나라는 양 제도의 회색 지대처럼 MRI를 비교적 적절한 가격으로 누구나 원하면 시행할 수 있는 특이한 나라인 셈이다. 장비 보급이 잘돼 있어서 비교적 저렴한 가격으로 검사한다면 다른 나라에 비해 좋은 혜택을 받는 일이므로 비난하고 싶은 생각은 없다. 그럼 뭐가 문제일까?

병원 클리닉에서 진료를 보면 정말 많은 환자가 MRI를 들고 내원해서는 뇌경색이라고 들었다며 하소연한다. 그중 실제로 뇌경색인 환자들도 있지만 비율은 10퍼센트도 안 된다. 오히려 나이 들어감에 따라 자연스럽게 나타나는 노화 소견, 그중에서도 아주 미량의 백질 변성을 뇌경색이라고 들었다는 환자들이 대다수다(그림 6). MRI를 시행한 병원에서는 도대체 왜 이렇게 설명한 것일까? 몰라서였을까? 그럴 가능성도 있지만 그보다는 환자에 대한 욕심이 좀 더 작용했을 거라고 본다. 뇌경색은 우리나라에서 일반인에게 큰 공포감을 주는 진단명이다. 만약 어떤 환자가 뇌경색이라는 진단명을 들었다면 그날부터 정상생활을 하기 힘든 수준으로 패닉

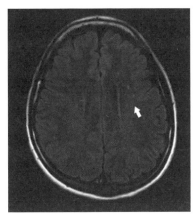

[그림 6] 경미한 백질 변성을 보이는 MRI 영상

에 빠지는 경우가 많다. 대개는 내게 방문을 하고는 자연스러운 노화 과정이라는 설명을 들으면 그제야 안심하고 발걸음을 돌린다.

처음 MRI를 시행한 병원에서 뇌경색이라는 진단을 내려 자기 병원의 진료 환자 수를 늘리려는 욕심이 없었다고 할 수 있을까? 정상적인 신경과 교육을 받은 전문의라면 백질 변성은 그리 어려운 수준의 지식이 아니다. 만약 정말 심각한 상황이라면 2차나 3차 병원으로 환자를 이송하는 것이 적절하다. 그렇지 않다면 환자를 안심시키고 건강한 생활에 대해 설명하는 것이 옳다. 1차 병원에서 뇌경색이라는 진단을 내려 환자를 처음부터 진료하는 태도는 적절치 않다고 생각한다. MRI는 시행해도 좋다. 그 결과에 대한 판독이나 해석은 여러 의사의 의견을 참고하는 것이 좋을 듯하다. 다만 모든 연령대에서 시행할 필요는 없고 50세 이상 중 경제적 여유가 된다면 한 번쯤 시행하는 것을 권유한다.

생물학적으로 설명이 안 되는 갑상선암의 업다운

국가암등록사업을 바탕으로 해마다 나오는 통계 중에 재미있는 사실이 하나 있다. 흔한 암을 분류하면서 갑상선암을 넣기도 하고 임의로 뺀 데이터를 보여주기도 한다는 것이다.[33] 이게 무슨 해괴한 분류 방법이란 말인가? 엄연히 암인 갑상선암을 임의로 넣기도 하고 빼기도 하는 이유가 뭘까? 이건 갑상선암의 진단과 관련된 과거의 큰 사건과 관련이 있다.

초음파 검사는 몸에 해롭지 않고 비용도 저렴해 건강검진으로서는 매우 유용하다. 거의 모든 장기에 대해 초음파 검사를 다양하게 활용하고 있다. 아주 바람직한 현상이다. 그런데 갑상선 검사를 하면 작은 낭포나 종괴가 있다고 진단 받는 경우가 대단히 많다. 나도 건강검진에서 세 군데 정도 갑상선 낭포가 있다는 결과를 받은 바 있다. 그럼 이것을 그대로 둬야 할까, 조직검사를 해야 할까? 이에 대해 강력한 권고 사항이 존재하지 않던 시절, 우리나라에서는 정말 굉장히 많은 환자가 초음파 검사 이후 조직검사를 받았다. 앞 주제에서도 자세히 설명했지만 갑상선암은 조직 내에만 머무르고 주변 조직 전이 등으로 심각하게 진행되는 경우가 드물다. 사실 조직검사상으로는 악성종양이지만 임상적으로는 양성종양과 다를 바 없는 경우가 많다. 그런데 암 가능성을 따지는 데 불필요한 조직검사까지 시행하는 바람에 갑상선암 환자 수가 급격하게 올라가고 만 것이다.[34]

사실 환자 입장에서는 갑상선암세포를 가지고 있다는 진단을 들으면 누구 하나 치료하지 않는다고 결정하기 힘들 것이다. 그래서 진단을 받은 환자들은 거의 대부분 갑상선을 절제하고 방사선 치료, 화학 치료 등 다양한 암 치료를 받고 평생 갑상선 호르몬을 먹고 살아야 하는 처지가 됐다. 이 환자들 중 대다수에서 발견된 갑상선암은 사실 평생 진행하지 않는 암이었을 것이다. 폐암과 마찬가지로 갑상선암에서도 과잉진단이 큰 문제가 된 사건이다.

현재는 갑상선암의 과잉진단을 막고자 하는 학회와 의사들의 자정 노력에 힘입어 갑상선암의 진단율이 크게 감소됐다. 마치 데이터만 보면 우리나라에 핵폭탄이라도 떨어져서 갑상선암 발생률이 증가했다가 갑자기 감소하는 것처럼 보일 수 있을 정도다. 하지만 실제로는 과잉진단 이후 정상화되는 상황일 뿐이다.[35] 그래서 국가암등록사업에서는 갑상선암 데이터가 왜곡됐다고 판단하고 해당 통계의 처리를 고민한 결과를 보여주고 있는 것이다. 그럼 여러분은 갑상선 초음파를 할 것인가, 말 것인가? 내 의견으로는 하는 것이 낫다. 다만 이후 조직검사 여부에 대해서는 여러 의사의 의견을 들어보는 것을 추천한다.

정말 좋은 검사입니다만, 조심하십시오

나는 2021년에 대장내시경을 실시했고 용종을 하나 제거했다. 위험도는 높지 않다고 의사가 말했지만 그래도 찝찝하니 제거하자고 했다. 이럴 땐 나도 엄연한 환자라 의사가 시키는 대로 해야지 별수 없다. 아무튼 치료가 잘됐다고 하니 적어도 대장암은 없다는 생각에 괜히 기분이 가뿐하다. 더불어 2년마다 위내시경을 하고 있는데 3년 전에는 황당한 경험을 했다. 수면내시경을 신청하고 검사 전에 미다졸람^{midazolam} 5밀리그램을 투여했다. 그런데 아뿔싸! 전혀 마취가 안 되는 것이 아닌가? 담당 교수가 이상하다면서 4밀리그램을 추가로 투여해봐도 내 정신은 멀쩡했다. 결국 수면내시경 비용을 내고서 날것으로 검사했다. 오히려 검사 이후에 정신이 몽롱해지고 하루 종일 몸이 무거운 느낌이 지속되는 바람에 그날은 일도 제대로 못 하고 푹 쉬어야만 했다.

그런데 생각해보니 수면내시경 검사가 그렇게 안전한 것은 아닐지도 모른다는 생각이 들었다. 예전에 의사 선배님 중 한 분이 수면내시경 검사를 받은 후 회복실에서 정신이 몽롱한 채로 깨었다가 낙상해서 돌아가신 사건이 있었다. 나도 검사 이후에 미다졸람이 오히려 과다하게 작용했다면 그날 검사는 성공했어도 큰 사고를 당했을지도 모르는 일이다. 암에 안 걸리려고 큰 비용을 내고 검사를 했다가 사고로 비명횡사한다면 얼마나 억울한 일인가. 현실에서 충분히 있을 법한 최악의 블랙코미디다.

소화기내과 선생님 두 분과 관련된 이야기가 하나 있다. 한 분은 내시경실에서 항상 환자들과 소리를 지르며 싸우는 것으로 유명했다. 수면내시경이 없던 시절이라 내시경을 식도로 삽입하려면 환자의 협조가 필요했다. 이걸 매우 능숙하게 잘하는 분들이라면 몰라도 항상 환자들 탓을 하면서 싸우는 분들도 있었다. 이것도 사람이 하는 기술이라 잘하는 사람, 못하는 사람이 갈린다.

반면 다른 한 분은 내시경 기술에 매우 능숙했다. 그런데 이 분이 내시경을 시행한 환자 중 1년 전 검사 결과는 정상이었는데 그다음에 위암으로 확인된 환자가 있었다. 물론 그 사이에 위암이 생겼을 수도 있다. 하지만 그분의 내시경 검사 결과는 병의 유무와 관계없이 항상 정상이라고 나오는 것으로 유명했다. 어차피 정상이라고 판독할 거라면 내시경을 왜 하는지 의문이 들었다.

결국 내시경도 사람이 하는 검사라는 뜻이다. 즉 검사하는 의사의 성의와 실력에 따라 진단을 받는 병의 유무가 뒤바뀔 수도 있다. 두 분 선생님의 이야기에서 우리는 어떤 교훈을 얻어야 할까? 복불복? 이건 나도 잘 모르겠다. 사실 동료 의사로서 다른 의사의 실력을 판단하는 것은 너무 어려운 일이기 때문이다. 같은 맥락에서 평판도에 따라 의사 및 병원의 수준을 판단하는 일부 언론사들의 설문조사는 정말 말도 안 되는 분석이라고 생각한다.

건강검진을 누가 부추기나?

우리나라 건강검진 시장은 정말 전 세계에서 대단히 독특한 배경을 갖고 있다. 건강을 나라에서 책임져야 한다고 생각하는 서유럽 사회주의 시스템에서는 모든 의료비용이 세금에서 나가기 때문에 건강검진도 국가 차원에서 시행한다.[36-37] 국민들이 병에 덜 걸려야 의료비용도 적게 나가기 때문에 국가 수준에서 가장 적은 비용이 발생하는 모델로 건강검진을 시행하고 있는 것이다. 따라서 개인 차원에서 건강검진을 한다는 것은 일부 부유층에서나 가능한 일이다. 대부분의 국민은 정부의 안내에 따라 필요한 만큼만 검사를 받는 것이 일반적이다. 이런 시스템은 국가적인 보건 수준은 높지만 환자 단위에서는 그렇게 수준 높은 첨단의료를 제공하는 것이 아니다.

그와 정반대인 자본주의 의료제도를 가지고 있는 미국에서는 의료보험 자체가 HMO Health Maintenance Organization라는 사보험 시스템에 의해서 제공된다. 각 개인이 가입한 HMO 프로그램에 따라 진료와 검진이 차별된 환경이다.[38] 만약 HMO 없이 건강검진을 한다면 부유층에서도 상상하기 힘든 비용이 발생할 수밖에 없다. 그러므로 소득에 따라 얼마나 좋은 HMO를 가입했느냐가 해당 환자의 진료 수준을 결정한다. 만약 매우 좋은 HMO에 가입했다면 평소 많은 비용을 납부하고 이후 병에 걸리거나 검진을 원할 경우에도 프로그램에 따라 무료로 진료를 받을 수 있다. 그런데 평소 납부액을 생각하면 과연 그것이 무료인지는 잘 모르겠다.

표면적으로 누구나 가입해야 하는 국민건강 의료보험제도를 가진 우리나라에서는 정작 병원에 방문할 때마다 돈을 낸다. 물론 다 내는 것은 아니다. 본인부담금만 내는 형식이니 전체 의료비 중 일부를 할인받는 형식이다. 즉 평소 애매하게 보험료를 납부하고 애매하게 진료비를 할인받는다. 이런 상황에서 사실 의사들은 보험제도가 없던 시절 수준의 큰 소득을 기대할 수 없기 때문에 보험제도 자체에 대한 반발이 많았다. 결국 개업 시장에 뛰어든 많은 의사들은 박리다매로 변한 진료 시스템 속에서 조금이라도 많이 버는 운영 방식을 원했다. 그 대상이 바로 건강검진 시장이다.

정부 주도로 진행되는 우리나라의 건강검진은 건강을 챙기기에 턱없이 부족하다. 반면 건강검진에 대해 보험 처리도 해주지 않으므로 개업 의사들은 큰 수익이 날 수 있다고 예상했다. 우리나라의 교육열과 건강에 대한 욕구가 예로부터 대단한 것은 유명하다. 경제적으로 풍요로워지자 건강에 대한 관심이 더욱 높아졌고 건강검진 시장의 큰 수요로 자연스럽게 연결됐다. 지금도 정부에서 건강검진 시장에 대해 관여를 하지 않고 있기에 앞서 언급한 다양한 문제점들이 발생하고 있는 것이다. 그럼 과연 이런 문제들을 어떻게 해결해야 할까?

당장 이런 상황을 바람직한 방향으로 급격하게 변화시키는 것은 불가능하다고 생각한다. 건강검진을 시장으로 본다면 여러분이 현명한 소비자가 되는 것이 첫걸음이라고 본다. 적어도 건강검진에서는 내 몸을 의사에게 맡긴다고 생각하기보다 의사와 다양한 검사방법 및 결과를 두고 꼼꼼히 상의하고 이해하며 따져본다는 마음으로 대하는 것이 가장 적절하다고 본다. 여기서는 3차 병원 의사로서 건강검진의 다양한 현실을 상당히 비판적으로 서술했지만 사실 이런 현상은 불가피한 측면이 많다고 생각한다. 의사들이 모두들 강남에서 일하는 성형외과 의사는 아니다. 그들도 힘들고 바쁘게 일하는 사회인 중 하나이기 때문에 어쩔 수 없는 현실적인 요구가 의료시장에서 일부 왜곡된 형태로 나올 수 있다고 생각한다. 그러니 환자든 의사든 본인이 여유를 낼 수 있는 최대한의 이해와 관용으로 지금의 힘든 우리나라의 현실을 조금씩 개선해나가야 하지 않을까?

주석 및 참고문헌

도대체 암이란 무엇이길래: 암도 생명?

1 Ming GL, Song H. Adult neurogenesis in the mammalian brain: significant answers and significant questions. Neuron. 2011 May 26;70(4):687-702.

2 Al-Hajj M, Clarke MF. Self-renewal and solid tumor stem cells. Oncogene. 2004;23(43):7274-7282.

> **주석** 대표적인 '암유전자(oncogene)'에는 Bmi-1, Wnt, Shh 등이 있으며, 암세포의 증식과 침윤, 전이에 중요한 역할을 한다. 이와 반대로, 암세포의 증식을 억제하는 유전자를 '종양억제유전자(tumor suppressor gene)'라고 하며, 여기에는 p53, pRb 등이 있다. 하지만 이들 유전자는 암의 발생에만 역할을 하는 것이 아니다. Bmi-1, Wnt, Shh, Notch 등의 암유전자는 정상 조직에서 줄기세포의 발생, 증식, 분화에 매우 중요한 역할을 한다고도 알려져 있다. 사실 이런 해석은 앞뒤가 바뀌었다고 볼 수 있는데, 암유전자는 정상 조직의 발생 및 유지가 원래의 기본 기능이며, 병적인 상황에서 우발적으로 혹은 어쩔 수 없이 암을 유발하는 역할을 하는 것뿐이다.

3 한겨레, 2014년 3월 19일 (https://www.hani.co.kr/arti/society/health/628926.html)

4 IARC Monographs on the Identification of Carcinogenic Hazards to Humans, WHO (https://monographs.iarc.who.int/agents-classified-by-the-iarc/)

> **주석** 1급 발암물질은 사람에게서 암을 일으킨다는 설득력 있는 증거가 있는 경우이며 물질이 노출됐을 때의 암의 발생을 보여주는 유행병학의 연구의 결과 등으로 평가한다. 1급 발암물질의 예로는 담배, 술, 라돈, 벤조피렌, 자외선, 가공육, 공기오염, 석탄, 사이클로스포린 등이 있다.
> 2A급 발암물질은 사람에게서 발암성에 대한 한정적인 근거를 가지고 있으면서, 실험 동물에서 발암성에 대한 충분한 근거를 가지고 있거나 발암물질의 주요 특성을 보이는 강한 기전적인 근거를 가진 경우다. 그 예로는 붉은 고기, 65도 이상의 음료, 야간 근무, 튀김 요리하기 등이 있다.
> 2B급 발암물질은 사람에게서 발암성에 대한 한정적인 근거를 가지고 있는 경우, 실험 동물에서 발암성에 대한 충분한 근거가 있는 경우, 발암물질의 주요 특성을 보이는 강한 기

320 병을 무서워하지 않습니다

전적 근거를 가지는 경우 중 한 가지에 해당되는 물질이다. 그 예로는 방사선 전자기장, 식초에 절인 야채, 낮은 자기장, 휘발유 등이 있다.

3급 발암물질은 사람에게서 발암성에 대한 충분한 근거를 가진 경우로, 실험 동물에서 발암성에 대한 한정적인 근거가 있거나, 기전적 근거가 한정적인 경우이다. 실험 동물에서 한정적인 근거란, 발암 효과에 대해 설명 가능한 정보가 있으나 결정적이지 않은 경우다. 그 예로 잉크, 머리 염색약, 커피 등이 있다.

5 Darwin, Charles (1859), On the Origin of Species by Means of Natural Selection, or the Preservation of Favoured Races in the Struggle for Life, London: John Murray

6 Vestigiality, wikipedia (https://en.wikipedia.org/wiki/Vestigiality)

주석 흔적기관은 진화의 증거로 남아 있지만 사용하지 않는 기관들이다. 예를 들어, 꼬리뼈, 사랑니, 충수돌기, 보습코연골 등이 있다.

전 세계 암의 발생 현황을 보면 발암물질을 이해할 수 있다

7 위키피디아, 마리 퀴리 (https://ko.wikipedia.org/wiki/%EB%A7%88%EB%A6%AC_%ED%80%B4%EB%A6%AC)

8 대덕넷, 2006년 7월 3일 (http://www.hellodd.com/news/articleView.html?idxno=16097)

9 중앙암등록본부, 국가암등록사업 연례 보고서 2018 (https://ncc.re.kr/cancerStatsView.ncc?bbsnum=558&searchKey=total&searchValue=&pageNum=1)

10 서울대학교 암연구소, 암정보교육관 (https://cri.snu.ac.kr/information/society/info3)

11 Cancer today, WHO (https://gco.iarc.fr/today/online-analysis-pie?v=2020&mode=cancer&mode_population=continents&population=900&populations=900&key=total&sex=0&cancer=39&type=0&statistic=5&prevalence=0&population_group=0&ages_group%5B%5D=0&ages_group%5B%5D=17&nb_items=7&group_cancer=1&include_nmsc=1&include_nmsc_other=1&half_pie=0&donut=0)

12 Pollution in California, Wikipedia (https://en.wikipedia.org/wiki/Pollution_in_California)

주석 'LA(Los Angeles)형 스모그'는 자동차 산업의 발달에 의한 배기가스가 주로 오염물질인 스모그다. 1943년, 많은 LA 사람들은 흐린 하늘과 함께 눈이 아픈 증상, 호흡기 질환, 어지럼증 등을 호소했고, 이는 1951년 과학적 연구를 토대로 자동차에서 배출되는 화학물질에 의한 것으로 밝혀졌다. 이는 주로 공장 및 가정 난방시설에서 배출되는 매연 등에 의해 발생하는 '런던형 스모그'와는 조금 다르다. 런던형 스모그는 산업 발달 초기에 굴뚝산업의 증가와 이에 대응하는 환경오염에 대한 지식 부족에 의한 것이지만, LA형 스모그는 공장보다는 3차 산업이 발전된 도시에서 운송기관의 급증에 따른 것이라는 차이가 있다. LA

당국은 스모그 통제 방법으로 자동차 배기 조절장치를 부착하게 해 어느 정도 효과를 거뒀으나 LA에서의 대기오염 문제는 아직 해결되지 않은 상태다.

13 한겨레, 2018년 3월 26일 (https://www.hani.co.kr/arti/opinion/editorial/837749.html)

14 아산병원 메디컬 칼럼 (http://m.amc.seoul.kr/asan/mobile/healthstory/medicalcolumn/medicalColumnDetail.do?medicalColumnId=34009)

15 통계청, 한국의 사회동향 2019 (http://kostat.go.kr/sri/srikor/srikor_pbl/3/index.board?bmode=read&aSeq=379502&pageNo=&rowNum=10&amSeq=&sTarget=&sTxt=)

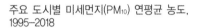

주요 도시별 미세먼지(PM₁₀) 연평균 농도, 1995-2018

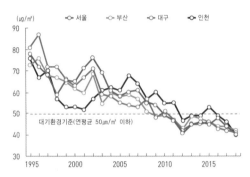

16 프레시안, 2016년 6월 8일 (https://www.pressian.com/pages/articles/137539#0DKU)

주석 2016년 6월 환경부는 실내 미세먼지를 조사한 결과, 집에서 문과 창문을 닫고 주방에서 고등어를 구우면 초미세먼지(PM2.5)농도가 2290$\mu g/m^3$까지 치솟아 초미세먼지 주의보 기준(매우 나쁨)인 90$\mu g/m^3$의 25배를 훌쩍 뛰어넘는 미세먼지가 나온다고 발표한 바 있다. 이에 고등어 값이 폭락하고 생선구이 식당에 발길이 뜸해지기도 했다. 많은 사람들이 이러한 발표에 대해 중국발 미세먼지에 대해 속 시원하게 대응을 못 하는 정부를 두고 많은 비난을 했다. 하지만, 건강을 위협하는 미세먼지는 가정에서 많이 노출되는 것 역시 사실이다.

17 위키피디아, 오드리 헵번 (https://ko.wikipedia.org/wiki/%EC%98%A4%EB%93%9C%EB%A6%AC_%ED%97%B5%EB%B2%88)

18 KBS뉴스, 2006년 6월 2일 (https://news.kbs.co.kr/news/view.do?ncd=1162735).

19 보건의료빅데이터개방시스템 (https://opendata.hira.or.kr/home.do)

20 국립 암센터, 2018년 암등록통계 발표자료1.pptx (https://ncc.re.kr/cancerStatsView.ncc?bbsnum=538&searchKey=total&searchValue=&pageNum=1)

21 위키피디아, 전립샘 (https://ko.wikipedia.org/wiki/%EC%A0%84%EB%A6%BD%EC%83%98)

22 Timber Mountain Log Ride, Wikipedia (https://en.wikipedia.org/wiki/Timber_Mountain_Log_Ride#/media/File:Timber_Mountain_Log_Ride_20.jpg)

23 Rider JR, Wilson KM, Sinnott JA, Kelly RS, Mucci LA, Giovannucci EL. Ejaculation Frequency and Risk of Prostate Cancer: Updated Results with an Additional Decade of Follow-up. Eur Urol. 2016 Dec;70(6):974-982.

24 Leitzmann MF, Platz EA, Stampfer MJ, Willett WC, Giovannucci E. Ejaculation frequency and subsequent risk of prostate cancer. JAMA. 2004 Apr 7;291(13):1578-86.

25 중앙일보, 2006년 12월 5일 (https://www.joongang.co.kr/article/2527746#home)

건강검진, 누구를 위해 존재하는가

26 Lin EC. Radiation risk from medical imaging. Mayo Clin Proc. 2010 Dec;85(12):1142-6; quiz 1146.

27 Lung cancer: Who should be screened for lung cancer? Centers for Disease Control and Prevention, USA (https://www.cdc.gov/cancer/lung/basic_info/screening.htm)

28 Jang SH, Sheen S, Kim HY, Yim HW, Park BY, Kim JW, Park IK, Kim YW, Lee KY, Lee KS, Lee JM, Hwangbo B, Paik SH, Kim JH, Sung NJ, Lee SH, Hwang SS, Kim SY, Kim Y, Lee WC, Sung SW. The Korean guideline for lung cancer screening. J Korean Med Assoc. 2015;58(4):291-301

29 National Lung Screening Trial Research Team, Aberle DR, Adams AM, Berg CD, Black WC, Clapp JD, Fagerstrom RM, Gareen IF, Gatsonis C, Marcus PM, Sicks JD. Reduced lung-cancer mortality with low-dose computed tomographic screening. N Engl J Med. 2011 Aug 4;365(5):395-409

30 Saghir Z, Dirksen A, Ashraf H, Bach KS, Brodersen J, Clementsen PF, Døssing M, Hansen H, Kofoed KF, Larsen KR, Mortensen J, Rasmussen JF, Seersholm N, Skov BG, Thorsen H, Tønnesen P, Pedersen JH. CT screening for lung cancer brings forward early disease. The randomised Danish Lung Cancer Screening Trial: status after five annual screening rounds with low-dose CT. Thorax. 2012 Apr;67(4):296-301.

31 식품의약품안전처 의약품통합정보시스템 (https://nedrug.mfds.go.kr/pbp/CCBFC03/getItem?tchmtrId=SU201911240036)

주석 CT 검사에는 요오드계 조영제가 사용되고 있다. 가벼운 부작용에는 조영제 주입 직후 후

끈거림, 열감이 있으며, 심한 경우엔 기관지수축, 맥관부종, 아나필락시스까지 발생할 수 있다. 드물지만 심각한 부작용으로 신장 손상이 발생할 수도 있다. 이는 기존에 신부전을 앓고 있거나, 나이가 많은 환자에게서 자주 발생하는 것으로 알려져 있다. 당뇨약으로 메트포르민을 복용하고 있는 환자에게서는 유산산증(lactic acidosis)도 발생할 수 있다.

32 Understanding Radiation Risk for Imaging Tests, American Cancer Society (https://www.cancer.org/treatment/understanding-your-diagnosis/tests/understanding-radiation-risk-from-imaging-tests.html#references)

33 국립 암센터, 2018년 암등록통계 발표자료1.pptx (https://ncc.re.kr/cancerStatsView.ncc?bbsnum=538&searchKey=total&searchValue=&pageNum=1)

34 동아일보, 2021년 7월 7일 (https://www.donga.com/news/It/article/all/20210706/107808601/1)

35 헬스조선, 2018년 3월 6일 (https://m.health.chosun.com/svc/news_view.html?contid=2018030501535)

36 한겨레, 2012년 3월 1일 (https://www.hani.co.kr/arti/society/health/521617.html])

37 이원철, 외국의 암검진 및 건강검진, Korean J Fam Med. Vol. 30, No. 11 Suppl 2009 (https://www.kafm.or.kr/event/2009f_abstract/101.pdf)

38 보험연구원, 건강생활관리서비스 사업모형 연구 (https://www.kiri.or.kr/pdf/%EC%97%B0%EA%B5%AC%EC%9E%90%EB%A3%8C/%EC%97%B0%EA%B5%AC%EC%A1%B0%EC%82%AC%EC%9E%90%EB%A3%8C/rs-2014-07_03.pdf)

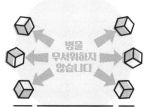

당분간 절대로 아파서는 안 되는 상황! 어떻게 해야 할까요?

일생 일대의 상황을 준비 중인 분들께

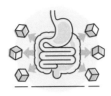

2021년 말도 많고 탈도 많은 도쿄 올림픽이 열렸다. 코로나 사태로 인해 전 세계가 전쟁과 다름없는 상황인데 올림픽을 연다는 것이 말이 되는지를 두고 많은 사람이 분개했다. 그럼에도 불구하고 우리나라 선수가 메달을 따거나 분투하는 모습을 보면서 많은 국민이 감동을 받고 힘을 얻은 것 또한 사실이다. 사실 올림픽에 참가한 우리나라 선수들에게만 구구절절한 사연이 있을까? 올림픽에는 악당이 없다. 몇 년 동안 올림픽만 생각하며 순수하게 열정을 바친 청년들의 마지막 대결의 장일 뿐. 고대 그리스에서는 전쟁 대신 도시 국가들의 승부를 겨루던 장이 아니었던가.

올림픽 중계에서 본 장면이 떠오른다. 육상 예선이다. 100미터 허들 경기라 어차피 우리나라 선수는 없었다. 그런데 한 출전 선수가 울고 있었다. 그리스의 엘리사벳 페시리두Elisavet Pesiridou라는 선수다.[1] 허벅지 상태가 좋지 않은 모양이다. 햄스트링 부상으로 보였다. 계속 울던 선수는 출전을 하겠다고 고집을 부린다. 코치도 말리지 못하고 결국 예선이 시작됐다. 20미터도 못 가 주저앉는다. 통증 때문에 고통스러운지 목 놓아 울고 있다.

햄스트링이 아픈 걸까, 5년을 기다려 준비한 올림픽에서 20미터도 못 뛰어 억울한 걸까? 아마도 후자일 것이다. 해설자도 연신 마음이 아프단 다. 나도 글을 쓰다 말고 넋 놓고 모니터를 바라봤다. 얼마나 가슴이 아플 까? 어차피 우승 후보는 아니었다는 말이 위로가 될까? 우리가 세계 1등 만을 위해 자기 일을 하는 것은 아니지 않나? 이 선수가 바친 지난 5년간 의 노력이 이렇게 끝나는 걸 예상이나 했을까?

이 책의 앞부분에서는 감기로 인해 1년을 어이없게 휴학한 내 친구 이 야기를 했다. 하지만 단 하루의 컨디션 조절 실패로 인해 인생에서 굉장 히 중요한 일정을 망친 경험이 누구에게나 있을 거라 생각한다. 나는 중 요한 일정이 있을 때 당일 컨디션을 굉장히 중요하게 생각하는 성격이다. 평소에 미리 준비하기에 컨디션 때문에 행사를 망친 기억은 별로 없는 편 이다. 인생에서 가장 기억나는 상황은 고3 때 치렀던 학력 고사(지금의 수 능)다. 당시 100일 전부터 컨디션 조절을 했다. 매일매일 계획적으로 마 인드 컨트롤을 하고 잘 먹고 잘 자면서 좋은 몸 상태를 만들려고 노력했 다. 그런 노력 때문인지 감기 한 번 걸리지 않았고 시험 당일 컨디션도 매 우 좋았던 것으로 기억한다.

그런데 성인이 된 지금은 하루에 일정 하나만 소화하는 게 아니라서 그 때와 같은 집중력은 발휘하기 힘들다. 평소 많은 루틴 업무가 있는 데다 원하지 않지만 빠질 수 없는 회의나 회식도 많아서 내가 노력하려고 해도 안 되는 상황이 많아진다. 불의의 사고는 어쩔 수 없다지만, 중요한 날 컨 디션을 좌우하는 가장 흔한 원인은 '감기'다.

감기는 대개 인체의 면역 반응에 의해 쉽게 낫는 병으로 잘 알려져 있다. 하지만 중요한 행사를 앞둔 경우라면 약간의 컨디션 변화만으로도 감기에 걸려 행사를 망칠 가능성이 높다. 내용을 준비하는 데 미흡해서 행사를 망치는 것이야 어쩔 수 없다지만, 그깟 감기가 문제를 일으키는 상황은 미리 예측해 예방하는 지혜가 필요하다.

그런데 생각보다 의사들이 감기를 잘 모른다. 나만 해도 의대에서 감기를 배운 적이 없다. 일반인들은 이해가 안 될 것이다. 하지만 내과, 소아과, 이비인후과 수업에서 감기를 가르치지 않는다. 그 이유는 이후에 다시 논의하기로 하고, 하여간 감기에 있어서는 의사만 믿을 건 아니다. 다음 주제부터는 감기가 무엇인지 자세히 살펴본다. 그리고 며칠 만이라도 감기를 막기 위한 '절대 예방법'을 만들어보도록 하자.

감기란 무엇인가?

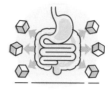

이런, 감기에 걸렸다. 한여름에는 개도 안 걸린다는 감기에 걸린 것이다. 마지막으로 감기에 걸린 기억이 가물가물하다. 코로나19 팬데믹으로 1년 반가량 사회적 통제가 지속되면서 나도 조금 해이해졌나 보다. 하지만 심한 건 아니다. 편도 주변 임파선이 살짝 부어 침을 삼킬 때 약간 까끌까끌하다. 열은 없지만 컨디션이 조금 떨어진다. 아침마다 병원에 출근할 때 재는 체온은 36.2도에서 36.5도 사이. 혹시나 해서 코로나19 검사도 했지만 음성이다. 5일 전부터 이상했는데 오늘은 거의 끝물인 듯하다. 경영 중인 바이오벤처 회사의 직원 한 명이 퇴사를 한다고 해서 신경 쓰느라 내가 정한 감기 예방 원칙을 조금 어겼더니 바로 응징을 당한 듯하다.

이런 책을 쓰는 사람이 집필 도중에 감기라니, 참. 하지만, 증상은 매우 가볍다. 몸살도 없고. 하여간 감기는 정말 피하기 힘들다. 그럼에도 특별한 의학적 치료법은 사실상 '없다'. 여러분이 동네 병원에 가서 맞는 주사나 약물은 확고한 의학적 증거를 바탕으로 처방되는 것이 아니라 경험적 치료의 유산이다. 그러니 예방이 최우선이다. 지금부터 감기에 대해 하나 하나 파헤쳐보자.

감기, common cold

생활 영어에서는 감기를 'common cold'라고 한다. 직역하면 '흔한 한 증寒症'이다. '누구나 생길 수 있는 추워서 생기는 질환'이라는 의미 정도 된다. 많은 영화에서 주인공이 갑자기 물에 빠진 후 "에취!" 하고 재채기를 하면서 감기에 걸렸다는 것을 시사하는 장면들이 나온다. 그런 것만 봐도 일반인은 감기를 추위와 연관시키는 경우가 많다. 물론 의학적으로 보면 추워서 생기는 질환은 아니다. 남극에는 감기가 없다고 하지 않던가. 한여름에 감기에 걸린 지금의 나만 봐도 이 질환이 추위로 발생하는 것은 아니라는 걸 알 수 있다.

감기의 정확한 의학용어는 상기도 감염증upper respiratory infection, URI으로 바이러스의 침입에 의해 발생한다. 공기를 흡입하는 기도는 상기도와 하기도로 나뉜다. 상기도는 코에서 인두pharynx(목구멍)까지를 말하고, 하기도는 후두larynx에서 기관, 기관지까지를 이르는 말이다. 둘 사이에는 음식물이 넘어가지 않도록 작동하는 후두덮개epiglottis라는 해부학적 구조물이 있다. 즉 감기는 바이러스에 의해 상기도에 감염이 발생하는 제반 현상과 증상을 의미한다. 감기는 코와 인두, 심하면 후두까지 침범하는 감염으로 기침, 재채기, 가래, 콧물, 발열, 두통 등이 발생하며 건강한 사람은 대개 7~10일 이내에 완치되는 병이다. 심각한 지병이 있는 환자의 경우엔 드물게 폐렴으로 악화될 수 있으며, 패혈증 등이 합병할 수도 있다.

그런데 후술하겠지만 추위라는 변수는 감기의 원인은 아니지만, 발생에 있어서 매우 중요한 역할을 한다. 이는 병태 생리 부분에서 자세히 언급하도록 하겠다.

감기는 무엇 때문에, 체내에서는 어떻게 발병하나요?

명백하게 감기는 감기 바이러스 때문에 발생한다. 원인균은 다양하지만 리노 바이러스rhino virus, 코로나 바이러스corona virus, 인플루엔자 바이러스influenza virus의 3종 바이러스가 75~95퍼센트를 차지한다(표 1).[2]

대표적인 감기 원인으로 리노 바이러스가 적게는 30퍼센트에서 많게는 80퍼센트까지 영향을 미친다고 보고되고 있다. 리노 바이러스의 리노rhino-는 '코'를 의미하는 라틴어 접두어로, 코로 침범하는 바이러스라는 뜻이다. 리노 바이러스는 RNA 바이러스로 알려진 혈청형만 100여 개가 넘는 상태라 워낙 변이가 심해 백신 제작은 아직 엄두도 못 내고 있다. 사실 감기가 심각한 병이 아니다 보니 제약사, 규제기관의 관심이 적은 탓도 있다.

21세기 들어 전 세계를 강타한 코로나 바이러스는 사스, 메르스, 코로나19 사태를 거치면서 우리나라 국민들에게 가장 친숙한(?) 바이러스가 돼버렸다. 감기를 일으키는 코로나 바이러스는 주로 가벼운 감기 증상만 일으키는 수준이다. 참고로 사스 이전의 코로나 바이러스는 지금의 사태를 일으킬 정도로 무서운 바이러스가 전혀 아니었다. 리노 바이러스처럼 가벼운 감기를 일으키는 귀여운 수준의 RNA 바이러스였다. 그런데 갑자기 중국의 사향고양이 혹은 관박쥐에서 서식하던 SARS-CoV가 사람에

바이러스군	항원형	비율
리노 바이러스	100종류 이상	40~50%
코로나 바이러스	5종류	10~15%
파라인플루엔자 바이러스	5종류	5%
호흡기세포융합 바이러스	2종류	5%
인플루엔자 바이러스	3종류	25~30%
아데노 바이러스	57종류	5~10%
메타뉴모 바이러스	2종류	5%
기타: 엔테로 바이러스, 보카 바이러스 등		

[표 1] 감기 바이러스의 종류

게 전파돼 극심한 폐렴을 일으키는 질환으로 발현되면서 홍콩 등을 중심으로 사스 사태가 벌어졌다. 이후 갑자기 사람 전파가 끝나는 바람에 백신 개발도 중지됐다. 당시 백신 개발이 지속됐다면 이번 코로나19 팬데믹에서 좀 더 빠른 대응을 할 수도 있었을 것이다.

인플루엔자 바이러스는 독감 바이러스로 잘 알려져 있다. 인플루엔자에 감염되면 사실 독감으로 분류돼야 하지만 가벼운 감기 수준에서 그치는 환자도 적지 않다. 인플루엔자 바이러스는 감기의 원인 중 적게는 10퍼센트에서 많게는 30퍼센트까지 차지한다.

이런 바이러스들은 평상시 우리 콧속에서 서식하지 않는다. 교육기관에서 집단생활을 하는 어린이 집단 중 30퍼센트가 무증상으로 보유하고 asymptomatic colonization 있다는 보고도 있긴 하지만, 대개 정상적으로는 성인의 콧속에서 거의 검출되지 않는다. 이는 해당 바이러스들이 전 세계 사람들 사이에서 돌아다니며 끊임없이 감염을 일으키고 동시에 전파되는 방식으로 생존하고 있다는 뜻이다. 도대체 얼마나 많은 사람이 감기 바이러스를 가지고 있는 것일까?

바이러스가 이처럼 독하게 생존할 수 있는 것은 전염 방식이 간단하기 때문이다. 예를 들어 리노 바이러스가 전염을 일으키는 흔한 방식은 에어로졸(공기 중 입자), 감염 비말의 직접 접촉, 비말이나 입자에 오염된 물질 접촉이다.[3] 결핵균과 같은 박테리아는 에어로졸로 전염되지 않고 비말에 의한 직접 접촉만으로 전염된다. 따라서 아주 가까운 가족들만 전염되고 마스크로 거의 100퍼센트 예방할 수 있다. 하지만 감기 바이러스는 에어로졸로도 전염되므로 밀폐된 화장실, 엘리베이터 같은 공간에서 감염자가 기침을 하면, 공기 중에서 최장 18시간까지 생존해 있다고 한다. 제아무리 다른 사람과의 접촉을 조심한다고 해도 감염자가 이미 나가고 없는 공간에 감기 바이러스가 생존해 있을 것이라 짐작하고 행동하기는 결코 쉽지 않다. 그런 만큼 감기 바이러스는 우리가 다른 사람들과 함께 살아가는 사회 안에서는 거의 항상 접촉할 가능성이 높다고 봐야 한다.

우리 몸에 붙은 바이러스는 소독을 하지 않는 이상 손으로 만지는 부위에 따라 옮겨 다니다가 결국 콧속에 입성하는 데 성공한다. 비강의 점막에 들어온 바이러스는 점막세포의 특수 수용체receptor에 부착된 후 세포 내로 진입한다. 이런 과정은 대개 수 분에서 수십 분 내의 빠른 속도로 발생한다고 한다. 이후로는 세포의 시스템을 이용해 RNA를 증식한 후 수많은 바이러스로 재탄생해 배출되면서 주변 세포로 파급된다(그림 1).

세포 내로 들어온 리노 바이러스는 대체로 32°C 정도로 낮은 온도에서도 정상적으로 잘 증식하는 특성을 가지고 있다.[4-5] 따라서 외기에 노출

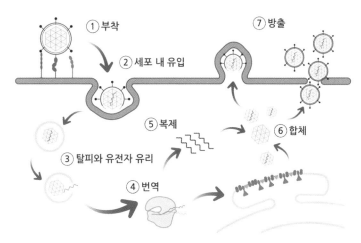

[그림 1] 리노 바이러스의 생존 주기

돼 있는 상기도에서만 주로 증식을 하며 36~37°C 정도의 코어 온도를 유지하는 하기도로는 진입할 수 없다. 상기도 염증만을 일으키는 감기는 온도에 따른 증식의 특성으로 이해할 수 있다.

인체 내에 들어온 바이러스는 점막세포에 기생하며 지속적으로 바이러스를 증식하고 주변 점막세포로 파급돼간다. 당연히 개체의 면역반응이 이를 가만두지 않는다. 특히, 선천 면역을 이끄는 대식세포와 이를 따르는 백혈구, 특히 중성구 neutrophil 는 감염된 점막세포를 공격하면서 바이러스의 증식 거점을 파괴한다. 이 과정을 의학적으로 '염증'이라고 명명한다. 그리고 염증 반응에 의해 망가진 점막세포와 이를 복구하기 위한 다양한 개체 반응이 감기의 증상으로 나타난다.

코 점막에서의 염증은 바이러스와 죽은 점막세포를 씻어내기 위해 콧물 분비와 함께 재채기를 유발하고 기관지에서의 염증은 같은 이유로 기침과 가래를 일으킨다. 또한 백혈구는 포식 작용으로 감기 바이러스를 직접적으로 물리치면서 동시에 발열물질 pyrogen 을 분비해 체온 상승, 즉 열을 유도한다. 이미 언급했듯이 감기 바이러스는 저온에서 증식한다. 만약 체온이 올라가 열이 발생하면 바이러스 증식이 힘들어져 체내에 침투한 바이러스의 규모가 정체된다. 즉 열은 바이러스가 유발한 것이 아니고 인체의 방어 작용으로 발생한 것이다. 다시 말해 열이 유지돼야 감기가 좀 더 빨리 낫는 데 도움이 될 수 있다.

현재 감기 바이러스를 물리칠 적절한 항생제가 없는 상황이다. 대체로 감기약들은 모두 환자가 힘들어하는 증상을 완화하기 위한 증상 치료 성분들로만 구성돼 있다. 이를 열거해보면 다음과 같다.

⑴ 열을 해소하기 위한 해열 성분(아세트아미노펜, 이부프로펜 등)

⑵ 염증에 의한 부종을 완화시켜 비충혈 제거, 기관지 확장(메틸에페드린, 슈도에페드린 등)

⑶ 기침 감소를 위한 성분(인산 디히드로코데인, 인산 코데인 등)

⑷ 가래 해소를 위한 거담제(N-아세틸시스테인, 암브록솔, 브롬헥신 등)

⑸ 재채기, 콧물, 코막힘 해소를 위한 항히스타민 성분(브롬페니라민, 클로르페니라민, 디펜히드라민 등).

그런데 좀 이상하다는 생각이 들지 않는가? 사실 감기약으로 완화하려는 대부분의 증상이 우리 몸에서 감기를 이기기 위해 '일부러' 발생시킨 증상들이다. 부종에 의한 기관지 협착, 코막힘 등은 염증에 수반되는 증상으로서 일부러 유발시켰다고 볼 수는 없으니 이것만 제외한다면 열, 기침, 가래, 재채기, 콧물은 모두 인체의 보호 작용이다. 그런데 이를 완화하는 약이 진짜 감기약이라 할 수 있을까?

사실 감기에 걸린다고 해서 바이러스의 침투나 증식을 몸으로 느낄 수 있는 것은 아니다. 바이러스는 우리가 모르는 사이에 침투하고 체내의 면역 체계가 이를 감지해 일으킨 면역 반응으로 여러 증상이 발생한다. 이것을 우리가 감기라고 생각하는 것뿐이다. 그런데 하필 방어를 위해 발생한 여러 증상들 때문에 몸이 아프다고 느끼게 된다.

초기 면역 반응을 힘들어하는 것은 아직 인간이 진화적으로 완전한 상태가 아님을 보여주는 증거 중 하나일지 모르겠다. 어찌 됐든 감기약으로 위와 같은 방어기제를 억제하면 감기가 더 오래갈 수 있다고도 알려져 있다. 따라서 견딜 수 있는 수준의 감기는 약을 먹지 않고 견디는 게 오히려 빨리 낫는 방법이 될 수 있다. 하지만 열이 뇌전증을 유발하는 소아나, 기저 질환이 있는 환자들, 감기 증상이 다른 질환을 유발하는 등의 취약한 환자군에서는 적절한 수준으로 감기를 치료하는 것이 합리적이다.

감기는 하루 중에 언제 발병하나요?

지금까지 설명한 감기의 발병 원리에서 알 수 있는 흥미로운 사실 한 가지가 있다. 그동안 살면서 감기에 걸렸을 때 주로 언제 그런 느낌을 받는지 기억하는가? 대개 자고 일어난 후가 아니었던가? 물론 낮 동안 컨디션이 나빠지면서 증상이 발생하는 경우도 있기는 하다. 그런데 곰곰이 기억해보면 주로 아침에 기상하려고 할 때 컨디션이 매우 나쁘고 목이 칼칼하거나 열감 등을 느끼는 경우가 많았을 것이다. 그럼 왜 감기는 자고 일어날 때 많이 발생하는 걸까?

답은 감기의 병태 생리에 있다. 감기 바이러스는 대개 코 점막에 처음 침투한 이후 약 이틀 정도의 잠복기를 가진다. 잠복기 incubation period란 용어 때문에 오해가 있을 수 있다. 흔히 사람들은 병균이 체내에서 조용히 기다리면서 때를 기다리는 기간이라는 의미처럼 이해하곤 하는데 사실 전혀 그런 뜻이 아니다. 의학적으로 잠복기란 '병균이 체내에 들어온 후, 증상을 일으킬 정도로 충분히 양적으로 증식하는 기간'을 의미한다. 즉 감기 바이러스는 코 점막으로 침투한 후 약 이틀에 걸쳐 상기도에 퍼질 정도의 감기 바이러스를 증식한다.

그런데 감기 바이러스, 특히 리노 바이러스가 증식을 잘하기 위한 조건은 바로 32°C 정도의 낮은 온도다. 상기도가 아무리 외기에 노출돼 있다고 해도 열심히 활동하는 낮 시간대에는 32°C 정도까지 떨어지지 않는다. 하지만 밤이 돼 사람이 수면 상태에 들어가면 체내 대사량이 감소하면서 체온이 감소한다(그림 2).[6] 중심 체온이 0.5~1°C 떨어지면 말초 부위는 체온이 더 많이 떨어진다. 바로 이 시간이 바이러스가 증식하기 가장 좋은 시간대다. 이처럼 밤사이 바이러스가 충분한 증식 과정을 거쳐 상기도의 여러 부위로 파급되면 체내 면역 시스템이 이를 알아차리고 염증 반응을 일으켜 감기의 다양한 증상이 발생한다. 그리고 밤사이 이러한 과정이 일어난 결과로 우리는 아침에 일어나 감기의 최초 증상을 경험한다고 느낀다.

앞서 나는 감기의 영어 표현 'common cold'를 소개하며 의학적으로는 틀린 표현이라고 언급했다. 감기에 걸렸다는 영어 표현은 'catch cold'이다. 그런데 이런 표현들이 꼭 틀렸다고 볼 수 있을까? 추위 때문에

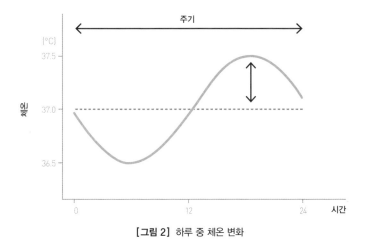

[그림 2] 하루 중 체온 변화

감기에 걸리는 것은 아니다. 감기 바이러스가 상기도 감염을 일으키는 것이 원인이다. 하지만 감기 바이러스는 밤사이 체온이 떨어지면 활발히 증식하면서 상기도 감염증을 제대로 발생시킨다. 만약 밤사이 체온이 떨어지지 않는다면 충분히 증식되지 않아 우리의 면역 시스템에 의해 감기가 격퇴당할 수도 있다. 즉 감기의 발생에 원인이 되는 바이러스 외에도 체온이 떨어지는 과정이 꽤 필수적이라는 말이다. 그렇다면 'common cold', 'catch cold'도 굳이 의학적으로 오류라고 치부할 필요까지는 없다. 오히려 감기에 관한 올바른 상식을 영어 표현에 잘 녹여낸 것이라고 감탄해도 무방하다고 생각한다.

　여기서 우리는 감기의 병태 생리를 통해 감기가 어떤 식으로 상기도로 파급되는지 살펴봤다. 지피지기 백전불태. 감기의 발병 과정을 제대로 이해하는 것이 감기 예방을 위한 첫걸음이다. 발생 과정에서 감기 바이러스의 강점과 함께 생각보다 치명적인 약점을 몇 가지 파악했다. 이제 이를 감기 예방에 접목하는 지혜가 필요하다. 병태 생리 이해를 통한 감기의 예방책은 다음 장에서 자세히 다루도록 하겠다.

냉방병도 감기인가요?

냉방병은 여름철에 밀폐된 공간에서 지속적으로 에어컨에 노출된 사람에게서 발생하는 여러 신체적 증상의 증후군을 말한다. 즉 증상이 정해진 것은 아니고 냉방에서 비롯된 다양한 질환을 통칭하는 것이라고 보면 된다. 냉방병으로 막연한 피로감, 근육통, 두통, 어지럼증을 호소하는 경우가 많으나 감기도 꽤 중요한 냉방병 증후군의 한 축을 담당한다. 한마디로 감기는 여름철에도 냉방병에 의해 발생할 수 있는 중요 질환 중 하나라고 보면 된다.

　겨울이나 환절기에 주로 생기는 질환인 감기가 어떻게 더운 여름에 문제를 일으키는 것인지 잘 이해가 안 될 수도 있다. 사실 감기 바이러스는 여름이라고 죽지 않는다. 전술했듯이 바이러스 증식을 위한 최적 온도가 32°C인 만큼 한여름이라고 해도 바이러스가 사는 데 전혀 문제가 없다. 다만 사람의 체온이 올라가면 감기 바이러스가 서식하기 좋은 환경이 아니기 때문에 감기에 걸리는 일이 줄어들 뿐이다. 한여름이라고 해도 사무실에서 하루 종일 냉방 장치를 강하게 켜놓거나 집에서 에어컨을 강하게 틀고 수면을 취한다면 체온이 저하돼 감기 바이러스가 증식하기 좋은 환경을 만들 수 있다. 과거에는 더워서 생길 수 없는 병이었지만 에어컨이 보급되고 지속적으로 사용하면서 얼마든지 감기에 걸릴 수 있다는 말이다. 오뉴월 감기는 개도 안 걸리지만 사람은 에어컨 때문에 한여름에도 감기에 걸릴 수 있다.

독감은 감기의 심한 형태를 말하는 것인가요?

흔히 일반인들은 감기와 독감을 혼동한다. 당연한 일이다. 의사인 나조차도 그랬으니까. 의대 6년 동안 감기에 대해 거의 배우지 않은 탓에 의대를 졸업하면서도 감기란 병을 제대로 이해한 적이 없었다. 나뿐만이 아니라 모든 의사에게 해당되는 얘기다. 얼마 전 확인한 바로는 현재 의과대 학생들도 마찬가지라고 한다.

나는 중학교 무렵부터 환절기가 되면 감기에 걸리곤 했다. 1년에 한 번은 꼭 지독한 몸살을 앓았다. 열은 $40°C$에 육박하고 편도선이 퉁퉁 부어 완전히 녹초가 되곤 했다. 2~7일 정도 진행되는 끔찍한 몸살을 해마다 한두 번은 꼭 겪어야만 했다. 당시에 나는 몸살과 편도선 부종이 심해서 이 질환을 '급성 편도선염'으로 생각했다.

한때 우리나라에서는 인후염을 앓는 소아들의 편도선 절제 수술이 유행했다. 나도 해당 수술을 받아 몸살 고통에서 벗어나고 싶다는 생각이 굴뚝같았다. 물론 지금은 그때처럼 편도선 절제술이 무분별하게 시행되지 않는다. 해당 수술이 크게 도움이 되지 않을 뿐만 아니라 장기적으로는 면역 시스템에 더 많은 문제를 일으킨다는 사실이 알려졌기 때문이다.[7]

내가 마지막으로 몸살을 심하게 앓았던 시기는 전공의 과정을 마치고 군역 대신 공중보건의사 1년 차로 부임했을 시기다. 그때 인생에서 가장 지독한 몸살을 겪었다. 이비인후과에 가봐도 역시 편도가 부었다는 정도로만 언급했다. 물론 처방 효과는 기대할 수 없었고 약 2주 동안 몸살로 죽다 살아나는 경험을 반복했다.

그런데 그 이후로는 그와 같은 감기를 앓은 경험이 전혀 없다. 그때를 마지막으로 나는 단 한 번도 그와 같은 몸살을 경험해본 적이 없다. 그럼 내 몸의 면역 시스템이 20대 후반 이후로 달라진 것일까?

아마도 나는 당시에 유행성 독감에 걸렸던 것 같다. 2009년 유행성 독감의 일종인 '신종플루'가 대유행했을 때를 계기로 그런 생각을 하게 됐다. 당시 많은 신종플루 환자들이 나와 동일한 증상으로 고생하는 것을 봤기 때문이다. 심지어 초등학생이었던 내 딸도 신종플루에 걸렸는데 나처럼 똑같이 하루를 고생하는 모습을 보고서 매년 겪던 내 몸살이 사실은 독감이었음을 확신했다. 1989년 국내에 처음 독감 백신이 들어와서 매년 접종했다는데 당시에 백신만 열심히 맞았더라면 그렇게 매년 고생하지 않았을지도 모른다. 의사로서 감기와 독감도 제대로 진단하지 못하는 자신이 참 한심했다. 신종플루 사건 이후로는 해마다 독감 백신을 맞고 있고, 그 이후로는 그와 비슷한 몸살을 경험한 적이 없다. 물론 후술할 감기 예방책을 최대한 열심히 지키면서 살아왔던 생활 태도 덕분이기도 하다.

질문에 대한 답이 늦었다. 독감은 감기의 심한 형태일까? 정확하게는 아니다. 독감은 '인플루엔자influenza 바이러스'에 의한 상기도·하기도 감염 전체를 의미하는 호흡기 질환이다. 독감 정의에서 인플루엔자 바이러스 감염은 필수 요소이며 이 질환은 무증상, 감기, 폐렴, 패혈증 등 다양한 양상으로 나타날 수 있다. 나처럼 해마다 지독한 인후염 형태로 나타나는 것이 일반적이긴 하다. 그에 반해 감기는 어떤 원인 바이러스건 '상기도 감염'으로 나타나는 호흡기 질환을 의미한다. 전술했듯이 감기 원인 바이러스에 인플루엔자 바이러스가 10~30퍼센트를 차지하므로 이 환자들은

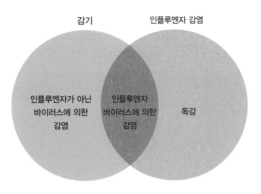

감기   인플루엔자 감염

인플루엔자가 아닌 바이러스에 의한 감염

인플루엔자 바이러스에 의한 감염

독감

[그림 3] 원인균으로 본 감기와 독감의 관계

감기 환자이면서 독감 환자이기도 하다(그림 3).

  영어로 독감에 걸렸다는 표현 중에 "독감에 걸렸어요 I got a flu"라는 표현이 있다. 여기서 'flu'라는 단어가 인플루엔자에서 유래된 단어다. 보통 일반인은 이 표현을 독감에 국한하지 않고 발열이 있는 감기에 모두 쓰곤한다. 따지고 보면 영미권에서도 감기와 독감을 헷갈리고 있다는 얘기다. "독감에 걸렸어요"라고 말하고는 서로 이걸 대충 감기라고 이해하고 있는 현실이다. 감기와 독감의 이해에 대해 캠페인이라도 해야 할 노릇이다. 게다가 미국에서는 해마다 독감으로 2만 명이 사망한다고 한다. 이 숫자는 미국이 최근에 치른 이라크 전쟁이나 아프가니스탄 전쟁의 사망자 수를 월등하게 웃도는 수치다. 독감의 사망률이 약 0.2퍼센트라고 해서 무시하면 안 된다. 1,000명 중 2명이 죽는 비율이지만 의사 입장에서는 절대 낮은 비율이 아니다. 게다가 죽지 않았지만 중환으로 고생하는 환자들까지 더하면 꽤 높은 비율이 될 수도 있다.

  감기는 백신이 없는 대신, 그 증상이 가벼운 편이다. 독감은 거의 확실한 백신이 있지만 접종을 하지 않다가 독감에 걸리면 지독한 감염으로 죽을 수도 있다. 이처럼 간단한 의학적 진리를 이해하길 바란다. 독감은 피할 수 있다. 내 어릴 때와 같이 독감을 오해하지 말기를, 간단한 예방책을 무시해서 독감으로 고통받는 분들이 없기를 바란다.

적어도 며칠간 감기는 안 걸리기

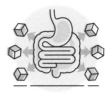

앞 주제에서 감기의 병태 생리에 대해 아주 자세히 서술했다. 너무 자랑하는 것 같지만, 감기에 대해 이 정도로 알기 쉽게 안내한 책이 있을까 싶다. 내 전공이 뇌졸중임에도 이번 저술을 통해서 암이나 감기 등 다양한 질환에 대해 쉬운 이해 방법을 제공할 수 있다는 사실에 참 기분이 좋다. 평생 환자를 보면서, 전공서나 교양서를 읽으면서, 항상 이 분야가 환자와 의사 사이에 놓인 중요한 공백이라고 생각해왔기 때문이다. 이번 주제에서는 어떤 책에서도 자세히 나오지 않았던 감기의 예방법에 대해 알려드리고자 한다. 여기서 소개할 예방법에는 다음과 같은 특징이 있다.

첫째, 방법이 매우 쉽다. 이해하기 어려운 방법들이 절대 아니다. 둘째, 생물학적·의학적으로 타당한 이유를 근거로 제시하는 논리적인 방법들이다. 앞에서 설명한 감기 바이러스의 병태 생리와 우리 몸의 면역 시스템에 대한 깊은 이해를 바탕으로 도출된 과학적 예방법이다. 전통의학이나 대체의학에서 언급하는 애매한 수준의 예방책과는 수준이 다르다. 모두 과학적인 이유와 인과성을 바탕으로 고안한 이승훈 박사만의 방법들이다.

셋째, 내가 마지막 독감을 겪었던 2001년 이후, 신종플루를 목격했던 2009년 이후, 몸소 수행하면서 타당성을 검증한 방법들이다. 참고로 나는 아주 가벼운 감기 증상들 말고는 그 이후로 몸살 감기를 제대로 앓은 적이 거의 없다. 넷째, 앞의 분명한 특징에도 불구하고 예방법을 평생 매일 지키기가 그리 쉽지 않다. 아주 습관이 된 사람이라면 몰라도. 그래서 나는 이 방법을 평생 실천하는 것보다 어떤 중요한 일을 앞뒀거나 감기에 걸리면 안 되는 상황일 때만이라도 며칠 전부터 집중적으로 지키라고 권유한다.

어떤 질병에 대한 예방이나 치료 방법이 과학적·논리적 체계 안에서 완성되려면 반드시 해당 질환에 대한 '객관적 사실'에 근거해야만 한다. 여기서 제안하는 감기 예방책은 아래에 서술하는 감기에 대한 객관적 사실에 근거했기 때문에 어떤 방법보다 과학적이라고 생각한다.

(1) **감기 바이러스는 에어로졸, 비말, 오염된 물건 및 손을 통해 전염된다.** 에어로졸 상태는 14시간까지 생존하므로 감염자가 떠난 공간에서도 얼마든지 감염이 가능하다. 따라서 독성은 높지 않으나 상대적으로 감염력 infectivity 은 바이러스 중에서 가장 높은 수준이다.

(2) **감기 바이러스는 사계절 항상 주변에 존재한다.** 여름의 고온이 바이러스의 증식에 영향은 줄 수 있으나 생존에는 영향을 주지 못한다. 32°C 정도가 증식에 최상인 온도이므로 우리 예상보다 고온의 환경에 적응돼 있다.

(3) **감기 바이러스의 초기 감염에는 바이러스의 규모 viral burden 가 중요하다.**

침입한 바이러스의 양이 많을수록 증식에 유리해 잠복기가 줄어든다.

(4) **감기 바이러스는 체온보다 약간 낮은 온도인 32°C에서 증식이 활발하다.** 따라서 체온이 떨어질 때 바이러스의 양이 늘어날 가능성이 높으며, 체내에서도 체온이 중심 체온보다 낮은 상기도에만 머무르는 특성을 보인다.

(5) **우리 몸의 면역력은 에너지가 필요한 대사다.** 따라서 체내의 에너지가 부족할 때에는 우리 몸에서 가장 먼저 감소되는 능력이다. 우리 몸이 에너지를 분배하는 우선 순위는 첫 번째가 체온이며, 두 번째가 각종 운동, 감각 등 체신경, 자율신경 관련 능력이다. 마지막 순위가 면역력으로 우리 몸의 에너지가 충분하지 않으면 가장 먼저 에너지 배분이 이뤄지지 않아 외부 감염에 취약하게 된다.

(6) **감기 바이러스의 50퍼센트 이상은 리노 바이러스가 차지하지만, 2위는 10~30퍼센트를 차지하는 인플루엔자 바이러스다.** 3위를 차지하는 바이러스는 코로나 바이러스다. 리노 바이러스와 코로나 바이러스는 항생제가 아직 없으나, 인플루엔자 바이러스는 비교적 확실한 항생제가 존재한다.

이러한 과학적·객관적 사실을 토대로 만든 감기 예방책을 지금부터 제시해보겠다.

가능하다면 마스크 착용

이 글을 쓰는 지금은 아직도 코로나19 팬데믹 기간이다. 이제는 마스크를 쓰는 것이 어색하지 않을 뿐 아니라 쓰지 않으면 과태료를 무는 상황이다. 따라서 감기 예방을 위해 마스크를 쓰는 건 전혀 문제가 되지 않는 상황이나 팬데믹이 끝나 일상생활로 돌아가게 되면 마스크를 쓰는 게 어색해질지도 모른다. 하지만 일주일 뒤의 중요 행사를 위해서라면 그동안 마스크를 쓰는 것은 그다지 문제가 되지 않을 것 같다. 사실 팬데믹이 끝나도 많은 사람들이 자발적으로 마스크를 쓰리라 예상한다.

마스크가 막는 것은 감기 바이러스 자체가 아니다. 감기 바이러스가 담긴 비말과 에어로졸 및 바이러스로 오염된 본인의 손을 막아준다. 비말은 한마디로 침방울이라고 이해하면 된다. 많은 사람이 비말과 손을 막아주는 마스크의 물리적 역할에 대해서는 쉽게 이해한다. 하지만 에어로졸을 막는 역할에 대해서는 확신을 갖지 않는 편이다. 코로나19 팬데믹 초기에 미국은 마스크 착용을 강제하지 않았다. 이는 선진국 보건 분야에서도 마스크의 차단 기능에 대한 정보가 제한적이었음을 보여주는 사례다. 물론 코로나19 팬데믹을 계기로 많은 사례를 통해 마스크의 효능을 대중적으로 알리게 된 것은 참 다행스러운 일이다.

우리가 기침을 하면 바이러스를 함유한 타액은 다양한 사이즈로 주변에 퍼진다. 그중 침방울로 형성돼 중력에 의해 바로 떨어지는 입자를 비말이라고 하고, 공기 중으로 퍼지는 작은 입자 알갱이를 에어로졸이라고 한다. 기침 에어로졸의 사이즈는 대개 1~10마이크로미터 정도다(그림 4). 우리가 주로 착용하는 마스크는 KF80, KF94와 같은 표기로 성능 인증이 돼 있다. KF는 '코리아 필터 Korea Filter'를, 숫자는 입자차단 성능을 뜻한다. KF80은 평균 0.6마이크로미터 크기의 미세입자를 80퍼센트 이상 차단한다는 뜻이고, KF94는 평균 0.4마이크로미터 크기의 입자를 94퍼센트 차

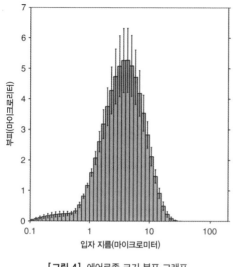

[그림 4] 에어로졸 크기 분포 그래프

단한다는 뜻이다. 기침 에어로졸의 99퍼센트는 1마이크로미터 이상이니, KF80만으로도 에어로졸을 막는 데 대단히 효과적임을 알 수 있다.[7]

이는 감기 바이러스에 대한 과학적 사실 중 1번, 2번, 3번에 해당하는 예방책이다. 바이러스가 에어로졸로 존재할 수 있기 때문에, 사계절 항상 어디에나 존재하기 때문에, 그리고 몸에 들어온다고 해도 최대한 바이러스의 양을 줄일 수 있기 때문에 마스크가 유용하다고 볼 수 있다.

수시로 손소독제로 소독하기

코로나19 팬데믹 덕분에 그간 병원에서만 사용하던 손소독제가 일상생활 필수품이 된 것은 참 다행스러운 일이다. 사실 알코올을 주성분으로 하는 손소독제의 소독 효능에 대해 자세히 알고 사용하는 경우는 거의 없을 것 같다. 알코올은 물보다 빨리 증발되기 때문에 알코올을 피부에 바르면 시원함을 느낄 수 있다. 또한 알코올은 화학적으로 알켄alkene을 형성하면서 물을 가지고 나가는 탈수 반응을 유도하기도 한다. 이런 두 가지 기전이 수분을 뺏으면서 오염균의 세포막을 손상시키는 소독의 기전으로 알려져 있다. 우리 피부도 세포로 구성돼 있어 알코올에 의해 손상될 수 있다. 하지만, 케라틴 keratin이라는 각질에 둘러싸여 있기 때문에 세포막이 바로 노출되지는 않아 알코올의 세포손상 효과로부터 보호를 받는다.

박테리아는 세포막을 가진 단세포 생물체이므로 알코올에 노출되면 세포막 손상 등으로 박멸될 수 있다. 반면, 바이러스는 DNA나 RNA로 구성된 생물체지만 그 자체로는 완전한 하나의 세포를 이루지 못한 상태라 알코올의 소독 효과가 뚜렷하지 않을 수도 있다. 그런데 많은 연구에 의하면 알코올 소독제가 바이러스의 소독에도 충분히 효과가 있다고 한다. 바이러스 중 외피를 가진 바이러스 enveloped virus들이 알코올에 노출되면 외피에 손상을 입을 수 있기 때문이다.[8] 사람에게 해를 끼치는 바이러스들은 대개 외피를 가지고 있기에 알코올 소독제만으로도 충분한 살균 효과를 기대할 수 있다고 한다.

이번 예방책도 역시 과학적 사실 중 1번, 2번, 3번에 해당하는 예방책이다. 즉 바이러스가 주변 사물에 오염된 상태로 존재할 수 있고, 사계절 항상 어디에나 존재하며, 소독제의 효과로 몸에 침입하는 바이러스의 양을 최대한 줄일 수 있기 때문이다.

얼굴, 특히 콧속을 자주 닦기

낮 시간에 외출을 했다면 주변에서 세면대를 발견할 때마다 이 방법을 자주 실천하면 좋다. 얼굴을 자주 닦는 것만으로도 바이러스가 호흡기에 도달할 가능성을 줄일 수 있다. 무심코 외부 사물에 손을 댄 후 오염된 손으로 얼굴을 자주 만질 수 있기 때문이다. 손으로 머리카락, 얼굴 등을 만지다 보면 손에 있던 바이러스는 쉽게 코 주변에 도달한다. 하지만 바이러스가 아무리 얼굴에 많다고 해도 결국에는 코나 입을 통해 호흡기로 들어가야 점막 안에 정착해 감기를 일으킬 수 있다. 그러니 얼굴보다 구강과 비강의 청결이 더 중요하다고 볼 수 있다.

그런데 대부분 세면과 양치는 자주 해도 코 안의 청결은 별로 고민하지 않는 편이다. 코 안의 분비물이 고체화돼도 사람들의 시선 때문에 손가락으로 꺼내는 일을 꺼리기 때문이다. 물론 오염된 손으로 그런 행동을 하면 오히려 감염을 파급시킬 수 있으니 별로 권장하고 싶지는 않다. 주변에 손을 씻을 수 있는 세면대가 있다면 가급적 세면까지는 못하더라도 콧속을 깨끗한 손으로 물과 함께 씻어내도록 한다. 이 예방책은 감기의 과학적 사실 중 3번에 해당하는 내용이다. 반드시 물과 비누로 씻은 깨끗한 손을 사용해야 한다. 그러면 코 안에 바이러스가 일부 침투했다고 해도 어느 정도는 물리적으로 경감시킬 수 있을 것이다.

귀가 후 옷은 바로 벗어서 세탁하기

이 방법은 주변 사물이 감기 바이러스에 항상 오염이 될 수 있다는 과학적 사실 1번에 대한 예방책이다. 집 안에는 감기 바이러스가 없다고 가정할 경우, 외부에서 돌아다니는 동안 바이러스가 몸에 묻어서 들어올 수 있다. 오염된 옷을 그대로 옷장에 걸어두면 다른 옷으로 옮겨가거나 손을 통해 본인이나 다른 사람에게 전염될 가능성도 있다. 집에 오자마자 외투를 모두 벗은 후 이를 격리된 곳에서 살균까지 하는 것이 가장 완전하고 안전한 방법이다. 하지만 각 가정에서 가능한 방법은 아니라고 생각한다. 단순히 옷을 분리해 세탁하는 방법만으로도 충분히 외부에서 묻어온 바이러스와의 접촉을 최소화할 수 있다고 본다. 옷을 그대로 착용한 채로 소파와 식탁을 돌아다니면 무심코 묻어온 감기 바이러스를 집 안 곳곳에 퍼뜨릴 수 있다. 물론 매일 모든 옷을 세탁한다는 것은 경제적으로 너무 낭비일 수도 있으니 중요한 행사를 앞둔 일주일만이라도 이 방법을 쓰도록 해보자.

귀가 후 바로 전신 샤워하기

위의 방법과 같은 맥락의 예방책이다. 전신 샤워를 하는 시간은 본인의 컨디션이나 습관에 따라 자기 전, 아침 등 개인마다 천차만별일 것이다. 하지만 중요한 일을 앞둔 일주일 동안만은 집에 들어오자마자 바로 샤워하는 습관으로 바꾸도록 하자. 옷뿐만 아니라 우리 몸에 묻은 바이러스를 바로 제거하기 위한 방법이다. 감기 바이러스는 옷이나 신체 피부에 붙어 있는 동안에는 효과적으로 증식하지 못한다. 그렇다고 죽은 것도 아니다. 가만히 숨죽이며 호흡기 점막에 들어가는 때를 기다리고 있는 상태다. 이런 상태의 바이러스는 샤워로 쉽게 제거할 수 있다.

자기 직전 양치하기: 양치 후 치실 및 가글링하기

위의 방법을 모두 사용했음에도 다양한 경로로 몸에 바이러스가 남아 이미 구강이나 비강에 침입한 상태일 수 있다. 감기 바이러스는 우리가 자는 동안 활발하게 증식하므로 자기 직전에 바이러스의 양을 최대한 줄이거나 제거해야 한다. 자기 전에 철저하게 양치를 하고 치실이나 치간칫솔까지 사용해 이물질을 완전히 제거하도록 한다. 양치 후엔 가글링을 실시해 양치질로 도달할 수 없는 인후 부위를 소독한다. 심지어 코로나19 바이러스조차도 구강청결제를 사용하면 바이러스의 양이 감소해 단기적으로 전파 위험을 낮춘다는 연구도 있다.[9] 감기 바이러스가 미량 침입한 경우에는 더욱 효과적일 수 있다.

자면서 저체온 방지: 몸, 특히 목부위의 보온 고려하기

감기 바이러스의 과학적 사실 4번은 바이러스 증식 조건에 관한 기술이다. 우리가 자는 동안 몸의 중심 체온 저하로 인해 말초 부위에 해당하는 상기도의 체온은 더욱 감소한다. 감기 바이러스 중 50퍼센트를 넘게 차지하는 리노 바이러스는 $32°C$ 정도의 온도에서 가장 활발하게 증식하므로 미량 침입해도 자는 동안 증식하면서 바이러스 양이 급격히 늘어날 수 있다. 따라서 바이러스 증식을 막기 위해서는 인후와 기관지의 체온이 크게 떨어지는 것을 막아야 한다. 따뜻한 이불과 수면복을 준비하고 필요하다면 목을 부드럽게 감싸는 보호대를 하는 것도 좋다. 여름에는 수면 중 선풍기나 에어컨 사용으로 인한 저체온을 예방해야 한다. 열대야 기간에는 선풍기나 에어컨이 필요할 수 있으나 새벽녘에 체온 감소로 인해 몸이 으스스해지는 경험을 많이 해봤을 것이다. 이런 상황에서는 미량의 바이러스가 호흡기에서 크게 증식할 수 있다. 만약 아침에 목이 칼칼해지고 기침이 나오면 '밤사이 내가 열심히 감기 바이러스를 키웠구나' 하고 생각하면 된다. 냉방병의 일종인 여름 감기도 야간 저체온으로 인해 발생하는 것이다. 여름에도 저체온 방지를 위한 본인만의 수면법을 잘 강구해보도록 하자.

면역력 지키기: 중요한 날을 기준으로 일주일 전부터 음주, 금식, 과식, 과로, 수면 부족 피하기

감기 바이러스가 침입한다고 해도 우리 몸이 무방비로 감염을 허락하는 것은 아니다. 감기 바이러스는 변이가 심하기 때문에 항체와 같은 후천 면역 시스템으로는 막을 수가 없다. 반면 대식세포가 주인공인 선천 면역 시스템이라면 이를 충분히 물리칠 수 있다. 적은 수의 바이러스가 침입하면 별다른 증상 없이 선천 면역 시스템이 이를 제거할 수 있다. 많은 양의 바이러스가 들어와 감기를 일으킨다고 해도 며칠 정도면 이를 물리치고 나을 수 있다. 하지만 대식세포를 활성화할 수 있는 에너지가 충분하지 못하면 가벼운 감기가 점차 심해지거나 폐렴이 합병될 수도 있다.

앞에서 언급했듯이 면역력에 대한 에너지는 우리 몸에서 체온, 운동·감각 능력 다음 순위로 배분된다. 따라서 적당한 수준의 에너지가 들어오지 않으면 우선 순위에 따라 면역력이 제일 먼저 감소한다. 이를 방지하려면 균형 잡힌 식단으로 식사하는 것이 제일 중요하다. 술은 다른 영양소를 전혀 가지지 않는 '빈 칼로리empty calorie'로서 에너지가 채워져도 면역력에 활용하지 못한다. 오히려 필요한 영양소의 섭취를 방해하는 바람에 면역력은 더 악화될 가능성이 높다. 과로와 수면 부족 역시 신체의 신진대사와 컨디션을 악화시켜 면역력 감소를 유발할 가능성이 높으니 가급적 이를 피하려고 노력해야 한다.

종합비타민 챙겨 먹기

이 방법 역시 면역력과 관련된 예방책이다. 사실 평소 균형 잡힌 식단을 고수하고 있다면 종합비타민 복용은 불필요하다. 중요한 일정을 앞둔 일주일 동안 식사의 질과 양이 적절하다면 굳이 종합비타민의 복용을 권하지 않는다. 하지만 현대인들은 다양한 이유로 적절한 식이를 하지 못하는 경우가 많다. 회식이나 다이어트 등 식이와 직접적으로 연관된 활동이나 습관으로 문제가 되기도 하고 스트레스, 우울감 등으로 식욕이 떨어지는 경우도 많다. 이러면 몸의 면역력과 항상성에 필요한 채소나 과일, 단백질류에서 얻는 필수 비타민, 무기질, 아미노산의 섭취가 제한될 가능성이 많다. 만약 자신이 여기에 해당한다고 생각되면 비록 인위적인 방법일지라도 종합비타민 등을 섭취해 부족한 영양을 보충하는 방법도 괜찮다고 본다. 약이 비싸서 그렇지, 먹어서 큰 해가 되지 않는 데다 실제로 영양불균형 상태라면 생각보다 큰 도움이 될 수도 있다. 경제적으로 문제가 되지 않는다면 한동안 챙겨보는 것도 좋을 것이다.

그래도 걸릴 경우를 대비한 항생제

감기에 일반 항생제가 듣지 않는다는 것은 일반적으로 많이 알고 있는 의학적 지식이다. 항생제란 박테리아나 바이러스와 같은 미생물을 죽이거나 성장을 억제시켜서 감염증을 치료하는 약물이다. 이렇게 전 세계 모든 사람들이 고생하는 병에 왜 항생제가 없을까? 그 이유는 몇 가지가 있다. 첫째, 감기 바이러스로 대표적인 리노 바이러스는 변이가 심해 적절한 항생제를 도출하기가 기술적으로 어렵다는 점. 둘째, 건강한 사람에게서는 중한 상태로 이환되지 않고 대개 저절로 낫는 병 self-limited diseases 으로 이해된다는 점. 셋째, 항생제 신약 시장의 시장성이 좋지 않아 이윤을 좇는 거대 다국적 제약회사들이 항생제에 관심이 떨어진다는 점. 넷째, 감기에 쓰는 항생제는 기껏해야 2~5일 정도 사용하는데, 사용하지 않는 경우에 비해 월등하게 낫게 만들기 어려운 기술적·의학적·경제적 요건 등을 꼽을 수 있다.

감기로 동네 병원에 가면 주사도 놓고 항생제도 처방해주곤 한다. 그런 약물은 왜 처방할까? 몇 가지 요인이 있다. 첫째, 과거부터 감기에 걸리면 아픈 주사를 맞아야 한다는 잘못된 민간 상식. 둘째, 단순 감기를 박테리아 2차 감염 합병증이 발생한 질환(중이염, 편도선염 등)으로 오진하거나 예방 목적으로 처방하는 경우. 셋째, 처방에 따른 병원의 경제적 이득 등이다. 단적으로 얘기해 단순 감기인 경우에는 현재 병원에서 처방하는 항생제나 주사는 대부분 맞지 않아도 된다. 물론 혼합 질환이거나 기저 질환이 위중한 경우, 2차 합병증이 발생한 경우는 얼마든지 처방이 가능하다. 그러니 처방을 받을 때 자신의 감기 증상에 맞춰 의사와 잘 상의하면서 처방을 받도록 하자. 사실 개인적으로 약국에서 파는 종합감기약만으로도 충분한 약효가 있다고 판단된다. 병원을 보고 싶은 것이 아니라면 굳이 의사를 만날 필요는 없다고 생각한다.

그러면 현재 감기에는 항생제가 전혀 없는 것일까? 그런 것은 아니다.

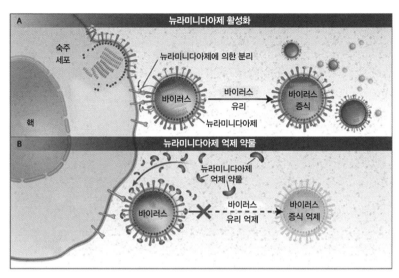

[그림 5] 뉴라미니다아제 억제 약물(예. 타미플루)의 작용 기전

재미있게도 감기 바이러스의 원인균 2위를 차지하는 인플루엔자 바이러스는 독감의 주요 원인으로서 이미 매우 효과적인 항생제가 출시돼 있다. 인플루엔자 바이러스는 처음 사람 세포에 붙을 때 자신의 몸에 있는 헤마글루티닌 hemagglutinin과 세포의 시알산 sialic acid을 함유한 수용체를 결합시킨다. 이후 바이러스가 증식을 하려면 처음 붙은 세포에서 떠나야 한다. 이때 바이러스의 뉴라미니다아제 neuraminidase라는 효소가 수용체의 시알산을 분해시켜 떨어뜨리는 역할을 한다. 즉 인플루엔자 바이러스는 뉴라미니다아제가 감염 파급을 위한 필수 요소라고 볼 수 있다.

현재 출시된 인플루엔자 바이러스 항생제는 세 가지다. 오셀타미비어 oseltamivir와 자나미비어 zanamivir, 페라미비어 peramivir로 그중 페라미비어는 주사제로 사용된다. 이들은 모두 뉴라미니다아제를 효과적으로 억제하는 성분을 가지고 있어 매우 효율적으로 인플루엔자 바이러스의 증식을 막는다(그림 5).[10] 과거 신종플루 대유행 시기에 타미플루(오셀타미비어의 상품명)[11] 대란이 벌어지고 약물 수급이 안정화될 때까지 타미플루가 금과 같은 취급을 받았던 기억이 있다. 실제 이 약물은 인플루엔자 바이러스로 인한 독감에 매우 효과적이다. 최근 해외에 내성 환자가 보고되면서 기전에 대한 연구가 활발한 것으로 알고 있다.

그럼 감기에 위 항생제를 쓰는 것은 어떠할까? 내 개인적으로는 나쁘지 않다고 생각한다. 감기의 10~30퍼센트를 차지하는 균주이므로 해당 균에 의한 감염이라면 하루 정도 복용하고 효과가 있으면 며칠 더 먹는 수준으로 감기를 빨리 끝날 수도 있다. 물론 리노 바이러스나 코로나 바이러스는 이 약물이 전혀 듣지 않으므로 첫날 효과가 없다면 굳이 지속할 필요는 없다. 국내 국민건강보험에서는 감기 치료에 대한 뉴라미니다아제 억제 항생제 처방을 급여 기준에 포함시키지 않았다. 그러므로 약간은 비싸지만 비급여 처방으로 시험 삼아 복용해보는 것도 좋다. 나와 내 주변에서는 타미플루 복용으로 감기를 초기에 진화하는 데 많은 효과를 본 경험이 있다. 다만 위중증 환자나 기저 질환자가 이런 약물을 남용하면 결국 인구 집단 전체에 항생제 내성 균주를 키우게 되는 꼴이니 남용은 절대 금물이다.

나는 2001년 이후 몸살이 거의 없었다고 했는데 최근 코로나 백신을 맞은 뒤로는 주기적으로 열감이 생기고 있다. 아스트라제네카 백신 1차 접종 후에는 정말 오랜만에 몸살을 심하게 앓아서 백신 부작용을 제대로 경험했다. 만 이틀 정도 힘든 후 몸이 나아졌다고 생각했지만 신기하게 2주일마다 몸 컨디션이 나빠지는 일이 반복됐다. 열은 전혀 없으면서 몸살의 전신 증상만 가볍게 발생하는 일이 약 2~3일 지속되곤 했다. 아직 정확하게 진단하지는 못하고 있지만 해당 증상들이 코로나 백신에 의한 가벼운 면역학적 부작용이라고 이해하고 있다. 사실 증상으로는 너무 가벼워서 혈액 검사도 하지 않았다. 아마 검사를 했어도 원인을 발견하지 못했을 게 뻔하다. 얼마 전부터는 해당 증상이 사라졌는데 지금은 면역학적 부작용이 내 몸과 적당한 타협을 하고 평형을 찾은 게 아닌가 생각한다. 이 방법으로 감기몸살 안 걸린다고 해놓고 몸살 나면 망신인데….

혹자는 여기서 제시하는 방법이 이미 잘 알려진 방법이라고 폄하할지도 모르겠다. 하지만 아무리 좋은 방법이라도 정작 제대로 실천하지 않는다면 애초에 그 방법을 제시할 이유도 없다. 여기 있는 방법을 그대로 한번 실천해보라. 일주일 동안 같은 방법을 유지하는 것이 생각보다 쉽지 않을 수도 있다. 하지만 중요한 일정이 일주일 뒤에 예정돼 있다면 충분한 투자 가치가 있을 것이라 생각한다.

감기 바이러스로 코로나19를 이해할 수 있다

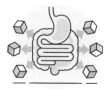

　나는 우리 사회에서 어느 정도 노장에 속하지만 전쟁을 경험한 세대는 아니다. 햇수를 세어보니 한국전쟁을 경험하신 분의 나이가 거의 70세는 넘어야 할 정도로 국민들 상당수가 전쟁을 잘 모른다. 사실 미국이 주도한 베트남 전쟁과 이라크 전쟁, 아프가니스탄 전쟁 말고 큰 전쟁이 있었나 싶다. 대부분 국지전이거나 내전이어서 그 나라만 문제되는 수준이라 그다지 언론에 노출되지 않았다. 20세기 초반 1, 2차 세계 대전이 터질 무렵엔 대다수 유럽인들에게 전쟁이 거의 생활화되지 않았을까 싶다. 폭격이나 방공호 대피가 일상이고 언제 누가 죽어도 이상하지 않은 삶이었을 것 같다. 우리나라 선조들이나 유럽 나라들의 조상들은 대개 평생 한 번은 큰 전쟁을 경험하지 않았을까? 역사를 보면 로마의 평화시대 ^{Pax} Romana를 제외하고 이렇게 오랫동안 많은 나라들이 직접적인 전쟁 없이 비교적 평화롭게 사는 시기가 있었나? 그런 면에서 지금까지 우리나라가 큰 전쟁에 휘말리지 않은 걸 참 다행스럽게 생각한다.

사실 인간의 이기적인 본성을 고려하면 나는 내 인생에 한 번 정도는 분명히 전 세계인이 휘말리는 대형 사건이 있을 것이라 항상 걱정했다. 그런데 그게 코로나19 팬데믹으로 올 줄은 예상하지 못했다. 2020년 초에 코로나19 팬데믹이 시작되고 전 세계인이 격리되는 이상한 세계가 우리 곁에 찾아왔다. 설마설마했던 걱정과 달리 2년이 넘은 지금 시점에 우리는 이전에 경험 못 했던 정말 이상한 세계를 살고 있다. 하늘은 맑고 사람들과 도로를 메운 차들은 활기차게 돌아다니고 있어서 일견 이전과 뭐가 다른지 알기 힘들다. 하지만 눈에 보이지 않는 공포로 인해 모두 어디서든 마스크를 쓰고 낯선 이와의 대화를 경계하며 저녁 친구 모임, 회식, 공연, 스포츠 관람 같은 취미생활은 팬데믹 이후로 미뤄야 하는 고행에 익숙해져 있다. 금지된 시간 이후에 사람들과 어울려 음주를 한다고 경찰이 출동해서 적발하기도 하고 사람 많은 해수욕장에서 다닥다닥 붙어서 논다고 인터넷 댓글 창에는 욕이 한가득이다. 평생 상상도 못 했던 세상이다. 멀리서 보면 그 전과 크게 다를 바 없는 도시 풍경이지만 가까이 들여다보면 눈에 보이지 않는 공포로 지옥을 경험하고 있다. 메르스 바이러스는 딱 3개월 정도 진행되다 잠잠해졌지만 코로나19는 2년을 넘기고 있다. 코로나19 바이러스와의 전쟁 상태라고나 할까. 평생 진짜 전쟁을 경험하지 않아 다행이라 생각했더니, 팬데믹이라는 새로운 세계 대전을 경험하고 있다. 전쟁과 같은 경험을 안겨준 코로나19, 정말 눈물 나게 고맙다.

사실 나는 다른 사람들보다는 스트레스가 덜한 편인 것 같다. 원래 혼자 놀고, 혼자 생각하고, 혼자 일하기 좋아하는 성격이다. MBTI 성격유형 검사를 하면 INTJ가 나온다. 그래서 원하지 않은 저녁 회의와 회식이 많았던 이전 생활보다 지금이 사실 더 좋기는 하다. 해외에 나가지 못하는 것 한 가지만 조금 불편하다. 코로나19 시대가 더 좋다는 아주 극소수 중 한 명일 듯. 그래도 자영업 업주분들의 고통이 크고, 많은 사람들이 스트레스, 우울감으로 힘들어하니 지금의 비정상적인 시스템은 빨리 끝나면 좋겠다.

코로나19 팬데믹 초기에 나 역시 의사로서 코로나19 바이러스에 대해 예측도 하고, 해석도 했지만, 이 바이러스는 의학적으로 참 독특하다는 생각을 많이 했다. 코로나19가 코로나 바이러스의 분류에 들어가므로 감기를 일으키는 기존 바이러스와의 비교를 통해 많은 상황이 이해되기도 했지만 기존 상식을 뛰어넘는 상황도 많았다. 그래서 여기에서는 정부, 여론, 언론의 의견과는 조금은 다른, 의사 개인으로서 이해하는 코로나19 팬데믹에 대한 의견을 풀고자 한다.

코로나19의 전파 양상은 감기 바이러스와 거의 동일하다

코로나19가 처음 전파되기 시작했을 때 전염 방식은 '비말'에 의한 것이니 마스크를 쓰라는 권고가 나왔다. 이는 코로나19가 홍콩, 대만을 휩쓸었던 사스 바이러스와 매우 높은 유사성을 가지고 있고, 우리나라를 망가뜨린 메르스 바이러스와 동일한 코로나 바이러스 분류에 들어가므로 유사한 전염 방식을 보일 것이라는 추측에 의한 대책이었다. 하지만 조금 시간이 지나면서 이러한 긍정적 추측은 완전히 틀렸음을 알게 됐다. 코로나19가 비말뿐 아니라 감기처럼 '에어로졸'에 의해서도 전염된다는 사실이 밝혀졌기 때문이다.

팬데믹 직전, 2020년 2월 미국 뉴올리언스에서 열린 마르디 그라^{Mardi}
Gras 축제 얘기다.[12] 당시 이 축제는 야외 축제였는데, 야외에서는 바이러
스가 전염되기 힘들 것이라는 근거 없는 추측이 보건 당국에 의해 공공연
히 알려지고 있었다. 또한 미국은 테러 위험을 이유로 마스크 착용에 대
해 대단히 부정적이었기 때문에 마스크를 쓴 참여자는 한 명도 없었다.
놀랍게도 축제 직후 뉴올리언스시를 포함한 미시시피주 전역에서 코로나
19 환자가 급증했다. 이때의 집단 감염은 향후 미국을 전 세계 최고 감염
국으로 만드는 미 전역 전파의 시발점이 됐다. 코로나19 바이러스는 야외
에서도 에어로졸을 매개로 쉽게 전파된다. 우리나라에서도 광화문 시위
등 대규모 시위 이후 감염자가 급증하는 양상을 보여 에어로졸 매개 전염
은 확실한 과학적 사실이 됐다.

코로나19는 메르스, 사스를 우습게 뛰어넘는 엄청난 전염력을 보였다.
메르스는 비말 감염이어서 국지적 전파로 종결됐다. 코로나19의 전염력
은 감기 바이러스와 동일한 전염 방식 때문이고, 바이러스막에 존재하는
스파이크 단백질^{spike protein}이 이처럼 놀라운 전염력을 가능하게 한다고

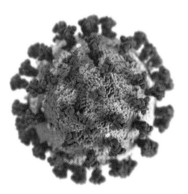

[그림 6] 코로나 바이러스 모식도

알려져 있다(그림 6). 거꾸로 생각하
면 감기가 가벼운 편이라 우리가 심
각하게 생각하지 않을 뿐, 감기 바
이러스의 전염력이 얼마나 높은 것
인지 이를 통해 이해할 수 있다.

바이러스는 기생하는 개체에서
오래 생존하는 것이 목표이므로 개
체가 죽는 것을 바라지 않는다. 따

라서 처음에는 치명률이 높은 바이러스로 시작했다고 해도 진화를 거듭하면 치명률은 떨어지고 전염력은 높아지는 방향으로 변이가 발생한다. 코로나19도 델타 변이가 나오면서 초기 알파 변이에 비해 전염력은 두세 배 이상 높아졌다고는 하나 무증상 감염 환자들이 크게 늘어서 치명률은 많이 감소해가는 것으로 보인다. 그 후에 등장한 오미크론 변이는 그 특징이 더욱 심해져서, 극강의 전파력을 보이지만, 중증화율은 크게 감소해서 감기나 독감 수준으로 떨어지게 됐다. 결국 코로나19는 인간 집단에서 오래 존재하는 독감 바이러스와 같은 운명으로 옮겨가면서 팬데믹이 아닌 엔데믹 질환이 될 것이라 확실시되고 있다.

인플루엔자 바이러스의 새로운 변이로 한때 떠들썩했던 신종플루는 지금은 단순 독감으로 분류되고 있다. 하지만 처음 전국적으로 유행할 땐 백신이 미처 준비되지 않은 상태여서 많은 사망자가 나오기도 했고 유명 탤런트의 아들이 신종플루로 인해 숨지기도 했다. 이후 전국에 백신이 긴급 보급되면서 신종플루 감염은 빠른 속도로 잦아들었다. 이 당시 초등학생이었던 내 딸은 의사의 자식임에도 너무 겁이 많아 학교에서 시행한 집단 백신 접종을 유일하게 혼자 거부했었다. 어이가 없었지만 백신 맞기가 싫다는 딸을 억지로 데려가지는 못했다. 그런데 공교롭게도 며칠 뒤 딸이 갑자기 열이 나기에 동네 의원에 데려갔는데, 불안한 예감대로 몇 시간 뒤 '신종플루 확진'이라는 문자를 받았다. 학교에는 일주일간 출입 금지되고 집 안에서 자가격리를 했다. 처방받은 타미플루를 먹었더니 열은 두세 시간 만에 떨어지고 다음 날엔 완전히 회복됐다. 딸은 지금도 그때를 몹시 부끄러워한다(지금 이 책에 이렇게 언급하는 것도 싫어하는데 겨우 허락을 받았다). 당시 딸아이의 사례를 통해 내가 의사로서 체험한 의학적 사실은 백신의 뚜렷한 예방 효과와 함께 타미플루의 놀라운 치료 효과였다. 인구 집단에서 광범위한 전염을 막을 수 있는 확실한 방법은 전체 집단에 대한 백신 접종이다. 그리고 개인의 감염 치료로는 효과적인 항생제가 제일 중요하다. 이건 코로나19를 포함한 모든 팬데믹에서 그대로 적용될 수 있는 의학적 '사실'이다. 다만 코로나19는 인류가 처음 만나는 바이러스라 백신은커녕 생물학적 정보도 거의 없었다는 사실이 안타까울 따름이다. 또한 효과 좋은 항생제는 고사하고 간단한 치료제조차도 알려지지 않았다. 21세기 세계 최고의 선진국들이 팬데믹으로 망가지는 와중에 바이러스 공부부터 해야 하는 전대미문의 상황이었다.

전술했듯이 우리는 코로나19를 통해서 오히려 감기 바이러스의 에어로졸 전파 양상이 얼마나 빠르고 무서운지 이해할 수 있게 됐다. 그런데 우리가 감기 바이러스에 대해 방역 조치를 하는가? 에어로졸로 퍼지는 바이러스들이니 우리 주위에 얼마나 많이 존재하겠는가? 감기는 유행성으로 걸리는 것이 아니라 항상 우리 주변에 있다는 사실을 잘 인식하자.

모든 감염은 위생이 제일 중요: 역사적으로 항생제는 병균을 이긴 적이 없다

조선시대 무렵 전 세계인의 수명은 평균 40~50세 정도였다. 굉장히 오랜 기간 인류의 수명은 그 정도였던 것으로 추정된다. 그런데 20세기에 들어오면서 수명이 급격히 늘어나더니 최근 들어서는 많은 선진국에서 80세를 넘는 기대 수명을 보여준다. 〈네이처〉에서는 한국 여성의 기대 수명 증가가 전 세계에서 가장 독보적이라면서 2040년에는 전 세계에서 가장 장수하는 그룹이 될 것이라고 추측했다.[13] 요즘 외래 진료를 보면 90세를 넘은 어르신은 부지기수이고, 100세를 넘은 환자들도 가끔씩 오신다. 104세이신 한 할아버님은 지금 내가 봐도 놀라울 정도로 정정하시다.

고령화는 20세기 이후 전 세계의 공통적 현상이다. 왜 인류의 수명은 이렇듯 갑자기 늘어나게 됐을까? 의료의 발전? 페니실린 같은 항생제의 발명? 암 치료 기술의 발전? 모두 틀렸다. 의학의 발전은 개개인의 삶의 질과 수명은 증가시켰지만, 인구 집단 전체에 주는 영향은 미미했다. 답은 위생 hygiene의 발전과 농업기술의 발전이다.[14]

감염병을 치료하는 항생제보다 감염의 예방을 위한 위생 개념의 도입이 환자의 수명을 크게 향상시켰다는 데에는 많은 학자들 사이에 이견이 없다. 목욕, 양치와 같은 개인 위생과 더불어 상수도·하수도 시설 및 공공시설의 청소 및 소독 등이 전체 인구 집단의 감염병 발생 비율을 크게 감소시킨 원인이다. 또한, 농업기술 발전으로 인한 밀이나 쌀 생산량 증가는 인류의 식량 문제를 해결하는 데 큰 도움이 됐고, 이는 개개인 면역력의 향상을 불러왔다. 종합하면, 인구 집단 측면에서의 위생사업으로 인한 감염의 예방과 개개인의 측면에서 식량문제 해결에 따른 면역력의 향상이 결과적으로는 인류 수명을 급상승시킨 가장 큰 이유다.

이번 코로나19 팬데믹에서도 이런 의학적 역사의 증거를 발견할 수 있다. 우리나라에서 팬데믹 초기에 다른 선진국들보다 훨씬 강조한 캠페인이 뭐였을까? 메르스의 교훈을 통해 얻은 지혜는 바로 '마스크 착용'과 '손소독'이다. 도처에 손소독제가 비치되고 KF94 마스크 착용이 권고되면서 전 세계 어느 나라보다도 훨씬 수준 높은 개인 위생 의식을 자랑했다. 그 결과 초기에 종교 집단에 의한 집단 감염이 있었음에도 K-방역이라 불리면서 전 세계에서 가장 낮은 수준의 코로나19 감염률과 치명률을 보여줬다. 한마디로 '위생'의 승리다. 각자 위생에 신경 쓴 결과 인구 집단 전체의 사망이 크게 감소하는 결과를 보여준 것이다. 부가적으로 위생과 깊게 관련된 질환인 감기와 독감 환자도 동시에 급감하는 현상이 나타났다. 또 해당 질환이 주된 수입원인 소아과와 이비인후과에 내원하는 환자가 크게 감소하면서 동네 병원의 폐업이 속출하는 부작용도 볼 수 있었다.

모든 감염병은 위생 관념을 가지고 예방이 가능하다면 최대한 예방을 하는 것이 최선이다. 사실 따지고 보면 앞 주제에서 감기의 예방을 위해 자세히 설명한 여러 방법들은 의학적 지식을 바탕으로 위생 관리 방법을 극대화한 것이다. 어떻게 하면 감기 바이러스가 인체로 들어오지 않게 하는가? 어쩔 수 없이 들어온 바이러스를 어떻게 하면 최대한 줄일 수 있는가? 이 두 가지 목표를 달성하기 위해 열심히 고민한 결과물이다. 모든 병에 적용되긴 하지만 어떤 병보다도 감염병은 치료보다 예방이 절대적으로 중요한 질환이다. 가벼운 감기조차 어쩔 도리 없이 걸리는 것이 아니다. 여러분의 노력에 따라 적어도 일정 기간 동안에는 개인적 방역이 가능하다는 점을 꼭 기억해두면 좋겠다.

세계 최고의 K-방역, 그러나 백신 개발은 후진국?

유행성 독감은 해마다 백신이 나오지만 감기는 현재 의학 기술로는 백신 개발이 거의 불가능하다. 개인적인 생각으로는 코로나19 바이러스는 감기 바이러스 중 하나인 코로나 바이러스의 분류에 들어가므로 애초에 백신 개발이 불가능할 것이라고 예상했다. 이건 나뿐만 아니라 바이러스와 백신의 역사를 아는 전 세계 상당수 의학자들이 예상한 사실이다. 다만 일반인들에게는 감히 발설하지 않았던 암울한 예측이었다. 우리는 지금까지 단 한 번도 코로나 바이러스 백신을 만들어본 역사가 없었기 때문이다. 감기를 일으키는 코로나 바이러스는 굳이 필요하지 않으므로 만들지 않았지만 사스, 메르스, 에볼라 모두 코로나 바이러스면서 인류의 건강을 크게 위협한 바이러스였음에도 이들에 대한 백신은 개발된 적이 없다. 또한, 코로나19 팬데믹이 너무도 빠르고 크게 퍼진 탓에 백신 개발이 그 속도를 도저히 따라갈 수 없을 것이라는 지극히 현실적인 예상도 이유 중 하나라고 볼 수 있다.

내가 〈유 퀴즈 온 더 블럭〉이라는 방송에 출연해서 언급한 이야기이기도 한데, 원래 신약 개발은 아이디어에서부터 상품화된 약물이 세상에 나올 때까지 아무리 짧아도 10년에서 20년 이상까지도 걸리는 작업이다. 실험실에서 약을 만들었다고 해서 사람에게 바로 쓸 수 있는 것이 절대 아니다. 만든 약물의 생산 공정을 표준화하고 독성 실험을 포함한 비임상 시험을 모두 통과하면 대량 생산 공정을 확립한다. 이후 환자에게 독성과 약효를 확인하는 임상 시험 1상·2상·3상을 모두 통과해야 비로소 신약의 판매가 허가된다. 이는 전 세계 공통이다. 단, 각 나라별로 이 과정을 모두 통과해야 한다. 임상 시험을 나라별로 모두 반복하는 것은 아니지만 각 나라에서 통과되는 기준에 맞게 인종, 나이 등의 조건을 모두 조율한 뒤 임상 시험을 시작해야 한다. 이 과정에서 드는 비용이 최소 수백억에서 수천억 원이다. 이게 코로나19 팬데믹이 터졌다고 갑작스럽게 움직일 수 있는 돈인가? 돈을 가진 정부가 밀어준다고 한들 그간 나오지 않았던 코로나 바이러스 백신이 하늘에서 갑자기 떨어질 수 있단 말인가? 제발

전 세계 신약 개발자 중 어떤 천재가 꼭 개발에 성공해달라고 기도는 했어도 정말 신약이 개발돼 1년 안에 3상까지 통과하는 건 그야말로 말도 안 되는 '판타지'라고 생각했다. 그런데 그게 실제로 일어났다.

2020년 초, 스파이크 단백질이 바이러스 전염력의 핵심이라는 지식이 알려진 후 미국 시애틀 워싱턴대학교의 알렉산드라 C. 월스 Alexandra C. Walls 박사와 데이비드 비슬러 David Veesler 박사 팀은 코로나19 바이러스의 구조를 분석해서 의학저널과 인터넷에 공유했다.[15] 이를 보고 코로나 바이러스 백신의 핵심 디자인을 설계하고 개발에 들어간 개발자들이 몇 명 있었다. 옥스포드대학교의 새라 길버트 Sarah Gilbert 박사는 이를 아데노 바이러스 벡터를 이용해 개발한다는 설계를 가지고 있었고,[16] 독일의 '바이오엔테크'라는 보잘것없는 바이오벤처의 우구르 사힌 Uğur Şahin 대표는 발전된 RNA 기술을 이용해 코로나19의 독성과 관련된 염기를 제외한 나머지 RNA를 아예 제작해서 백신을 만든다는 계획을 세웠다.[17] 전자는 영국의 '아스트라제네카'라는 대기업에서 신약 개발을 담당했고, 후자는 미국의 '화이자'라는 대기업에서 기술 이전을 받아 공동 개발했다. 그와 별개로 RNA 백신은 미국에서도 매사추세츠공대 MIT의 로버트 랭거 Robert Ranger라는 천재 교수가 유사한 디자인으로 설계한 후 '모더나'라는 바이오벤처를 통해 개발을 시작했다.[18] 이들 백신은 역사상 유례를 찾을 수 없는 엄청난 속도로 개발돼 각국 규제기관의 전폭적인 지원을 받으며 빠른 속도로 임상 시험을 끝냈다.[19-21] 각각의 백신 개발자들은 채 1년이 안 되는 시기에 모두 60~90퍼센트가 넘는 놀라운 백신 성공률을 〈뉴잉글랜드 의학저널 New England Journal of Medicine〉과 〈랜싯 Lancet〉 등에 보고하며 인류 역사상 가장 성공적이면서도 가장 신속했던 약물의 개발을 완료했다. 전 세계 수십억 명이 사망할지도 모른다는 공포 속에 코로나19 백신 개발에 집중했던 과학자들의 노력, 실패를 두려워하지 않고 엄청난 금액을 쏟아부은 제약회사와 각국 정부의 용기, 이에 호응한 각국 규제기관의 협조가 결국 판타지 같은 신약의 대성공으로 마무리됐다. 코로나19에 대한 인류의 반격이 시작된 것이다.

인류를 위한 신약 개발자들의 노력은 너무도 대단하고 꼭 충분한 보상을 받아야 한다고 생각한다. 특히 이전에 없었던 RNA 백신을 처음으로 개발한 과학자들은 추후 노벨 생리의학상을 받을 가능성이 높다. 이후부터는 전 세계 기관들과 정부들이 빼어난 행정 능력을 발휘해 전 세계인들에게 빠르게 보급해야만 한다. 빠르면 빠를수록 바이러스 변이가 발생될 가능성이 줄어드니 어떡하든 최대한 빨리 전 세계인들이 백신 접종을 마쳐야 지금의 팬데믹을 끝낼 수가 있다. 그런데 바로 그러한 절체절명의 순간에 각 나라들은 각국 이기주의에 매몰돼 자국만을 위한 대량 구입에 나서면서 백신 확보 전쟁을 벌였다.[22]

이성보다는 힘의 논리가 지배하는 세계 정치 역학을 생각하면 백신 확보 전쟁은 어쩌면 당연한 현상이었다. 우리나라도 이런 상황을 예상하고 진작에 백신을 확보하기 위한 전선에 뛰어들었어야 한다. 최선인 코스모폴리타니즘이 구현되지 않는 세상이라면 차선인 자국 국민 보호를 염두에 둬야만 했다. 하지만 K-방역에 취한 우리나라 정부는 백신이 나오는 상황을 보고 가장 적합한 백신을 나중에 구매하겠다는 안일한 방침을 정하고 만다. 동시에 우리나라 제약회사의 능력을 과신한 나머지 국산 백신과 치료제를 개발하도록 지원하는 정책을 추진했다.

그런데 우리나라에서 2020년까지 개발된 신약이 모두 몇 개인지 아는

지? 단 30개다.[23] 전 세계에 통용되는 어마어마한 약들 중에 우리나라에서 개발된 신약이 달랑 30개란 얘기다. 그중 세계에서 처음 백신을 개발한 사례는 전혀 없다. 개발된 신약도 퍼스트-인-클래스first-in-class(그 질환이나 계통에 처음으로 개발된 신약) 신약은 단 한 건도 없었다. 우리나라 중견 제약회사들은 대부분 신약 개발보다는 복제약품 판매를 통해 수익을 내는 전략을 취했다. 회사 규모도 대기업에 속하는 기업은 하나도 없는 수준이었다.

그나마 셀트리온과 삼성바이오에피스·삼성바이오로직스가 수년 전부터 일반인들의 주목을 받으며 한국을 빛내는 제약회사로 알려져 있을 것이다. 이들 기업이 개발하는 약물은 대부분 신약이 아닌 '바이오시밀러 biosimilar'다. 바이오시밀러란 오리지널 생물학적 제제의 특허가 만료될 때 판매를 허가해주는 유사 생물학적 제제를 의미한다. 보통 생물학적 제제는 복제 의약품 개발이 거의 불가능하다. 따라서 유사한 개발 목표, 과정 및 임상 시험을 통해 유사한 효능을 가졌다고 인정받은 생물학적 성분 제제를 유사 생물학적 제제로 지정한다. 일종의 오리지널 생물학적 제제의 복제의약품이다. 이런 우리나라 신약 개발 수준을 고려할 때 정부는 어떻게 국산 백신과 치료제의 개발을 기대한 것인지 알다가도 모를 일이다.

물론 어느 정도 토양이 갖춰지면 우리나라에서 굉장히 좋은 신약이 나올 수 있겠지만 아직까지 우리나라 제약 산업은, 특히 신약 개발 면에서 선진국과의 격차가 너무 크다. 우리나라 제약 산업의 실태를 정확히 파악하고 객관적으로 판단하는 위정자들이 있었다면 처음부터 우리나라도 백신 확보 전쟁에 제대로 뛰어들지 않았을까? 물론 당시 사회 분위기를 돌이켜보면 정치인, 언론, 의료인, 국민들 모두 K-방역이라는 '국뽕'에 취해 백신의 필요성을 제대로 절감하지 못했었다. 들도 보도 못한 말라리아 약물을 코로나 치료제로 개발하겠다는 작은 제약회사의 주가가 갑자기 수십 배 오를 정도로 과학적 판단이 결여된 '코로나 신약 광풍'이었다.

당시 우리나라 정부는 코로나 치료제를 개발한다는 다양한 제약회사의 연락과 홍보, 로비를 받느라 정신없었다. 제약회사마다 코로나 치료제를 개발한다는 기사에 온 국민이 열렬히 응원하고 해당 제약회사를 애국자 취급하는 일도 생겼다. 과거 황우석 사건의 망령이 생각난다. 하지만 그 와중에 독일과 미국의 작은 바이오벤처는 첨단 지식으로 무장한 백신을 조용히 개발하고 있었고, 결국 그 백신들은 불과 반년 만에 전 세계에서 벌어지고 있는 코로나19와의 싸움에서 중요한 전환점을 가져오게 됐다.

내가 이 책을 집필하는 와중에도 코로나19 팬데믹의 양상과 국민들의 행동은 시시각각으로 변하고 있다. 백신만 나오면 상황이 종료될 것이라고 믿었던 국민들은 델타, 오미크론 등 바이러스의 영악한 변이 출현으로 감염이 지속되는 상황에 절망을 느끼고 있다. 코로나19와의 전쟁에서 바이러스의 변화와 백신의 효과, 보건 정책 및 국민들의 반응에 대해 내가 하고 싶은 이야기는 한가득이지만 이 책의 주제와도 맞지 않고 내 의견이 이익 집단에 의해 왜곡될 수 있어 서술하지 않도록 한다. 다만 이 책이 대중들에게 소개되는 동안에는 팬데믹이 종료되고 모두들 일상으로 돌아와 있기를 간절히 바라본다.

의사들이 많이 하는 얘기가 있다. 응급실에 온 환자 중 아프다고 고래고래 소리 지르는 환자는 대개 경상 환자이고 정작 한쪽에서 조용히 가슴을 쥐어짜는 환자는 심근경색으로 죽어가는 환자라고. 의사는 환자가 아무리 난리를 쳐도 환자의 증상에 집중해야 한다는 교훈이다. 신약 개발회사도 비슷하지 않을까? 좋은 신약을 만드니 지원해달라고 언론에 고래고 래 떠들고 광고하는 회사들에 우리가 정신 팔린 동안, 진짜 실력자들은 그 시간도 아까워하며 조용히 개발에 매진하고 있지 않았으냐 말이다.

우리나라에서 몇 분이 노벨상 후보라고 계속 방송에 소개되며 주목 받 고서는 결국 수상에 실패할 때, 옆 나라 일본에서는 대기업의 한 회사원 이 갑자기 노벨상을 받기도 했다.[24] 정부와 국민들은 인기에 영합하는 연 예인 같은 과학자나 기업인들보다 진짜 실력을 가지고 묵묵히 미래를 보 며 일하는 진정한 기업과 인물들을 잘 지원해줬으면 한다. 나도 신약을 개발하는 바이오벤처를 경영하고 있지만, 이런 사건들은 내가 가는 길에 많은 교훈과 타산지석이 된다. 시류에 영합하지 않고 시간이 걸리더라도 훗날 세상에 도움이 되는 결과를 보여주는 그런 과학자, 의학자, 기업인 이 되고 싶다.

의대에서는 감기를 안 가르친다?

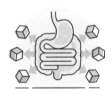

　이번엔 감기라는 주제와 관련해 우리나라 의사 교육에 대해 약간의 쓴소리를 하고 마무리하려고 한다. 제목을 보고 의아하다고 생각했겠지만, 우리나라 의대에서는 감기라는 병에 대해 거의 가르치지 않는다. 앞 주제에서 감기에 대해 그렇게 자세히 언급하고서는 배운 적이 없다니, 이게 무슨 소리인가 할 것 같다. 사실 여기에서 언급한 감기에 관한 모든 지식은 내가 스스로 공부하고 연구해서 얻은 것이지 학교에서 배웠던 내용은 단 한 가지도 없다. 혹시나 해서 내 지도 학생들을 통해 요즘은 감기에 대해 가르치는지 확인해봤더니 역시 지금도 그런 시간은 없다고 알려줬다. 우리나라 사람들이 동네 병원을 방문하는 가장 흔한 원인이 되는 질환이 아마도 감기일 텐데 정작 이를 치료하는 의사들은 학교에서 배우지 않고 스스로 공부한다니 뭔가 좀 잘못된 듯하다. 도대체 의대에서 뭘 배우기에 감기도 안 가르치는 것일까? 이게 왜 문제인지, 원인은 무엇인지 좀 분석해보자.

의대에서 감기를 안 가르쳐서 생기는 문제는 무엇일까? 1차 의료라 부르는 동네 병원은 레지던트라는 전문의 과정을 수료하지 않은 1차 진료의사general physician들이 상대적으로 많이 근무한다. 즉 이들은 병원에서 각 진료과의 수련 없이 의대 졸업 후, 아니면 인턴만 수련한 후 근무에 들어가는 의사들이다. 따라서 이들은 의대에서 배우는 폭넓은 지식을 배경지식 삼아 의사로서 근무한다. 이건 어느 나라이건 국가 정책적으로 추진하는 방향이다. 1차 진료의사는 감기를 포함한 가벼운 병을 지역에서 많이 진료하고 심각한 질환으로 판단되는 환자를 잘 감별해서 2차나 3차 의료기관으로 후송하는 역할을 맡는다. 따라서 동네 병원에서는 감기를 잘 치료하고 감기와 유사한 증상이지만 폐렴 등 심각한 질환일 경우 이를 잘 감별해내는 능력이 필수적이다. 이런 상황에서 의대에서 감기를 안 가르치면 이 역할을 제대로 수행할 수 있을까? 사실 내 생각에 의대에서의 교육은 각 분야의 심각한 질환에 대한 교육보다 이렇게 흔한 질환에 대한 교육을 우선시해야 할 것 같은데 우리나라 의대 교육은 사실 그 반대에 가깝다.

질병을 발생 빈도와 심각성에 따라 넷으로 나누면 흔하고 가벼운 질환, 드물고 가벼운 질환, 흔하고 심각한 질환, 드물고 심각한 질환으로 나눌 수 있다(그림 7). 그럼 의대에서는 흔한 질환인 1번과 3번을 먼저 가르치고 마지막으로 여유가 되면 4번을 가르치면 적절할 것 같다. 그런데 우리나라 의대 교육 과정은 대개 심각한 질환인 3번과 4번을 가르치는 데 집중하는 편이다. 그 이유에 대해 개인적인 의견을 조금 적어보고자 한다.

먼저 의대 교육 4년 과정이 리더십 있는 한 조직에 의해 계획되기 힘들기 때문이다. 각 의대에는 의학 교육실이 의대 교육 과정을 조율하기 위

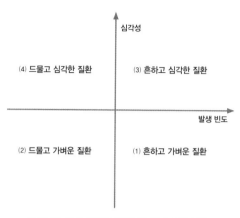

심각성

(4) 드물고 심각한 질환   (3) 흔하고 심각한 질환

발생 빈도

(2) 드물고 가벼운 질환   (1) 흔하고 가벼운 질환

[그림 7] 발생 빈도와 심각성에 따른 질병 분류

해 존재하는데 교육 내용에 직접 개입하지는 않는다. 의대 교수들에게 학생 강의의 원칙에 대한 교육을 하기는 하지만 강의 내용 자체에는 간섭을 하지 않기 때문에 강의 내용은 온전히 강의를 맡은 담당 교수가 결정한다. 대개 강의를 하는 임상 교수는 2차 내지는 3차 병원인 대학 병원의 임상의사로서 각 질환에 정통한 전문의들이다. 이들이 대학 병원에서 보는 전문 질환들은 대개는 매우 중증이고 치료가 어려운 질환들이다. 따라서 그들은 해당 질환들을 평생 공부하면서 전문가임을 매우 자랑스럽게 생각하는 의사들이다. 그런 분들에게 강의를 시키면 감기 같은 질환에 대해 강의를 할까? 사실 감기로 대학 병원에 오는 환자들이 거의 없기 때문에 임상 경험이 거의 없는 관계로 병을 잘 몰라서 못 가르치기도 할 것 같다. 호흡기 질환 내과의사가 강의를 하면 바로 폐렴부터 강의를 시작할 것이고 이비인후과 의사는 편도선염에 대한 강의부터 시작한다. 결국 감기를 가르치는 의사는 없다. 그래서 내가 배운 적이 없는 것이고, 그래서 의사

인 나조차도 평소 감기에 걸리면서 감기와 독감도 구별을 못 해왔던 것 아닌가.

이 책을 읽는 교육 관계자가 있다면 아마도 기침이라는 증상을 자세히 가르친다고 항변할 것 같은데, 미리 내 의견을 몇 마디 첨언하겠다. 지금 의대에서는 대개 기침이라는 증상을 가르치면서 기침을 일으키는 감별 질환들을 나열하고 교육을 끝내는 경우가 많다. 즉 기침의 각 감별 질환에 대해서는 자세한 교육이 별로 없다. 모든 질환을 자세히 교육할 필요는 없을 것이다. 하지만 기침이라는 증상을 나타내는 질환 중 감기가 가장 흔한 질환인 만큼 감기라는 병에 대해서는 훨씬 깊게 가르치는 노력이 필요할 것 같다. 그래야 감기보다 심각한 질환을 감별할 수 있지 않을지.

그나마 나는 감기에 대한 개인적 관심과 코로나19 팬데믹이라는 특수한 상황 속에서 평생 임상 경험을 통해 얻은 지식과 질병에 대한 통찰력을 통해 감기란 병을 의사로서 드디어 제대로 이해할 수 있게 됐다. 감기를 통해 얻은 지식이 코로나 19를 이해하는 데에도 큰 역할을 했고, 질병을 이해하는 더 큰 단계로 나아가는 데 계속 도움이 될 거라 생각한다. 그런 면에서 우리나라 의대 교육은 학생들에게 처음부터 각 진료과의 심각한 질환을 가르치기보다 국민들이 가장 고생하는 흔한 질환을 깊게 가르치는 방향으로 전환해야 하지 않을까?

주석 및 참고문헌

일생 일대의 상황을 준비 중인 분들께

1 KBS 뉴스, 2021년 7월 31일 (https://news.kbs.co.kr/news/view.do?ncd=5246196)

   주석 1992년생으로 2013년부터 그리스 허들 대표로 국제경기에서 다양한 활약을 한 베테랑 선수다. 도쿄 올림픽 여자 100미터 허들 3조 예선 경기에 출전하게 된 페시리두 선수는 출발 전부터 오른쪽 햄스트링 근육에 이상을 느꼈다. 결국 출발은 했지만 첫 번째 허들을 넘지 못하고 트랙에 주저앉고 말았다.

감기란 무엇인가?

2 Turner RB. The Common Cold. Mandell, Douglas, and Bennett's Principles and Practice of Infectious Diseases. 2015;748-752.e2.

3 Heikkinen T, Järvinen A. The common cold. Lancet. 2003 Jan 4;361(9351):51-9.

4 Jacobs SE, Lamson DM, St George K, Walsh TJ. Human rhinoviruses. Clin Microbiol Rev. 2013;26(1):135-162.

5 Rhinovirus, Wikipedia (https://en.wikipedia.org/wiki/Rhinovirus)

6 Radman M, Ferdousi A, Khorramdelazad H, Jalali P. Long-term impacts of tonsillectomy on children's immune functions. J Family Med Prim Care. 2020;9(3):1483-1487.

적어도 며칠간 감기는 안 걸리기

7 Lindsley WG, Reynolds JS, Szalajda JV, Noti JD, Beezhold DH. A Cough Aerosol Simulator for the Study of Disease Transmission by Human Cough-Generated Aerosols. *AerosolSciTechnol*.2013;47(8):937-944.doi:10.1080/02786826.2013.803019

8 Golin AP, Choi D, Ghahary A. Hand sanitizers: A review of ingredients, mechanisms of action, modes of delivery, and efficacy against coronaviruses. Am J Infect Control. 2020 Sep;48(9):1062-1067.

9 연합뉴스, 2020년 8월 11일 (https://www.yna.co.kr/view/AKR20200811079200009)

10 Moscona A. Neuraminidase inhibitors for influenza. N Engl J Med. 2005 Sep 29;353(13):1363–73.

11 위키피디아, 오셀타미비르 (https://ko.wikipedia.org/wiki/%EC%98%A4%EC%85%80%ED%83%80%EB%AF%B8%EB%B9%84%EB%A5%B4)

주석 미국 길리어드 사이언시스 사에서 1996년 재일동포 화학자 김정은 박사의 주도 아래 개발됐다. 김 박사는 중국 토착식물인 '스타아니스'에서 원료를 얻어 인플루엔자 바이러스가 인체감염을 일으키는 데 가장 중요한 역할을 하는 효소 '뉴라미니다아제'의 활동을 억제하는 '타미플루'를 제조했다.

감기 바이러스로 코로나19를 이해할 수 있다

12 연합뉴스, 2020년 4월 1일 (https://news.naver.com/main/read.naver?mode=LSD&mid=sec&sid1=104&oid=001&aid=0011513856)

주석 마르디 그라(Mardi Gras)는 미국 뉴올리언스(New Orleans) 지방의 전통 축제로서, 수천 년 전 로마에서 시작된 다신교도 축제에서 비롯됐다고 한다. 과거 프랑스 지방에서 '재의 수요일(Ash Wednesday)' 금식 개시 전에 풍족하게 나눠 먹는 풍습(Mardi Gras는 Fat Tuesday라는 뜻)으로 발전되면서, 프랑스인이 주로 거주했던 미국의 뉴올리언스 지방으로 전파됐다. 행사 중 버번 스트리트 등의 중심가에서는 사람들이 빽빽하게 밀집한 상태로 방탕하게 술을 마시며 어울리는 모습을 볼 수 있다. 하지만, 이는 코로나19 팬데믹 초기에 코로나19 유행의 기폭제가 돼 미국 전역으로 코로나19가 퍼지는 데 큰 역할을 했다.

13 Gaind, N. Life expectancy set to hit 90 in South Korea. *Nature* (2017).

주석 현재 한국 여성 평균 수명은 84세이나 2030년에는 60퍼센트의 확률로 평균 수명이 90세를 넘길 것으로 예상된다. 2030년에 태어나는 여아의 기대 수명은 91세, 남아는 84세이며 전 세계적으로 가장 순위가 높을 것이라는 전망이다.

14 Life expectancy, Our World in Data (https://ourworldindata.org/life-expectancy#what-drives-improvements-in-life-expectancy)

15 Alexandra C. Walls, Young-Jun Park, M. Alejandra Tortorici, Abigail Wall, Andrew T. McGuire, David Veesler. Structure, Function, and Antigenicity of the SARS-CoV-2 Spike Glycoprotein. Cell, Volume 183, Issue 6, 10 December 2020, Pages 1735

16 Sarah Gilbert, Wikipedia (https://en.wikipedia.org/wiki/Sarah_Gilbert)

17 Uğur Şahin, Wikipedia (https://en.wikipedia.org/wiki/U%C4%9Fur_%C5%9Eahin)

18 한경증권, 2021년 10월 11일 (https://www.hankyung.com/finance/article/2021101195771)

주석 로버트 랭거는 코넬대 학부, 매사추세츠 공대(MIT) 박사과정까지 화학공학을 전공했다.

1978년, 30세의 나이로 MIT 교수로 임용돼 현재까지 40년 넘게 생화학을 연구 중이다. 1,500개가 넘는 논문을 집필하며, 220여 개의 상을 수상했다. 랭거는 과학자로서도 유명하지만, 모더나 등 40여 개의 기업을 창업하면서 이들 중 상당수의 기업을 더 큰 회사에 넘긴 대단한 사업가이기도 하다. 2010년에 공동 창업한 모더나는 mRNA 백신과 mRNA를 환자에게 전달하는 나노 입자를 생성하는 데 뛰어난 기술력을 보유하고 있다.

19 Polack FP, Thomas SJ, Kitchin N, Absalon J, Gurtman A, Lockhart S, Perez JL, Pérez Marc G, Moreira ED, Zerbini C, Bailey R, Swanson KA, Roychoudhury S, Koury K, Li P, Kalina WV, Cooper D, Frenck RW Jr, Hammitt LL, Türeci Ö, Nell H, Schaefer A, Ünal S, Tresnan DB, Mather S, Dormitzer PR, Şahin U, Jansen KU, Gruber WC; C4591001 Clinical Trial Group. Safety and Efficacy of the BNT162b2 mRNA Covid-19 Vaccine. N Engl J Med. 2020 Dec 31;383(27):2603-2615.

20 Voysey M, Clemens SAC, Madhi SA, Weckx LY, Folegatti PM, Aley PK, Angus B, Baillie VL, Barnabas SL, Bhorat QE, Bibi S, Briner C, Cicconi P, Collins AM, Colin-Jones R, Cutland CL, Darton TC, Dheda K, Duncan CJA, Emary KRW, Ewer KJ, Fairlie L, Faust SN, Feng S, Ferreira DM, Finn A, Goodman AL, Green CM, Green CA, Heath PT, Hill C, Hill H, Hirsch I, Hodgson SHC, Izu A, Jackson S, Jenkin D, Joe CCD, Kerridge S, Koen A, Kwatra G, Lazarus R, Lawrie AM, Lelliott A, Libri V, Lillie PJ, Mallory R, Mendes AVA, Milan EP, Minassian AM, McGregor A, Morrison H, Mujadidi YF, Nana A, O'Reilly PJ, Padayachee SD, Pittella A, Plested E, Pollock KM, Ramasamy MN, Rhead S, Schwarzbold AV, Singh N, Smith A, Song R, Snape MD, Sprinz E, Sutherland RK, Tarrant R, Thomson EC, Török ME, Toshner M, Turner DPJ, Vekemans J, Villafana TL, Watson MEE, Williams CJ, Douglas AD, Hill AVS, Lambe T, Gilbert SC, Pollard AJ; Oxford COVID Vaccine Trial Group. Safety and efficacy of the ChAdOx1 nCoV-19 vaccine (AZD1222) against SARS-CoV-2: an interim analysis of four randomised controlled trials in Brazil, South Africa, and the UK. Lancet. 2021 Jan 9;397(10269):99-111.

21 Baden LR, El Sahly HM, Essink B, Kotloff K, Frey S, Novak R, Diemert D, Spector SA, Rouphael N, Creech CB, McGettigan J, Khetan S, Segall N, Solis J, Brosz A, Fierro C, Schwartz H, Neuzil K, Corey L, Gilbert P, Janes H, Follmann D, Marovich M, Mascola J, Polakowski L, Ledgerwood J, Graham BS, Bennett H, Pajon R, Knightly C, Leav B, Deng W, Zhou H, Han S, Ivarsson M, Miller J, Zaks T; COVE Study Group. Efficacy and Safety of the mRNA-1273 SARS-CoV-2 Vaccine. N Engl J Med. 2021 Feb 4;384(5):403-416.

22 Our World in Data (https://ourworldindata.org/explorers/coronavirus-data-explorer?zoomToSe lection=true&time=2020-03-01.latest&facet=none&pickerSort=desc&pickerMetric=total_ vaccinations_per_hundred&Metric=Vaccine+doses&Interval=Cumulative&Relative+to+Populati on=true&Align+outbreaks=false&country=GRC~NLD~NOR~NZL~DNK~DEU~LVA~LU

X~LTU~MEX~USA~BEL~SWE~CHE~ESP~SVK~SVN~ISL~IRL~EST~GBR~ISR~IT
A~JPN~CHL~CAN~COL~TUR~PRT~POL~FRA~FIN~HUN~AUS~KOR)

주석 2021년 8월, 우리나라는 OECD 최하위권(37개국 중 30위)의 백신 접종률을 보여주고 있었다. 지금은 왜 진작 백신을 확보하지 않았느냐고 난리가 아니었다. 참, 부끄럽다. 2020년 10월경 각국이 백신 확보 전쟁을 할 때 왜 우리나라는 여기에 참전하지 않느냐고 지적하는 언론인, 의료인을 거의 보지 못했다. 자기 모습은 기억 못 하고 정부 욕하느라 정신 없다. 내가 보기엔 다들 똑같다. 그런데, 2021년 11월, 한국은 OECD 최상위권의 백신 접종률을 보여줬다. 기적 같은 접종률의 급반전으로 우리나라는 코로나 감염률이 비교적 안정돼 '위드 코로나(with-corona)' 시기로 들어갔다. 그런데 여기에서 다시 위기가 시작됐다. 접종률은 세계 최고 수준이지만, 백신 부작용에 대한 국민들의 반발이 거셌다. 그에 따른 미접종자들의 신규 감염과 고령자들의 돌파감염이 문제되기 시작했다. 결국 최근엔 감염률과 중증화율이 역대 최고 수준으로 치솟기 시작했다. 그 와중에 감염률이 델타 변이보다 높다는 오미크론 변이까지 나왔단다. 아직도 참 갈 길이 멀다. 이 책이 출판되는 시점까지 얼마나 많은 사건들이 벌어질지.

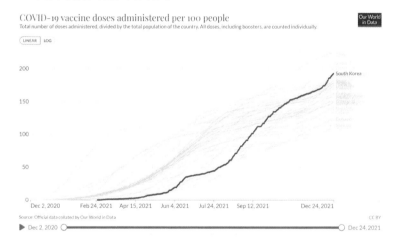

COVID-19 vaccine doses administered per 100 people
Total number of doses administered, divided by the total population of the country. All doses, including boosters, are counted individually.

23 한국신약개발연구조합, 신약개발 현황 (https://www.kdra.or.kr/website/03web02.php)

24 위키피디아, 다나카 고이치 (https://ko.wikipedia.org/wiki/%EB%8B%A4%EB%82%98%EC%B9%B4_%EA%B3%A0%EC%9D%B4%EC%B9%98)

주석 다나카 코이치는 일본의 화학자, 엔지니어다. 그는 연성 레이저 이탈 기법으로 단백질 같은 고분자 물질의 질량은 순간적으로 측정할 수 있는 방법을 개발해, 2002년에 노벨 화학상을 수상했다. 다나카는 학사만 졸업한 상태로 1983년 시마즈 제작소에 입사해 평범한 엔지니어로 근무하다가 노벨상을 수상하게 돼 많은 관심을 받았다.

PART
6

마지막으로 독자들께
꼭 드리고 싶은 이야기

내 몸은 내가 제일 잘 안다

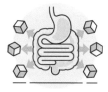

"내 몸은 내가 제일 잘 안다."

드라마나 일상생활에서 아주 흔하게 쓰는 말 중 하나라고 생각한다. 연로한 부모님 건강이 걱정돼 건강검진 등을 해드리겠다고 하면 자식들의 경제생활을 걱정하는 부모님들이 흔히 하는 대답이기도 하다. 물론 속으로는 좋으시면서 말이다. 그런데 우리는 실제로 자기 몸을 잘 알 수 있을까?

예전 자료를 뒤져보니 지금도 현역에서 왕성하게 활동하면서 국위선양을 하고 있는 류현진 선수의 기사를 찾을 수 있었다.[1] 2013년 10월 기사인데, 당시 LA 다저스에서 큰 활약을 하던 류현진 선수는 일시적인 부진에 대해 많은 기자들이 부상을 의심하자 그 역시 이 글의 제목처럼 답했다. 그때 부상을 의심했던 부위는 팔꿈치였다. 야구팬으로서 나는 류 선수가 허벅지와 등 부위 부상으로 부상자 명단에 올랐던 걸 기억하기에 당시의 논란이 조금 걱정되기는 했었다. 그러던 중 류 선수는 2015년 왼쪽

어깨 수술을 받으며 시즌을 통째로 쉬는 불상사가 발생했다.[2] 물론 2년 정도 후에 다시 건강하게 복귀해서 큰 활약을 하고 있으니 지금으로서는 다행이다. 하지만 투수에게 어깨수술은 거의 사망 선고나 다름이 없다고 알려져 있었기에 이전부터 부상을 숨긴 것이 아니냐는 비판이 있었다. 아무튼 2013년 말에 자신의 몸은 문제없다고 얘기했던 류 선수는 거짓말을 한 것일까, 아니면 정말 몰랐던 것일까? 아마도 본인도 몸 상태를 정확히는 몰랐을 것이다. 우리 몸은 우리가 알기 대단히 어렵다. 왜 그런지 지금부터 자세히 설명해보겠다.

몸의 이상을 느끼는 기전

인간 수준 이상으로 발전된 AI[artificial intelligence](인공지능)나 로봇을 소재로 한 SF[Science Fiction](Sci-Fi, 공상과학) 영화를 보면 인간과의 처절한 전투로 인해 일부 부품이 망가졌을 경우 이를 자동으로 인식하고 고치는 장면들이 많이 나온다. 극도로 발달된 로봇은 자기 몸의 이상을 스스로 진단하고 치료할 수 있다는 상상에서 만들어진 장면이다. 그럼 모든 만물의 영장인 인간은 왜 스스로 진단을 못하고 불안해하며 병원을 전전하는 것일까?

요즘 자동차들은 전자식 제조 기술의 발전 덕분에 다양한 센서를 이용한 이상 감지 시스템을 갖추고 있다. 엔진오일의 교환 시기를 알려준다든지 브레이크 패드의 이상이나 타이어 압력의 이상을 감지하기도 한다. 과거의 자동차는 달리는 것만 가능했는데, 최근에는 나중에 문제가 될 부품의 이상을 초기에 알아내는 기술들이 많이 발전해 자동차에 탑재되고 있다. 이는 자동차 제조 기술의 진화라고 볼 수 있다. 진화론에 의하면 생명은 단세포 생물에서부터 시작해 다세포 생물로 진화했고 각 세포들은 특수한 장기로 분화되면서 전체 유기체를 이루는 복잡한 생명체로 발전했다. 포유류에서 인간까지 발전한 우리의 신체는 여전히 최상의 조건이 아니며, 다양한 장기들도 불완전한 상태라고 앞에서 언급한 바 있다. 각 장기들이 하나의 세포에서 발전돼온 만큼 아직까지 우리 몸속 각 장기들의 소통이 완벽하지 않은 중간 단계인지도 모른다.

우리 몸은 여러 장기가 다양한 수준의 자율성 autonomy 을 가지도록 설계돼 있다. 의식적으로 특별한 명령을 내리지 않아도 알아서 잘 돌아간다. 심장이나 내장 기능은 우리가 특별히 명령하지 않아도 된다. 각 장기의 기능은 마치 지휘관이 따로 있는 것처럼 장기의 기능을 최적의 상태로 유지하기 위해 최선을 다하는 구조로 돼 있다. 이런 경우 너무 열심히 일하는 시스템 때문에 오히려 문제가 발생돼 사람이 생명을 잃는 경우도 많다. 예를 들어 지주막하 출혈과 같은 심각한 뇌출혈이 발생했을 때 우리의 선천 면역 시스템은 이를 외부 물질 내지는 외부 침입자라고 판단하고 대식세포가 출혈을 일으킨 뇌를 공격하기 시작하면서 광범위한 뇌수막염을 유발한다. 그 정도가 적절하다면 뇌를 살리는 데 도움이 되지만, 너무 과다한 면역 반응으로 인해 뇌가 완전히 망가지는 지경에 이르는 경우도 드물지 않다.

선천 면역 시스템이 한 개체의 전체 목표를 이해한다면 이런 과잉 반응을 할 수 있었을까? 선천 면역 시스템은 자기에게 주어진 업무를 대단히 열심히 했을 뿐이다. 마치 한 회사에서 열정적인 직원이 회사의 방향성을 무시하고, 엉뚱한 일을 열심히 한다고 생각해보라. 그 직원이 과연 회사에 도움이 될까? 즉 우리 몸은 전체 유기체의 종합적 목표를 위해 모든 장기와 시스템이 합심해 타협과 희생을 하는 구조는 아니다. 각 장기별로 주어진 업무를 그저 열심히 하는 고도의 자율성을 가진 시스템이라고 보는 것이 더 타당하다. 각 장기의 상황이 실시간으로 뇌세포에 전달되고 뇌가 각 정보에 따라 가장 좋은 방향으로 지휘할 수 있다면 그게 진정으로 내가 내 몸을 제일 잘 아는 상태가 될 것이다. 그런데 아직은 우리 몸이 그런 수준까지 도달하지 못한 불완전한 존재다.

얼마나 망가져야 우리가 느낄까?

우리가 우리 몸의 이상을 느끼는 상황을 의학적으로 설명해보자. 대체로 우리 몸은 어떤 장기에 문제가 발생했다고 해도 해당 장기의 기능이 떨어지지 않았다면 그 이상 여부를 알아챌 방법이 거의 없다. 즉 통증이 없는 작은 암이 생겼어도 해당 장기의 기능에 문제가 발생하지 않는다면 우리는 절대로 암의 존재를 알 수가 없다. 그런데 어떤 문제로 장기의 기능에 오류가 생긴다면, 예를 들어 기능이 항진되거나 엉뚱한 행동을 한다면 그때는 우리가 이상이 있다고 느끼게 될 가능성이 매우 높다. 즉 장기의 오작동은 느낄 수 있지만 기능 저하가 없는 장기 세포의 소실을 우리가 자각할 가능성이 거의 없다는 것이다. 그래서 뇌졸중 부분에서도 자세히 언급했듯이 고혈압, 당뇨, 고지혈증 등 매우 중요한 혈관 위험 인자들은 평소 우리가 신체적으로 인지할 가능성이 거의 없다.

　그렇다면 장기별로 봤을 때, 얼마나 망가져야 우리가 기능 이상을 느끼는지 따져보자. 간은 80퍼센트의 세포가 갑자기 사라져도 거의 정상 기능을 유지한다고 알려져 있다.[3] 게다가 남은 간은 원래 모습으로 금세 재생되기도 한다. 신장을 예로 들면, 신장의 기능은 사구체 투과율을 기준으로 판단하는데 이는 의학적으로 eGFR^{estimated glomerular filtration rate}로 확인할 수 있다. 대개 정상 수치는 $60ml/min/1.73m^2$ 이상이지만, $20\sim30ml/min/1.73m^2$ 정도로 기능이 감소돼도 신체적으로 그 이상을 감지하는 환자들이 흔하지 않다. 폐의 경우에도 CT를 찍지 않는 이상 상당히 진행된 암을 모르는 경우가 대부분이고 심장의 심박출률이 절반 수준까지 떨어져도 숨이 차다고 얘기하지 않는 환자들이 많다. 내 클리닉을 방문하는 많은 환자도 MRI에서 상당히 진행된 뇌 위축과 소혈관 질환 소견을 확인해도 대개는 일상생활에서 문제가 없다고 말하는 편이다. 대부분의 우리 장기는 기능의 작은 이상을 혼자 감내하면서 우리에게 그 희생을 제대로 보고하지 않는다는 얘기다.

그런데 자기 몸이 이상하다고 감지하게 되는 상황들을 고민해보자. 대개는 세 가지 경우가 흔하다고 생각한다.

첫째, 눈에 보이는 피부에 문제가 생기면 자기 몸에 이상이 생겼다고 걱정하기 시작한다. 내부 장기는 눈으로 볼 수가 없지만 피부는 우리가 바로 보고 확인할 수 있기 때문에 가벼운 변화에도 우리가 걱정할 가능성이 높아진다. 또한 피부의 감각 시스템은 어떤 장기보다 예민하게 느끼도록 설계돼 있다.

둘째, 장 기능과 관련된 증상들이다. 우리는 매일 먹어야만 몸을 유지할 수 있는 생물이기 때문에, 소화 능력의 이상에 굉장히 예민해지는 경우가 많다. 소화불량, 변비, 설사, 복통 등이 발생하면 병원을 자주 찾지만 대부분 가벼운 이상인 경우가 많다. 정작 심각한 위궤양이나 위암은 소화 기능에는 큰 문제가 없어서 뒤늦게 발견하는 경우가 많다. 그만큼 증상과 심각성이 비례하지는 않는다. 피부와 장 기능의 이상에 우리가 특별하게 예민한 이유는 앞서 내 가설로 설명한 바 있다. 모두 외계와 맞닿는 면이라 애초에 예민한 감각을 가지도록 설계됐다는 이론이다. 궁금한 분들은 다시 몸의 정상 시스템을 설명한 주제를 참고하기 바란다.

마지막 셋째, 두통과 어지럼증이다. 현대 사회에서 사람들이 많은 스트레스를 겪으며 살다 보니 두통과 어지럼증이 없는 사람이 없는 수준이다. 그럴 때마다 자신이 가장 두려워하는 뇌졸중을 생각하면서 심각하게 병원을 방문하는 경우가 많다. 앞서도 언급했지만 이런 경우에 뇌졸중으로 진단받는 경우는 흔하지 않다.

정리하자면 우리는 심각하지 않은 평상시 기능 변화에는 예민하지만, 정작 생명의 문제가 되는 심각한 문제는 모를 가능성이 많은 불완전한 생명체다.

어떻게 하란 말인가?

일단 내가 내 몸을 모른다는 사실을 받아들여라. 의사 입장에서 "내가 내 몸을 제일 잘 안다"는 말처럼 허풍인 말이 없다. 자기 몸은 절대 자기가 모른다. 그럼 어떻게 하라는 말인가? 한계는 있지만 내가 생각하는 가장 최선의 방법들을 열거해보겠다.

상투적이지만 건강 생활을 해야 한다. 여러 가지 얘기할 것은 아니고, 딱 네 가지만 언급하겠다. 적당한 운동, 적절한 체중 관리, 금연, 절주. 딱 네 가지만 잘 지켜도 우리 장기와 면역 시스템이 최선의 컨디션을 유지하는 데 크게 도움이 된다. 적당한 운동과 적절한 체중 관리라는 애매한 표현을 쓴 이유는 당사자의 나이, 직업, 신체 능력, 가정 환경 등에 따라 너무 다를 수 있기 때문에, 적절한 수준을 스스로 잘 판단하라는 의미다. 상투적이지 않은 것으로 몇 가지 중요한 사항들을 구체적으로 살펴보겠다.

첫째, 30세가 넘었다면 혈압을 가급적 자주 재보도록 하자. 적어도 일주일에 한 번 정도가 좋을 것 같다. 이제는 혈압을 재려고 과거처럼 약국이나 병원을 방문할 필요가 없다. 수은 혈압계가 제일 정확하다는 인식은 버려라. 이미 공식 진단 기준에서 전자 혈압계의 사용을 권고하고 있으며, 실제로 수은 혈압계의 측정치와 비교해도 거의 차이가 없다. 제대로 인증 받은 혈압계(가급적 팔뚝에 사용하는 것을 구입하면 좋다. 손목 혈압계는 부정확할 수 있다)를 구입하고, 집에서 자주 혈압을 재는 습관이 제일 중요하다. 요즘은 혈압계 기능이 탑재된 스마트 워치도 등장하고 있다. 아직까지는 불완전하다고 해도 이런 기술의 발전이 일반인들의 고혈압 진단에 큰 도움이 될 것이라고 기대한다. 혈압 측정은 특별한 일이 아니니 집에서 자주 편한 마음으로 재도록 하자.

둘째, 40세가 넘었다면 1년에 한 번 당화혈색소와 저밀도 콜레스테롤을 측정하라. 당화혈색소가 6.0퍼센트를 넘는다면 당뇨 위험군이고, 6.5퍼센트를 넘는다면 당뇨로 진단된다. 이 검사는 금식도 필요 없는 검사다. 당뇨 진단이 너무 간단하지 않은가? 저밀도 콜레스테롤은 일반인 기준으로 160mg/dL을 넘는다면 고지혈증으로 진단되고 다른 위험 인자가 있다면 70 혹은 100mg/dL만 넘어도 고지혈증이 될 수 있다. 고지혈증의 진단이 복잡하다고 느낄 수 있는데, 그 판단은 담당 의사에게 맡기면 좋을 것 같다. 그보다 여러분들은 1년에 한 번씩 간단한 혈액검사를 하는 습관을 들이는 게 좋다.

셋째, 40세가 넘었다면 2년에 한 번 위내시경, 5년에 한 번 대장내시경을 추천한다. 내시경 검사는 오염이나 사고만 아니라면 큰 문제가 되지 않으니 안전하게 잘할 수 있는 병원에서 해당 주기에 맞춰 검사하는 것이 좋을 것 같다. 우리나라는 위암과 대장직장암이 5대 암에 항상 포함돼 있기 때문에 해당 검사들이 주는 가성비는 매우 크다고 본다.

넷째, 초음파 검사는 여러 번 해도 몸에 큰 문제가 발생하지 않으니 권고되는 만큼 해도 된다. 단 앞서도 언급했듯이 갑상선암은 과잉진단의 대표적인 사례이니 간질환, 자궁, 난소 등의 이상을 확인하기 위한 복부 초음파가 더욱 유용할 것이다.

다섯째, 암 검진을 위한 CT는 필요한 경우만 시행한다. 앞서 언급한 바와 같이 50세 이상의 30갑/년을 넘는 흡연자 혹은 15년 이내에 금연한 사람은 1년에 한 번씩 저선량 CT를 촬영해 확인하는 것이 훨씬 도움된다. 하지만 이 기준에 들어가지 않는 사람이 CT를 시행하면 과잉진단 및 방사선 위험으로 인해 오히려 추가적인 문제가 생길 수 있다. 복부 CT는 일반적으로 권고되지 않으니 의사가 필요하다고 할 때만 시행한다. 굳이 확인하고 싶다면 복부 초음파를 시행하는 것이 적절하다. 결론적으로 건강검진 센터의 암 검진에서 CT는 의사가 권유하는 경우를 제외하고는 환자가 원해서 시행하는 일은 피하는 것이 좋다.

여섯째, 뇌 MRI는 50세가 넘었다면 한 번쯤 해보기를 권유한다. 단 보험 적용이 되지 않아서 MRI 비용은 병원마다 차이가 크다. 큰 병원일수록 비용이 크게 올라가니 좋은 장비를 가지고 있으면서도 저렴하게 시행할 수 있는 좋은 병원을 잘 찾아보도록 하자.

이상이 내가 가장 슬기롭다고 판단하는 건강검진 방법이다(표 1). 실제

(1)	30세가 넘었다면 혈압 자주 재기
(2)	40세가 넘었다면 1년에 한 번 당화혈색소(HbA1c)와 저밀도 콜레스테롤(LDL cholesterol) 측정하기
(3)	40세가 넘었다면 2년에 한 번 위 내시경, 5년에 한 번 대장 내시경을 추천
(4)	초음파 검사는 권고되는 만큼 시행하기
(5)	CT는 폐암 고위험군만 시행: 그 외엔 가급적 자제
(6)	50세가 넘었다면 뇌 MRI 한 번쯤 시행해보기

[표 1] 내 몸 챙기기 요령

로 나는 위에서 권고한 대로 검사를 하고 있는 중이다. 건강검진센터에 내 몸을 맡기고 풀패키지로 검사하기보다 이 정도만 원칙을 지키고 검사 하는 것이 건강을 유지하는 데 모자람이 없다고 생각한다.

건기식의 가능성과 한계

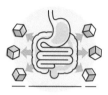

우리나라는 예전부터 보약補藥을 챙겨주는 문화가 있다. 앞서 언급하기도 했지만, 어린 시절 나는 몇 년마다 한 번씩 어머니의 성화에 한참 씨름을 하며 힘들게 보약을 먹었던 기억이 있다. 대학교 다니면서 보약을 먹었을 땐 급격하게 살이 찌며 부작용을 경험했었다. 그때부터 보약의 존재에 대해 심각하게 고민하기 시작했다. 그리고 그때 먹었던 보약이 인생의 마지막 보약이다. 어머니는 걱정하는 마음으로 몸에 좋으라고 챙겨준 것이었지만 결과적으로는 살이 찌며 오히려 몸을 힘들게만 하고 말았다. 이후 의사 입장에서 오랜 고민 끝에 보약의 큰 효용 가치가 내게 없다고 결론지었다.

나는 과학적 의학의 신봉자로서 이런 결론을 자신 있게 내릴 수 있었지만 일반인들이 과학적 사고로 동일한 판단을 내리기는 참 어려울 것이라고 생각한다. 특히 과거부터 한약, 영양제 등 다양한 건강기능식품(건기식)을 서로 챙겨주는 문화에서는 이를 과학적으로만 판단하는 것이 정서적으로 매몰차 보이기도 한다. 하지만 안아키(약 안 쓰고 아이 키우기) 사건과 같이 과학적 사고가 결여된 비뚤어진 건강 사상은 사회에 큰 물의를 야기하기도 하니,[4] 의학자 입장에서 건기식의 가능성과 한계를 제대로 따져보는 과정이 필요하다고 본다. 홈쇼핑 문화의 범람으로 인해 건기식도 유행을 타고 다양한 제품도 소개되면서 막연하게 건강 걱정을 하는 일반인들에겐 높은 병원 문턱보다 건기식에 대한 접근이 훨씬 쉽다. 그럼 건기식은 필수인가? 모든 건기식을 언급할 수는 없고 유명한 건기식 두 가지만 내 의견을 제시하고, 나머지에 대해서는 바람직한 의학적 태도를 알려주도록 하겠다.

크릴오일의 흥망성쇠

지금은 조금 가라앉았지만 2020년까지 클리닉을 방문하는 환자들이 크릴오일에 대해 문의하는 경우가 정말 많았다. 홈쇼핑을 전혀 보지 않는 나는 느닷없는 크릴오일 열풍에 어안이 벙벙했다. 그때까지 내 인생에서 크릴새우는 고래의 주식으로만 알고 있었기 때문이다. 이걸 왜 사람이 먹지? 내 의견이 아니어도, 건기식으로서의 크릴오일이 가진 문제점에 대해 이미 좋은 칼럼이 존재한다.[5] 자세한 의견을 보고 싶다면 해당 칼럼을 참고하고, 여기에선 간단하게 내 의견을 소개한다.

크릴오일은 남극 바다에 주로 서식하는 갑각류인 크릴새우에서 추출한 기름이다. 판매업자들의 입을 빌리면 오메가-3·6·9지방산과 뇌 세포막의 60퍼센트를 차지하는 인지질이 풍부하다는 것이 크릴오일의 장점이란다. 〈유 퀴즈 온 더 블럭〉에 출연할 당시 크릴오일에 대해 언급해달라는 진행자의 요청에 정상인에게 불필요한 영양제라는 의견을 냈다가 후폭풍이 두려워서 편집해달라고 했던 기억이 있다. 크릴오일에 포함돼 있다는 오메가-3라는 지방산의 효능은 의학적으로 잘 알려져 있다. 오메가-3에 대해서는 바로 다음 단락에서 자세히 언급할 테니, 여기에서는 넘어가도록 하겠다. 문제는 일반음식에 오메가-3가 참 많이 함유돼 있다는 것이다. 따로 섭취하지 않아도 평소 먹는 식용유나 생선, 계란, 오징어 등에 많이 함유돼 있어서 굳이 크릴오일까지 먹어가면서 보충할 이유가 없다.[6] 또한 추가적으로 자랑하는 인지질은 원래 우리 몸속 모든 세포의 세포막 성분이다. 세포막을 이루는 기본 성분인 만큼 우리 몸에서는 인지질을 생합성하는 다양한 경로가 활성화돼 있다. 게다가 모든 세포막의 기본 성분이니 모든 음식물에 굉장히 많이 함유된 성분이다. 그런데 이걸 왜 굳이 고래가 먹는 새우에서 힘들게 추출해 먹겠다는 것일까? 대부분의 일반인들은 굳이 그 돈을 주고 비싸게 사먹을 의학적 이유가 거의 없다.

이젠 오메가-3의 시대?

2021년 외래에서는 많은 환자들이 오메가-3를 물어보기 시작했다. '또 시작했구나' 하는 느낌이다. 그래서 환자들에게 크릴오일 붐일 때 했던 대답을 다시 반복하고 있다. 결론은 동일하지만 일단 오메가-3가 무엇인지 자세히 알아보자.

　오메가-3 지방산omega-3 fatty acid은 화학 구조에서 말단 메틸기로부터 세 번째 탄소 원자에 이중 결합이 존재하는 것을 특징으로 하는 다불포화지방산이다(그림 1).[7] 앞서 언급한 바와 같이 오메가-3는 자연계에 아주

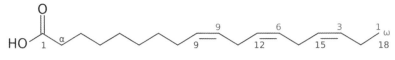

[그림 1] 오메가-3 지방산의 화학 구조

널리 분포하는 지방산이다. 지방산은 기본적으로 지방이라는 영양소의 일종이다. 원래 우리가 흔히 먹는 지방은 대개 트리글리세라이드^{triglyceride} 형태로 돼 있다. 트리글리세라이드는 세 개의 지방산이 글리세롤에 의해 묶인 형태로 돼 있기에 지방산은 지방 성분의 기본 성분이라고 볼 수 있다. 필수 지방산인 a-리놀렌산은 포유류에서 합성할 수 없는 오메가-3 지방산이어서 반드시 음식을 통해 섭취해야만 한다.

여기까지 들으면 오메가-3가 없으면 마치 의학적으로 큰일이 날 것 같은 느낌이다. 그런데 이미 언급했지만 오메가-3는 평상시 먹는 음식에 대단히 많이 포함돼 있어서 영양제로 보충해가면서 먹을 필요는 전혀 없다. 그럼에도 오메가-3가 심혈관계 질환 등에 효과가 있는지 확인하기 위해서 여러 실험이 진행된 바 있다. 2018년까지 진행된 약 10개 정도의 오메가-3 연구를 종합한 메타분석에 의하면 오메가-3의 섭취는 심혈관계 질환 예방에 전혀 도움이 되지 않았다.

그런데 2018년 발표된 REDUCE-IT 연구는 에틸 에이코사펜타엔산^{ethyl eicosapentaenoic acid, E-EPA; icosapent ethyl} 4그램과 스타틴을 복용한 군에서 대조군에 비해 심혈관계 질환의 발생 및 사망률이 감소된 결과를 발표하며, 큰 반향을 불러일으킨 바 있다.[8] 여기에서 사용한 E-EPA는 오메가-3 지방산이 아니고, 아마린^{Amarin}이라는 제약회사가 오메가-3 지방산 중 하나인 에이코사펜타엔산^{eicosapentaenoic acid, EPA}를 가공해 만든 약물이다.[9-10] 오메가-3 지방산인 EPA로부터 만든 물질이기 때문에 오메가-3가 효과가 있다는 증거로 인용되기도 하지만, 이는 엄연히 오메가-3 중 하나를 골라 이를 재료로 만든 의약품이다. 다른 종류의 오메가-3 모두 좋다는 연구 결과는 절대 아니다. 미국에서는 이 약물이 심혈관계 고위험 환자들에게 허가돼 의약품으로 사용되고 있지만,[11] 아직 국내에는 도입되지 않았다. 이런 상황에서 이 약물의 효과를 놓고 마치 모든 종류의 오메가-3가 몸에 좋은 것처럼 호도되는 상황은 절대 바람직하지 않다. 약물로 사용되는 E-EPA도 임상 연구에 의하면 애매하게 먹는 수준이 아니라 자그마치 4그램을 매일 먹어야 하니, 성분이 다른 오메가-3를 용량과 기간도 맞지 않게 복용하는 것은 건강에 그리 도움이 되지 않을 것이다.

건기식의 올바른 활용

도대체 일반인들을 헷갈리게 하는 건기식은 왜 이렇게 난립하는 것일까? 결국 장사꾼들 때문이다. 크릴오일이나 오메가-3는 아마도 중간 무역업자가 이익을 크게 낼 수 있도록 국내에 수입됐을 가능성이 높다. 이렇게 수입된 건기식들은 홈쇼핑이라는 플랫폼에서 일반인들에게 쉽게 소개될 수 있고, 건강과 선물을 중요하게 생각하는 한국인들의 문화에 어울려서 크게 유행한 것으로 판단된다. 일반인들은 크릴오일과 오메가-3를 굳이 자기 돈 내고 사 먹을 필요는 없다. 원래 모든 종류의 건기식은 영양실조, 영양 불균형, 말기암 환자 등 정상적인 식이가 불가능한 사람들에게는 유용하게 사용될 수 있다. 폐경 이후 여성이나 실내 생활이 많은 성인에게는 비타민D를 추가로 복용하는 것이 적절할 수 있고 일반인 중에서도 체중조절 목적으로 다이어트를 하고 있다면 종합비타민이나 오메가-3 등의 복용이 유용할 수 있겠다. 하지만 먹방이 유행하는 요즘 세상에 일반인들이 건기식을 챙겨먹을 필요가 있을까? 무역업자와 홈쇼핑 업자들의 세 치 혀에 놀아나지 말고 기본적인 건강 습관을 잘 챙기는 것이 훨씬 중요하다.

약은 최대한 안 먹는 게 좋죠?

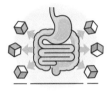

〈유 퀴즈 온 더 블럭〉에 출연했을 당시 "건강을 챙기기 위한 교수님만의 방법은 무엇인가요?"라는 질문이 있었다. 아마도 작가나 진행자들은 일반인이 잘 모르는 건강 생활에 대한 팁과 같은 답을 예상을 하고 질문을 했을 게다. 그런데 나의 답은 그들의 예상을 깨고 "약을 먹습니다"였다. 진행자는 깜짝 놀라는 표정이었지만 나는 진행자들을 즐겁게 만들기 위해 그런 답을 한 것이 아니다. 일반인의 상식으로는 약은 최대한 안 먹고 살아야 한다는 생각이 폭넓게 공유되고 있는 것 같다. 일정 부분 사실이다. 나도 의사가 되기 전까지는 약에 대한 막연한 공포심을 가졌던 기억이 있다. 하지만 의사가 된 후 수많은 임상 시험 결과들과 전 세계 많은 전문가의 의견 및 개인적 진료 경험이 축적되면서 약물에 대해 좀 더 객관적인 시각을 갖추게 됐다.

스위스 연금술사인 파라셀수스는 "용량이 약과 독을 결정한다"라는 유명한 문장을 남긴 바 있다. 실제로 이는 대부분의 경우 사실이다. 아무리 좋은 약도 과량을 복용할 경우엔 몸을 해칠 수 있고, 심지어 생명을 잃을 수도 있다. 자기 몸에 꼭 필요한 약을 정확한 용량과 기간을 숙지하고 복용하는 현명한 태도가 매우 중요하다. 그런데 일반인들은 약은 무조건 안 먹거나 먹더라도 최대한 줄이는 게 좋고 보약이나 영양제 등의 건기식은 먹어도 해가 되지 않는다는 잘못된 상식을 가지고 있는 경우가 많다.

외래 클리닉에 오는 고혈압, 당뇨, 고지혈증을 가진 뇌졸중 환자들 중 일부는 약이 많다며 필수적인 약으로만 정리해달라는 요청을 하곤 한다. 심지어는 언제까지 약을 먹어야 되느냐는 질문을 하기도 한다. 그러면서도 동시에 뇌영양제는 추가로 넣어달란다. 필수 약물은 먹고 싶지 않고, 영양제는 넣어달라니? 의사 입장에서 어이가 없는 사실은 불필요하고 비싼 영양제보다 혈압약, 당뇨약 등 값싸고 필수적인 약물에 대한 거부감이 큰 환자들이 많다는 것이다. 사실 서울대병원 정도의 3차 국립대병원에서 돈을 벌기 위해 이상한 처방을 하는 교수들은 거의 없다고 단언한다. 이곳 교수들은 생각보다 강한 사명감을 가지고 수많은 임상 시험 데이터를 잘 해석한 후 본인의 경험을 녹여 가장 최선의 치료를 하려고 노력하는 사람들이다. 돈만 좇는 일부 몰지각한 의사들이나 쇼닥터들과 동격이 아니란 말이다.

다음 몇 가지 질환의 예를 통해 약물을 어떤 사람이 왜 먹어야 하는지에 대한 내 의견을 개진하도록 하겠다. 이미 뇌졸중 부분에서도 약물 치료의 중요성을 기술한 바 있어서 여기에서는 가급적 중복을 피하고 중요한 내용만을 설명하도록 해보겠다.

고혈압 약물

외래에서 많은 환자에게 고혈압이라고 처음 진단을 하면 몹시 실망하면서 약은 먹지 않겠다고 답하는 경우가 참 많다. 물론 처음부터 약을 주는 것은 아니다. 운동과 식이습관, 비만 교정 등을 통해 약물 없이 혈압이 정상화되는지를 관찰하는 기간이 필요하다(life style modification). 그 이후에도 지속적으로 혈압이 높다면 어쩔 수 없이 약물의 도움을 받아야 한다. 그런 상황에서도 약에 대한 거부감을 보이는 환자들이 많다. 이는 고혈압의 대부분을 차지하는 '본태성 고혈압'의 발생 기전을 정확하게 이해하지 못했기 때문이다.

사실 본태성이라는 말은 영어로 'essential'로 표현되나 특발성idiopathic 등의 의미를 가지고 있다. 여기에서의 '특발성'의 의미는 사실 명확한 기전을 '잘 모른다'라는 의미이기도 하다. 원래 어쩔 수 없이 생겼다는 의미를 내포하고 있어서 의과대학 교육에서도 해당 발생 기전을 자세히 알려주지는 않는다. 내 성격상 애매모호한 걸 싫어하기에 본태성 고혈압의 발생 기전을 일반인 수준에서 깔끔하게 정리해보도록 하겠다.

혈관은 내막·중막·외막의 세 겹으로 돼 있다. 평생 심장이 뿜어내는 강한 압력의 혈액을 효과적으로 온몸에 전달해주는 역할을 하기 때문에 혈관벽의 탄력성은 대단히 중요하다. 하지만 나이가 들거나 젊은 연령에도 담배, 비만 등 혈액 성분이 안 좋아질 만한 위험 요인에 지속적으로 노출되면 혈관에 노화가 일찍 발생할 수 있다. 이런 경우 혈관에 칼슘 성분 등이 쌓이면서 혈관의 탄력성이 현저히 저하되기 시작한다. 심한 경우엔 동맥경화가 시작되기도 하지만 그런 병변이 없어도 혈관 전체에 폭넓게 깔린 석회화 등으로 인해 혈압에 대한 완충 작용이 떨어지면서 혈압이 상승하기 시작한다. 이것이 본태성 고혈압의 발생 기전이다.

이를 그대로 두면 각 장기로 가는 혈액의 혈압이 지속적으로 상승하고 해당 장기들은 높은 혈압으로 인해 다양한 손상을 일으키기 시작한다. 뇌는 소혈관 질환 및 동맥경화가 발생하면서 뇌졸중을 유발할 수 있고, 심장은 심부전, 부정맥, 심근경색을 일으킬 수 있으며, 신장은 만성 신기능 손상을 일으킬 수 있다. 고혈압 초기부터 적절한 수준으로 조절해야만 뇌, 심장, 신장과 같은 필수 장기의 손상을 미리 예방할 수 있다. 게다가 고혈압은 환자의 심리 등에 의한 일시적인 현상이 아니다. 노화 및 위험 요인들의 축적으로 발생한 혈관의 구조적·물리적 손상의 결과이므로 혈관을 원래의 젊고 건강한 상태로 되돌릴 수는 없다. 따라서 고혈압 치료의 목표는 고혈압으로 인한 혈관의 추가적 손상 및 필수 장기의 손상을 예방하는 것이다. 이미 혈관이 노화돼 환자가 일상생활에서 아무리 노력해도 혈압이 떨어지지 않는다면 약물의 도움을 받는 것이 의학적으로 너무 자명한 일이다.

고혈압을 조절하면 뇌졸중, 심장 질환, 생존율 등에 효과가 우수하다는데 거의 이견이 없다. 수많은 예 중에서 딱 한 가지만 언급하면, 1997년 〈랜싯〉에 보고된 Syst-Eur Systolic Hypertension in Europe 연구다.[12] 이 연구에서는 고혈압 치료군에서 단 2년 만에 뇌졸중의 빈도는 42퍼센트, 심장 질환의 빈도는 33퍼센트, 생존율은 31퍼센트 감소되는 결과를 확인했다(그림 2). 불과 치료 2년 사이의 결과다. 이후, 고혈압 치료의 중요성이 더욱 부각됐고, 현재는 뇌졸중과 심장 질환의 예방 등의 목적으로 비교적 저렴하고 효과가 좋은 고혈압 약물들이 많이 개발됐다. 최근 20년간 정말 다양한 기전을 가진 고혈압 약물들이 무수하게 개발됐기 때문에 본인에게

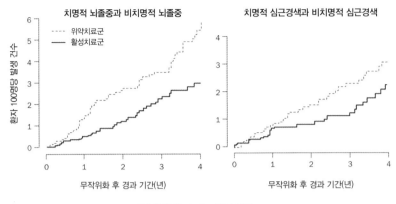

[그림 2] Syst-Eur 연구 결과

분류	종류	기전	약물 예시
A (Angiotensin-related drugs)	안지오텐신전환효소억제제, 안지오텐신 수용체차단제	레닌-안지오텐신계에 의한 혈관 수축을 억제, 혈관을 이완시켜 혈압을 떨어뜨림.	페린도프릴, 라미프릴
B (Beta blocker)	베타 차단제	교감신경 작용을 억제해 심박수와 수축력을 떨어뜨려 혈압을 떨어뜨림.	프로프라놀롤, 비소프롤롤
C (Calcium channel blocker)	칼슘 통로 차단제	혈관벽의 평활근을 이완시켜 말초혈관 저항을 줄여 혈압을 떨어뜨림.	암로디핀
D (Diuretics)	이뇨제	소변을 통해 체내 수분과 염류 배설을 촉진, 체내 혈장량을 감소시켜 혈압을 떨어뜨림.	티아지드

[표 2] 고혈압 약물 종류

잘 맞는 약물을 선택해 지속적으로 복용하면 된다. 물론 이 약물들은 효과 외에도 환자마다 다양한 부작용을 가지고 있다. 대개는 환자들이 감수할 수 있는 부작용들이다. 게다가 요즘엔 부작용 빈도도 낮아지면서, 효과는 더 좋은 약들이 국내에서도 많이 개발되고 있다(표 2).

당뇨 약물

일반인뿐만 아니라 의사들도 당뇨병에 대해서는 꺼림칙한 느낌이 있다. 과거에는 당뇨 치료 약물도 별로 없는 데다 부작용도 심해 다른 어떤 병보다 당뇨병에 걸리면 예후가 훨씬 나빴기 때문이다. 나도 의사지만, 당뇨는 평생 제발 안 걸렸으면 좋겠다고 생각하곤 했다. 하지만 최근엔 생각이 완전히 바뀌었다. 당뇨병, 이젠 걸려도 그리 무섭지 않다. 치료하기가 너무 쉽기 때문이다. 식이요법, 운동과 함께 관리만 잘하면 당뇨 없는 상태와 거의 비슷하게 유지시켜줄 좋은 약물들이 많이 개발된 상태다. 게다가 점점 더 좋은 약물이 쏟아지는 추세다. 최근 20년간 당뇨 치료약물이 엄청나게 발전한 것을 모른 채 과거의 선입견으로만 당뇨병을 바라볼 필요는 없다.

임신, 비만이나 약물 등으로 일시적으로 당뇨 상태에 접어든 환자들은 일단 인슐린 등으로 치료하는 것이 원칙이다. 비정상적인 상태가 회복되면 나중에 당뇨 치료를 중단해도 된다. 그러니 처음에 당뇨가 발생했을 때, 지속적인 문제인지 다른 원인에 의한 일시적 문제인지 여부를 명확히 감별하는 것이 중요하다. 지속적인 문제라면 처음엔 생활 습관의 교정이 필수다. 탄수화물 식이를 줄이고, 운동 등을 병행하면서 당뇨가 완화되는지 지켜보는 기간이 필요하다. 그럼에도 조절이 되지 않는다면 어쩔 수 없이 약물 치료에 들어가야 한다.

과거에는 약물 치료로 발생하는 저혈당 부작용이 공포의 대상이었다. 당뇨로 인한 고혈당보다 저혈당으로 사망하는 사람이 더 많은 수준이었으니, 당뇨 치료를 꺼리는 것도 이해 못 할 상황은 아니었다. 요즘엔 제약 산업의 엄청난 발전으로 과거에는 상상도 못 했던 안전하고 효과 좋은 당뇨 치료 약물이 시중에 나와 있는 상태다. 그저 환자는 의사와 상의해 약물을 잘 선정하고 복용하면서, 꾸준히 당화혈색소glycated hemoglobin를 확인하고 관리하기만 하면 된다. 고혈압과 마찬가지로 당뇨의 치료 적기를 놓치면, 당뇨 자체도 매우 심각한 수준으로 빨리 악화될 가능성이 높은 데다 동맥경화 등 혈관과 장기에 미치는 악영향도 무시할 수 없다. 일찍부터 철저히 당뇨를 관리해야만 나중에 인슐린과 같은 심각하고 부작용 많은 치료로 진입하지 않을 수 있다.

물론 중년기에 비만과 함께 오는 당뇨는 철저한 관리가 필요한 당뇨다. 반면 노년기에 처음 발생하는 당뇨는 그리 심각하지 않은 경우도 많아서 저용량 메트포민만으로도 아무 문제없이 조절되기도 한다. 노년기 당뇨는 비만 등에 의한 고인슐린혈당증과 같은 당뇨 본연의 발생 기전보다 인슐린을 분비하는 췌장 베타세포의 노화 때문일 것으로 추정된다.

고지혈증 약물

고지혈증은 일반인들에게 익숙한 개념이 아니다. 그리고, 앞에서도 자세히 언급했듯이 고지혈증의 진단 기준은 당사자의 상황에 따라 다르다. 대개는 저밀도 콜레스테롤 160mg/dL 이상을 기준으로 하지만, 뇌졸중 환자는 70mg/dL만 넘어도 대상자가 된다(표 3).[13] 환자 입장에서 고지혈증은 정말 아무런 증상이 없으니, 의사가 얘기하는 이 비싼 약을 왜 먹어야 하는지 저항감이 강할 수밖에 없다. 내 생각으로는 과거에 증상이 없는 고혈압에 대해서 정부 차원에서 많은 캠페인을 벌여 국민들의 인식 수준을 높였듯이 고지혈증에 대해서도 전 국민 차원의 캠페인이 필요하다고 본

진단명	저밀도(LDL) 콜레스테롤
관상동맥 질환 동맥경화성 뇌경색/일과성 허혈 발작 말초동맥 질환	70mg/dL 미만
경동맥 질환 복부동맥류 당뇨병	100mg/dL 미만
주요 위험 인자* 2개 이상	130mg/dL 미만
주요 위험 인자* 1개 이하	160mg/dL 미만

[표 3] 고지혈증의 치료 목표

* 주요 위험 인자: 나이(남자 45세, 여자 55세 이상), 조기 관상동맥 질환의 가족력, 고혈압, 흡연, 낮은 HDL 콜레스테롤 수치

다. 콜레스테롤은 죽상경화증의 핵심 성분이기에 동맥경화증의 주범이다.

2008년 〈뉴잉글랜드의학저널〉에 보고된 주피터 JUPITER 연구 결과를 보자.[14] 이 연구는 130mg/dL를 넘은 1만 7,802명의 고지혈증 환자들을 대상으로 로수바스타틴의 치료 효과를 확인한 대규모 3상 임상 연구다. 그 결과 로수바스타틴 치료는 대상 환자들에게서 뇌졸중 및 심장 질환 등은 44퍼센트 감소시키고, 심장 질환은 54퍼센트, 뇌졸중은 48퍼센트, 사망률은 20퍼센트를 감소시키는 충격적인 효과를 보여줬다. 이 약물 외에도 심바스타틴, 아토르바스타틴 등 현재 많이 처방되는 약물들의 대규모 임상 연구가 발표되면서, 지금은 이 약물들을 아우르는 스타틴 치료제의 우수성이 널리 알려져 있다.

그럼에도 외래에서 환자들에게 고지혈증 약을 처방하는 일은 그렇게 수월하지 않다. 처방에 가장 중요한 장애는 첫째, 고지혈증이 무증상이라는 점과 둘째, 스타틴의 부작용 및 막연한 공포감이다. 무증상이라는 점

에 대해서는 이미 자세히 언급했으니 스타틴의 부작용에 대해서 잠깐 얘기해보자. 스타틴의 부작용이 유명해진 것은 과거 세리바스타틴이라는 약물 때문이다. 이 약물은 효과가 너무 강력한 나머지 근육세포에 미치는 부작용도 강한 편이었다. 임상 시험 결과, 이 약물로 치료한 사람들 중 일부에서 근육세포가 파괴되는 횡문근융해증rhabdomyolysis 으로 인해 신장 기능이 손상되는 부작용을 확인했고, 결국 해당 약물은 임상 허가 과정을 통과하지 못해서 시중에 출시될 수 없었다.[15]

세리바스타틴의 교훈 덕분에 각국 규제기관은 이후 모든 스타틴 약물을 대상으로 근육 손상 부작용을 철저하게 검증하고 있다. 그 이후엔 어떤 스타틴 약물도 대조군에 비해 근육 손상을 증가시킨 부작용을 증가시키지 않았다.[16] 물론, 횡문근융해증까지는 진행하지 않더라도 근육통 등의 부작용은 늘어날 수 있지만, 그 정도는 절대 심각한 수준은 아니다. 스타틴이 워낙 출중한 약물이다 보니 이런 부작용도 미디어를 통해 일반인들에게 과장되게 알려진 것 같다.

단정적으로 얘기하자면 스타틴 복용 환자 중 근육통으로 약을 중단해야 하는 경우는 개인적으로 볼 때 3퍼센트도 안 된다. 나 자신도 3년 넘게 꾸준히 스타틴을 복용하는 중이다. 일반인들에게는 스타틴의 부작용 공포가 불필요하게 과장돼 있다. 필요한 환자들에게는 실보다 득이 훨씬 큰 약물이다. 개인적으로는 20세기 인류가 개발한 약물 중에서 가장 뻬어난 약물 10위 안에 들어가지 않을까 생각한다.

담배보다 전자담배가 낫나?

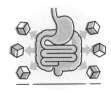

나는 대학교 의예과 2학년 때 처음 담배를 시작했다. 그때 처음 배운 담배는 2년 정도 만에 별 노력 없이 저절로 끊을 수 있었다. 4년 뒤엔 전공의 생활을 시작하면서 스트레스로 다시 흡연을 시작해서 7년간 피우다가 2004년부터는 본인의 의지로 완전히 금연에 성공할 수 있었다. 인생에서 약 9년 정도 흡연을 했고 금연을 시작한 지는 17년째다. 지금은 전혀 담배에 대한 필요성을 느끼지 못하지만, 2004년 금연을 시도할 때의 괴로움은 지금도 절절하게 기억난다. 한 대를 너무 피우고 싶어서 심각하게 한 개비를 들고 화장실에서 벽을 붙잡고 괴로워했던 기억이 있다. 그러니 많은 흡연자 분들도 금연하는 데 얼마나 힘이 들지 잘 이해하고 있다. 금연을 하게 된 계기는 의사로서 기본적인 죄책감도 있었지만, 공중보건의사 기간 동안 담배 하나 끊지 못하면 뭐가 남겠냐는 주변 선배의 비아냥도 한몫했다. 당시엔 얄미웠지만 지금 생각해보면 금연을 시작하게 해준 최고의 은인이다. 아마도 금연을 생각하는 분들은 이런 식으로 금연을 도와줄(?) 보조자가 있으면 더 도움이 되지 않을까?

담배를 피우지 않는 지금, 담배를 피우던 때를 생각하면 당시 내 호흡기 상태는 꽤 엉망이었던 것 같다. 가래가 끓고 기침을 자주 했으며 머리는 항상 멍한 상태라 머리를 맑게 하기 위해 오히려 담배를 피우곤 했다. 담배에서 해방된 지금, 내 호흡기는 너무나 상쾌해서 그때와는 비교할 수 없는 수준이다. 많은 병에서 해방됐다는 안정감을 얻은 것 외에도 주변 사람들한테 해를 끼친다는 죄책감도 없어져서 지금은 완벽한 금연 전도사가 됐다. 그런데 외래에 오는 많은 환자들은 "전자담배는 피워도 되느냐?"는 질문을 하곤 한다. 연초보다는 전자 담배가 더 나을 가능성은 높은데 사실 의학적으로는 이를 고민하는 것이 용이하지 않다. 의사가 흡연을 조장할 수도 있다는 사회적 인식 때문에 객관적인 고찰이 쉽지 않은 영역이다.

남성 뇌졸중 환자의 50퍼센트 이상은 현재 흡연자이거나 과거 골초였던 분들이다. 뇌졸중으로 입원한 후 흡연에 대한 죄책감을 강조하면 환자들의 60~80퍼센트는 그 이후 금연에 성공하는 편이다. 그런데 이 비율은 담당 의사의 역량에 크게 좌우되는 것 같다. 흡연에 관대한 선배 교수의 환자들은 뇌졸중 이후에도 금연율이 그다지 높지 않은 편이다. 내가 진료하는 환자들은 외래에 올 때마다 금연 잔소리를 듣기 때문인지 금연율이 상당히 높은 편이다. 이런 점에서 환자의 금연을 권장하는 내 노력은 꽤 칭찬받을 만하다고 생각한다.

금연을 하지 못하는 환자들도 노력을 안 하는 것은 아니다. 이들 중 상당수는 금연을 강력하게 원하거나 이미 과거에 여러 번 금연을 시도했던 분들이다. 일부는 전자담배로 전향한 분들도 있는데 전자담배의 안전성에 대해 가끔 내게 문의하곤 한다. 연구 자체가 왜곡될 수 있고 사회적인 시각도 좋지 않아 이것을 데이터로 설명하기는 참 곤란한 것 같다.

그럼에도 의학자로서 내가 생각하는 전자담배의 악영향은 담배보다는 훨씬 덜할 가능성이 높다. 연초에 비해 훨씬 감소된 독성물질의 비율이 그러한 생각의 근거다. 전자담배는 가급적 순수하게 니코틴으로만 제작하려고 노력한 제품이기 때문에 타르나 기타 독성물질의 비율은 5퍼센트 이하로 검출된다고 한다. 니코틴은 그 자체로는 독성물질이 아니다. 흡연의 중독성을 야기하는 물질이긴 하지만, 그 자체로는 발암물질이거나 동맥경화를 유발하는 독성물질은 아니다. 니코틴 이외의 수백 가지 독성성분들이 그 수많은 질병을 일으키는 것이니 니코틴만 사용하는 전자담배는 이론적으로는 건강 문제를 크게 유발하지 않을 수도 있다.

내 의견과 비슷하게 2021년 10월 12일 미국식품의약국^{FDA}은 액상형 전자담배 제품을 처음으로 승인했다고 한다.[17] 승인 받은 제품은 RJ레이놀즈 전자담배 브랜드 '뷰즈 솔로^{VUSE SOLO}'와 담배향 액상 카트리지다(그림 3). FDA는 성명에서 "자료 분석 결과 뷰즈의 독성이 일반 담배보다 훨씬 적었다. 뷰즈의 전자담배가 흡연자들이 담배를 끊거나 흡연량을 크게 줄이는 데 도움을 주는 것으로 나타났다"고 밝혔다. 그렇다면 이제부터는 의사가 흡연자들에게 전자담배를 권유해도 되는 것일까? 하지만 여기에도 대단히 중요한 전제가 있다.

현재 우리나라의 전자담배 시장과 분위기로는 전자담배에 대한 전향적인 시각 변화가 쉽지 않을 가능

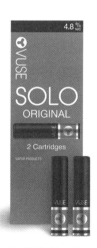

[그림 3] 뷰즈 솔로

성이 높다. 흡연자에 한한 문제이긴 하지만 의사인 내가 환자들에게 전자담배를 권유한다는 것이 의도와 무관하게 사회적인 파장을 일으킬지도 모른다. 게다가 의사들은 전자담배의 제품과 내역, 공정, 성분 등에 대해 정확히 파악할 수 있는 상황도 아니다. 이런 상황에서는 우리나라 식약처에서 확실한 규제와 감사가 선행되는 것이 필수적이다. 국내 시판 중인 전자담배 모든 제품을 권유하는 것이 아니라 의사가 전자담배에 대한 충분한 정보를 습득한 후 도저히 금연이 안 되는 일부 환자들에게 어쩔 수 없이 권고하는 형식이 돼야 할 것이다. 더불어 대규모 임상 시험과 같은 형식으로 전자담배의 임상적 효용성을 장기적으로 관찰하면 매우 도움이 될 것 같다.

아직은 환자들에게 전자담배를 권고하기는 어려운 상황이긴 하지만, 전자담배의 정보가 좀 더 투명하게 널리 공개돼 그것의 득과 실을 의사와 환자가 쉽게 판단하는 시기가 도래하길 기대해본다. 공연한 마음에 한마디만 부언하면 연초 흡연자들에게 전자담배를 권고한다고 해서 이런 분위기가 절대로 흡연을 권장하거나 청소년에게 노출되는 상황이 조장돼서는 절대로 안 된다.

적절한 체중이란 보기 좋은 체중인가요, 건강에 좋은 체중인가요?

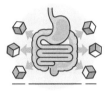

나의 외가는 비만, 고혈압, 당뇨, 심장 질환, 뇌졸중이 대대로 내려오는 집안이다. 어릴 때부터 외가 친척들을 만나면 다들 건장한 체격의 대식가들이 많았다. 심지어 한 분은 역도를 하셨었다. 그런데 나는 어릴 때 편식이 심했는지 삐삐 마른 체형이었는데, 대학교에 들어와서 세상 맛있는 음식을 제대로 맛본 이후, 급격하게 외가 체형이 된 적이 있다. 워낙 가파른 체중 증가라 당시엔 고달픈 대학 생활 중에 저절로 살이 빠졌지만 그 후 전공의 시절 일하고 야식 먹고 살다가 인생 최고의 체중을 찍은 적이 있다. 이때는 내가 인생에서 처음으로 의지를 가지고 식이 조절을 했다. 6개월 만에 10킬로그램을 감량하면서 처음으로 도전한 다이어트에서 어느 정도 성과를 거뒀다. 그런데, 3년 뒤 다시 슬금슬금 체중이 늘기에 이번에는 식이 조절과 조깅을 병행하면서 다시 비슷한 수준의 감량에 성공했었다.

그러다가 교수가 된 후 줄어든 운동량과 업무를 빙자한 회식으로 다시 체중이 증가하기 시작했다. 이때부터는 시간이 없어 도저히 운동을 할 여유를 내기조차 힘들었다. 차선책으로 식이 조절만 하면서 체중 감량에 들어갔는데, 결국 2년 사이에 14킬로그램 정도를 서서히 감량하는 데 성공했다. 하지만 식이 조절만 시도한 다이어트의 여파로 기초 대사량이 떨어지면서 체온이 감소되고 근육량도 줄어드는 부작용을 몸소 겪었다. 그 이후로 10년간 아주 천천히 요요 현상을 겪고 있는데, 요즘은 만 50세라는 신체 나이에 무리가 되지 않는 다이어트를 고민 중이다.

이렇듯 의사인 나조차도 유전적 소인이라는 강력한 영향 아래에서 항상 체중과 다이어트라는 문제를 고민하고 있다. 평생 세 번 정도 의도적인 다이어트를 했었는데, 성과도 있었지만 다양한 부작용을 많이 체험하곤 했다. 앞서도 얘기했지만 비만은 오랜 원시시대에 적응한 인간이 갑자기 풍요로워진 현대 사회에서 겪게 되는 적응 과정의 부작용이다. 과거엔 식이가 불규칙해 먹을 수 있을 때 남는 열량을 지방세포에 안전하게 저장하는 시스템이 매우 중요했겠지만 하루 세끼 이상 잘 차려 먹는 요즘 세상에서는 불필요하고 과도해 보인다. 차라리 그날 필요한 열량 이상을 섭취하면 흡수되지 않고 저절로 배출되는 시스템으로 적절한 체중을 유지할 수 있다면 비만은 전혀 문제되지 않을 것이다. 하지만 아직까지 인간의 몸은 스스로 비만을 해결하는 생화학적 기제가 발현된 적이 없다. 그러니 비만은 원시시대와 현대 물질사회의 충돌을 몸소 느끼는 건강 문제 중 하나다. 가장 건강하게 체중을 유지하는 방법은 내가 체험했듯이, 적절한 식이 조절과 운동의 적절한 병합 요법인 것은 자명하다. 별 듣도 보도 못한 다양한 방법의 다이어트 요법들이 범람하고 있지만, 실제로 그런 이상한 식이요법이 다이어트의 핵심은 아니다. 모두 음식 앞에 무너지는 나약한 자신의 의지 때문이다.

여기에서는 학문적으로 비만이 가지는 건강 문제와 최근 들어 제기되는 '비만의 패러독스obesity paradox'에 대해서 언급하고자 한다. 비만 패러독스란 정상 체중인 환자들보다 비만 환자에게서 더 질병의 예후가 양호했던 다양한 학술적 보고를 통해 비만이 오히려 건강에 도움이 된다는 의학적 가설이다. 이는 단순히 흥미로운 수준을 넘어서 그 저변에 상당히 타당한 논리적 이유를 깔고 있기에, 일반인들도 적정한 체중이 과연 무엇인지 제대로 파악할 필요가 있다고 생각해 이 책에 소개하고자 한다.

비만의 건강 문제

우리나라는 지금 먹방도 열풍이면서 다이어트도 난리다. 한쪽에선 신체 학대 수준으로 먹어대는 영상을 공개하고, 다른 한쪽에서는 영양실조 수준의 빼빼 마른 몸을 동경하는 다양한 다이어트가 성행하고 있다. 우리나라에 국한해 살펴보면 비만은 성인 남성과 소아 및 청소년 사이에서 점차 문제가 심각해져 가고 있는 데 반해 여성의 체형은 전 세계에서 가장 마른 수준을 보여주고 있다. 아마도 사회적으로 이런 일이 발생하는 이유를 다들 어느 정도 짐작하고 있을 것으로 생각한다. 소아-청소년 시기에는 교육열이 앞서다 보니 풍부한 영양 공급에 부족한 신체 활동이 영향을 준다. 성인 남성에게서는 불규칙한 식사, 회식, 음주 등 직장 문화가 비만 인구 증가의 원인으로 보인다. 반면 우리나라 성인 여성은 외모지상주의 트렌드와 함께 다양한 다이어트 요법을 섭렵하며 점차 말라가는 중이다. 그와 함께 국내에서는 건강에 다양한 영향을 주는 피트니스나 마라톤 등 다양한 신체 활동 유행 및 동호회 활동들이 함께 전개되고 있다. 하여간 우리나라 문화는 참 극성스러울 정도로 다이내믹하다.

성인 남성의 비만은 건강에 어떤 악영향을 줄까? 잘 알려진 것처럼 비만은 그 자체로 고혈압, 당뇨, 고지혈증 및 대사증후군의 발생을 증가시키는 직접적 요인이다. 비만 환자가 체중을 적절하게 감량하면 기존의 고혈압과 당뇨 자체가 사라지는 경우도 확인된다. 이런 경우, 고혈압은 혈관 석회화 등으로 발생한 전형적인 본태성 고혈압보다는 늘어난 체중을 감당하기 위한 심장과 혈관의 대응이 고혈압으로 발현한 2차성 고혈압의 일종으로 볼 수 있다. 하지만, 비만이 지속되면 높아진 혈압이 역으로 본태성 고혈압의 발생을 야기하면서 고혈압과 비만의 악순환이 계속된다. 늘어난 체중은 혈액 속 과다한 인슐린 분비를 촉진하게 되고 늘어난 인슐린으로 인해 세포들의 반응성이 떨어지면서 결과적으로 당뇨도 발생한다. 따라서 비만으로 고혈압과 당뇨를 얻은 중년 남성은 단순히 약물로만 치료하지 말고, 체중 조절을 병행할 때 건강을 되찾을 수 있다. 지속된 고혈압과 당뇨 및 고지혈증은 결과적으로 심장 질환과 뇌졸중의 직접적 원인이 되기 때문에, 비만을 1차적으로 해결하는 것이 가장 현명한 방법이다.

그런데 우리나라 성인 여성은 비만보다는 저체중이 더 큰 문제다. 우리나라 성인 여성들은 50킬로그램을 넘으면 과체중이라고 생각하는 대단히 잘못된 인식들을 공유하고 있다. 여러 방송 매체들에서 연예인들의 체중을 공개하면서 50킬로그램을 넘지 않으면 당당히 공개하고, 넘으면 창피해하는 현상만 봐도 비만에 대한 그릇된 인식을 알 수 있다. 항응고 약물 중 에독사반이라는 약물이 있는데, 그 연구를 수행했던 미국 연구자와

BMI	영양 상태
18.5 이하	저체중
18.5~24.9	정상 체중
25.0~29.9	과체중
30.0~34.9	비만
35.0~39.9	고도비만
40 이상	초고도비만

[표 4] BMI에 따른 영양 상태

대화를 한 적이 있다. 이 약물은 체중이 60킬로그램을 넘지 않으면, 절반 용량만 투여하도록 임상 시험에서부터 계획돼 있었다.[18]

우리나라는 심지어 남성 중에도 60킬로그램이 넘지 않는 환자들이 적지 않기에 너무 많은 환자에게 절반 용량만 투여하게 되는 것은 아닌지 우려됐다. 이에 나는 미국 연구자에게 60킬로그램을 기준으로 한 이유를 물었는데 그 답변이 정말 예상 밖이었다. 미국에서는 여자든 남자든 60킬로그램 이하는 말기 암 환자에게서나 볼 수 있는 비현실적인 체중이라고 했다. 우리나라와 미국 사이에 유전적으로 차이가 있어서 체격과 체형에 어느 정도 차이는 있다. 하지만 그 의사는 60킬로그램 이하는 유전적 소인과 인종적 차이를 감안하더라도 정말 비정상적인 체중이라고 생각하고 있었다.

미국 사회의 비만이 꽤 문제이긴 하니, 이 대화를 온전히 그대로 받아들이는 것은 곤란할 수도 있겠지만, 우리나라 사회가 여성들의 체형에 얼마나 잘못된 시각을 가지고 있는지 알려주는 사례라고 생각한다. WHO

기준으로 체질량지수^{body-mass index}는 체중을 키의 제곱으로 나눈 값이다 (표 4).[19] 이 지수에서는 18.5~24.9 kg/m²이 정상 수치(국내는 18.5~22.9가 기준)인데, 우리나라 여성들은 저체중 구간에 들어가는 경우가 너무도 많다. 키 162센티미터를 기준으로 정상 구간은 48.6에서 65.3킬로그램(국내 기준 60킬로그램)이다. 즉 이 기준으로는 60킬로그램도 정상 체중이다. 하지만 우리나라 성인 여성들은 이 정도 체중을 정상이라고 생각하지 않는 것 같다. 이로 인해서 많은 성인 여성들이 영양 불균형, 영양실조, 생리 불순 등 다양한 신체 대사 이상을 가지고 있는 경우가 많다. 이런 문제는 불임 등 다양한 질병으로 연결될 수도 있다. 우리나라 성인 여성들은 건강에 좋은 체중보다는 남들이 보기에 좋은 체중을 정상 체중이라고 생각하는 것 아닐까?

비만 패러독스

미국의 심장 의학자 칼 래비^{Carl J. Lavie}는 2000년대 초반, 만성 심부전 환자 중 체중이 무거운 사람들이 가벼운 사람에 비해 생존율이 훨씬 높다는 사실을 확인하고는 '비만 패러독스'라는 용어를 처음 사용했다.[20] 이런 연관성은 이후 심근경색, 만성 심부전, 각종 암, 만성 폐쇄성 호흡기 질환, 류마티스 관절염 및 에이즈 환자에게서도 동일하게 확인된 바 있다.[21] 지금껏 내내 살찌면 병 많이 걸린다고 하더니, 이젠 살쪄야 오래 산다니 무슨 말일까? 나는 당시 비만이 주는 좋은 영향에 호기심을 가지고, 뇌졸중 환자들에게서 체중이 가지는 예후적 가치를 같은 방식으로 확인해보고 싶었다.

내 연구팀의 분석에 의하면 급성 뇌경색 환자는 체중이 가벼울수록 초기에 뇌졸중이 심각하게 발현될 가능성이 높았다. 3개월째 다시 확인했을 때에도 마른 환자의 예후가 더 불량함을 확인할 수 있었다.[22] 이에 흥미가 생긴 나는 뇌실질 출혈 환자에게도 유사한 경향이 있는지 확인해보고자 했다. 1,604명의 대규모 전국 뇌실질 출혈 코호트 분석 결과, 30일째 생존율 및 장기 생존율을 비교할 때 비만한 환자들이 정상 체중에 비해 더 우수한 예후를 보여준다는 사실을 다시 확인하게 됐다.[23] 이 분석에서 생존율이 가장 높은 체질량지수는 26~27kg/m²이었다. WHO 기준으로는 25 이상의 체질량지수는 명백하게 과체중인데, 뇌졸중 환자에게서는 정상 체중보다 훨씬 좋은 예후를 보여준다는 사실이 대단히 충격적이었다. 거의 모든 심각한 질환을 가진 환자 중에서는 과체중 내지는 비만이 정상 체중보다 우월한 생존율을 보여준다는 사실을, 우리는 도대체 어떻게 해석해야 할까?

사실, 지방세포는 우리가 미워해야 할 대상은 아니다. 지방세포는 우리 몸이 필요로 하는 다양한 기능을 발휘한다. 첫째, 우리 몸이 받는 충격을 감소시키는 물리적 쿠션 역할과 체온을 유지하는 단열 효과를 제공한다. 둘째, 남는 에너지를 지방 성분으로 저장해 미래의 굶주림을 대비하는 화학적 효과도 있다. 셋째, 앞서 언급한 기능들은 지방세포가 가지는 기본적 기능이지만, 최근 들어서는 지방세포에서 분비되는 호르몬에 크게 주목하고 있다.[24] 지방세포에서 나오는 호르몬을 아디포카인 adipokine이라고 하는데, 그중 아디포넥틴 adiponectin이 대표적이다. 이 호르몬은 체내 인슐린 감수성을 높이고 염증 반응을 완화해서 혈관의 동맥경화를 예방하는 효과를 나타낸다. 물론 이 효과와 반대로 작용하면서 동맥경화를 촉진하는 렙틴 leptin, 레지스틴 resistin 같은 호르몬도 분비되고 있다. 즉 지방세포에서는 우리 몸의 혈액 순환에 도움이 되는 성분과 해로운 성분이 동시에 나온다는 얘기다. 노인 및 만성질환자에게는 지방세포가 도움이 되는 방향으로 작용할지도 모른다. 또한, 60대 이후에는 지방세포가 적절한 체온 조절 기능을 하면서, 체내에 저장된 에너지로 오랫동안 질병을 이겨나가는 데에 도움을 줄지도 모른다.

그렇다면, 노인에게 WHO가 제시하는 체질량지수를 그대로 권고하는 것이 과연 적절한 것일까? 20대 성인과 60대 이상 노인의 체중을 같은 기준으로 판단하는 것이 과연 의학적으로 타당하냐는 질문이다. 2013년 〈미국의학협회지 Journal of American Medical Association, JAMA〉에 캐서린 플리걸 Katherine M. Flegal 등은 비만 패러독스에 관한 획기적인 답안을 제시했다.[25] 해당 연구는 전 세계 288만 명을 대상으로 한 97개 연구 데이터를 종합적으로 분석한 후, 노인에게는 $25 \sim 30kg/m^2$이 가장 건강한 체질량지수 기준이라고 결론지었다. 최근의 이런 연구 트렌드를 바탕으로 생각해본다면, 앞으로 60세 이상의 사람들은 체질량지수를 $25kg/m^2$ 이상으로 유지하는 것이 생존율을 높일 수 있는 전략이라는 권고가 나올지도 모르겠다. 물론 이에 대해서는 아직 전문가 그룹 사이에서 충분한 논의와 합의가 이뤄진 것은 아니기 때문에, 여러분들은 벌써 이에 맞춰 살을 찌울 필요까지는 없다. 다만, 적어도 본인이 60세가 넘는 연령인데, 다양한 질병과 이를 이길 만한 체력과 에너지를 고민한다면 마른 것보다 차라리 약간은 과체중인 체형이 오히려 도움이 될 수 있다는 사실을 염두에 두도록 하자.

어쩌란 말이에요?

체중은 참 미묘한 문제를 일으키는 건강 변수다. 누구나 마르고 날렵한 체형을 자랑하고 싶은 마음이 있을 테지만, 그 체형이 반드시 건강에 좋은 것은 아니다. 중세시대 많은 사람들이 굶주림에 허덕일 때, 그 사회에서 가장 아름답다고 알려진 여성의 체형은 지금 기준으로 보면 상당히

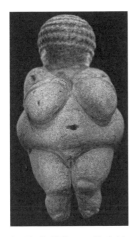

[그림 4] 빌렌도르프의 비너스

뚱뚱한 모습이었다. 고대 그리스의 비너스 같은 조각품들을 봐도 지금으로 봐선 꽤 살집이 있는 몸을 동경했었다(그림 4).[26] 즉 우리가 보기 좋다고 평가하는 체형은 시대 및 사회의 영향에 따라 달라지는 것일 뿐, 그 체형이 건강에 좋아서 그런 것은 아니다. 학술적으로는 아직 기존의 체질량지수 기준을 참고하는 것이 적절하나, 비만 패러독스를 고려하면 노인에게는 그마저도 무리한 기준이라는 보고가 늘고 있다.

정리하면 40세 전까지는 체질량지수에 맞춰 건강한 체형을 유지하는 것이 적절할 것으로 판단된다. 이에 필요한 다이어트는 식이 조절과 운동요법이 반드시 병합돼야 한다. 40~60세에는 그전보다는 완화된 기준으로 체격을 유지하는 것이 좋을 것 같다. 이에 대해서는 좀 더 전문적인 분석이 선행돼야 한다고 생각한다. 60세가 넘었다면 체질량지수를 적어도 $23{\sim}26kg/m^2$으로 유지하는 것이 적절해 보인다. 만약, 60세 이후 심장 질환이나 뇌졸중이 생겼다면 갑작스러운 감량이나 다이어트는 오히려 건강에 해가 될 수 있다.

체중과 관련된 기존의 건강 이론과 달라서 독자 여러분들이 혼란스러울지 모르겠다. 아직 비만 패러독스는 모든 의학자가 인정하는 정설은 아니지만 고령 환자에게 미치는 영향에 대해서는 점차 인정받는 상황이다. 젊은 나이에 미래를 위해 유지할 체중과 고령의 나이에 병을 이기는 체중이 실제로는 전혀 다를 수 있다는 사실을 잘 이해하고, 각자의 사정에 맞게 본인의 건강 체중을 다시 한번 생각해보는 기회가 되면 좋겠다.

코로나19 백신은 뇌졸중 원인 맞나요?

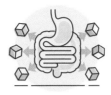

앞선 감기에 대한 주제에서 자세하게 언급했지만, 2022년 초 현재까지도 코로나19 팬데믹은 아직 끝날 기세가 아니다. 뒤늦었지만 다행히 백신접종이 빠르게 진행되면서, 우리나라의 백신 접종률은 백신 생산국인 영국과 미국을 앞서 OECD 국가 중 최고 수준에 올라서게 됐다.[27] 그런데 거의 매일 언론에서는 백신 도입이 늦었다고 비판하면서 다른 한편으로는 코로나19 백신을 맞아서 발생했다고 주장하는 온갖 부작용에 관한 기사를 쏟아내고 있다. 이와 유사하게 우리는 과거 미국산 쇠고기 파동이라는 큰 혼란을 기억한다. 과학적 사실을 무시한 일부의 잘못된 선동이 나라를 얼마나 어지럽게 만드는지 우리는 충분히 경험을 했었다. 이번 백신관련 언론 기사들을 보면 무조건적인 비판을 목적으로 한 방향성 없는 언론의 민낯을 제대로 볼 수 있다. 기사만 놓고 보면 국민들에게 백신을 맞으라고 호소하는 것인지 맞으면 죽는다고 겁박하는 것인지 판단하기 힘들다.

백신 접종 초기, 나의 외래 클리닉으로 젊은 간호사가 방문한 적이 있다. 지방 병원에 근무하는 이 간호사는 백신 접종 이후 발생한 뇌경색으로 내원했다. 본인의 뇌경색이 백신에 의한 것이라는 진단을 받는 것이 목적이었다. 나는 환자의 MRI에서 환자가 젊은 연령임에도 좌측 중대뇌동맥에 유의미한 죽상경화반이 있음을 볼 수 있었다. 환자의 뇌경색은 해당 병변이 문제가 돼 발생한 상황으로 판단됐다. 그래서 나는 이번 뇌경색은 백신이라는 타이밍이 절묘했을 뿐 본인이 가진 내재적인 이유에 의해서 발생한 것이라고 잘 타일러서 설명해줬다.

2021년, 1년 내내 거의 모든 국민들이 집중적으로 백신을 맞았다. 다들 처음 맞는 백신이라 두려운 게 당연하다. 언론에서도 부작용 생긴 환자들을 계속 보도한 덕분에 다들 접종 후엔 몸에 조금만 이상이 생겨도 백신 탓이라고 간주하곤 한다. 물론 과거부터 의학적으로 잘 알려진 백신과 연관된 부작용이나 합병증은 이번 백신 접종에서도 그 연관성을 추정할 수 있다. 하지만 의사 입장에서 봤을 때 너무 무관해 보이는 많은 질환이 백신 부작용으로 언급되는 상황이다. 이에 대해 전문적인 시각을 제공할 필요가 있다고 생각한다. 이 글에서는 일반인들이 가장 궁금해하는 백신과 뇌졸중 및 급사의 연관성에 관해 내 견해를 알려주고자 한다.

대뇌 정맥동 혈전증

뇌졸중을 전문으로 다루는 나는 대뇌 정맥동 혈전증 cerebral venous sinus thrombosis, CVST or CVT이라는 특별한 뇌졸중 질환을 이미 잘 알고 있다. 이병은 앞서 설명한 세 종류의 뇌졸중 유형에 들어가지 않는 매우 희귀한 유형의 뇌졸중 질환이다. 내가 근무하는 병원에서는 1년에 약 5~10명 정도 내원하는 수준이다. 뇌졸중은 대부분 뇌동맥의 폐색이나 파열로 발생하는 것이지만 CVT는 '뇌정맥'의 폐색으로 발생한다. 신체 정맥과 마찬가지로 뇌정맥도 혈류가 대단히 느리기 때문에 동맥에 비해서는 혈전이 생길 가능성이 원래 조금 높은 편이다. 혈액 내에 존재하는 항응고 시스템 덕분에 뇌정맥에서 혈전이 생기는 상황은 거의 발생하지 않지만, 피임약, 감염 질환, 특수한 약물, 임신 등 혈전을 유발하는 대사이상에 의해 드물게 CVT가 발생할 수 있다.

개인적으로 경험한 CVT 사례는 발모제, 임신, 항인지질항체증후군 antiphospholipid syndrome 등에 의해서 발생한 것이었다. 해당 환자들은 현재 모두 완쾌된 상태로 항혈전제를 복용하면서 나의 외래 클리닉을 다니고 있다. 드문 질환인 만큼 이와 같이 혈전 원인을 반드시 찾아줘야만 예방이 가능하다. 진단이 쉽지 않았지만 내 환자 중 사망했던 사례는 기억나지 않는다. 이 질환은 진단이 지연되면 초기 사망률이 높다고도 잘 알려져 있으니, 조기에 의심하고 빨리 진단하는 게 치료의 핵심이다.

화이자 백신과 아스트라제네카 AZ 백신이 처음 출시됐을 때, 임상 시험 결과로는 둘 다 대단히 우수해서 기존 독감 백신의 효능과 비교해도 전혀 손색없는 수준이었다. 그러던 중 AZ 백신 접종자에게서 CVT가 발생된다는 서유럽 지역의 보고가 잇따랐다. 나중엔 유럽의약품청 European Medicines Agency, EMA에서도 AZ 백신이 CVT를 유발할 수 있음을 공식적으로 인정하기에 이르렀다.[28] 당시 CVT를 치료하는 의사들 입장에서도 미리 예측을 할 수 없는 상황이었는지 사망 사례가 꽤 보고됐기 때문에 일반인들의 공포감은 극에 달했다. 초기 AZ 백신을 많이 확보했다는 것 때문에 정부에 칭찬을 했던 언론도 이후 화이자 백신을 제대로 도입하지 못했다면서 강한 비판을 쏟아냈었다. 그 이후 얀센 백신에서도 CVT를 유발할 수 있다는 보도가 나오면서 AZ와 얀센 백신이 가지는 공통 특성이 CVT와 연관된 것이 아니냐는 과학적 추론이 제기되는 상황이다. 나는 병원에 근무하기에 초기에 도입된 AZ 백신으로 1, 2차 접종을 모두 마쳤다. 평소 독감 백신을 매년 맞으면서 별다른 증상이 없었기에, 이번 접종에 대해서도 부작용에 대한 두려움은 전혀 없었다. 그런데 1차 접종 후 그전에는 경험한 적이 없는 매우 요상한 몸살로 이틀간 꽤 고생을 했다. 하지만, 그게 끝. 그 이후로는 별다른 증상을 느끼지 못했다.

백신에 의해 발생하는 혈전증의 원리를 아주 간단하게 설명해보겠다. 백신을 맞은 일부 환자들에게서는 백신의 기능과는 하등 무관한 혈소판에 작용해 혈소판 제4인자platelet factor 4, PF-4를 유리시킬 수 있다고 한다. 이런 경우 자가항체autoantibody를 가지는 사람들이 생길 수 있다. 이 항체가 다시 혈소판을 자극하기 때문에 혈전증이 발생할 수 있다는 것이 부작용 기전의 핵심 이론이다(그림 5).[29] 원래 이 질환은 헤파린heparin이라는 항응고제를 투여할 때 아주 드물게 발생하는 부작용이다. 사실 다들 백신은 혈소판의 기능과 무관하다고 생각했기에, 이런 부작용은 어느 누구도 예상하지 못했던 것 같다. 발생률은 극히 드물긴 하지만(100만 명당 5명 수준),[30] 전 세계 인구가 백신을 맞아야 하는 상황을 고려하면 산술적으로는 수천에서 수만 명까지도 부작용이 발생할 수 있는 상황이었다. 결국 국내에서도 관련성이 의심되는 사례가 나오면서 AZ 백신 포비아가 만연했다. 이후 정부에서는 화이자, 모더나 등 다른 회사의 백신들을 확보하는 데 총력을 기울였고, 이후 상당수 국민들은 새로 확보된 백신으로 접종하게

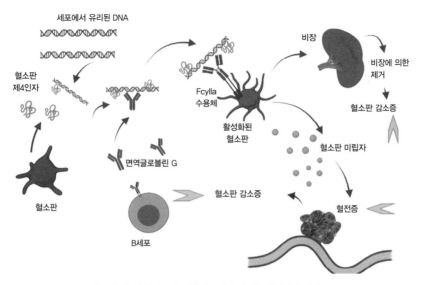

[그림 5] 백신 때문에 발생하는 대뇌 정맥동 혈전증의 기전

됐다.

AZ 백신 접종 후 발생한 몸살은 나에게도 꽤 당황스러운 일이었다. 병원 내 많은 직원들이 같은 증상을 호소했고 정확한 통계는 아니지만 아마 80퍼센트 이상 유사한 증상을 느꼈던 것으로 보인다. 이런 몸살 부작용은 AZ 백신이 원숭이에서 유래된 아데노 바이러스adeno virus라는 벡터를 사용했기 때문이라고 추정된다. 마찬가지로 CVT라는 치명적인 부작용도 아데노 바이러스 벡터 때문이라는 설이 어느 정도 받아들여지고 있는데, 정확한 발생 기전에 대해 좀 더 연구가 필요하다.[31]

국내에서는 서유럽의 보고에 비해 CVT 발생 빈도는 극히 적었던 것 같다. 해당 사례가 있었던 것은 확실한데 명확하게 발생률이 산출되지는 않았다. 의학적 견지에서 이 병의 발생은 혈소판의 비정상적 기능 항진에

의한 것이므로 아스피린과 같은 항혈소판제제를 예방적으로 복용했다면 발생률을 낮출 수 있지 않았을까 추측한다. 물론 이 방법을 실제로 연구한 것은 아니니 따를 필요는 없다. 아무튼 CVT 부작용을 모두 고려한다고 해도 확실하게 얘기할 수 있는 것은 백신 접종으로 인한 이득이 위험을 훨씬 상회한다는 사실이다. 특히, 노인 집단에서는 더욱 그러하다.

화이자, 모더나 백신은 향후 노벨 생리의학상의 강력한 수상 후보로 예상된다. 유전자 재조합 기술의 끝판왕이라고 할 정도로 이들 백신은 인류 역사상 한 번도 시도된 적이 없는 창의적인 원리로 만들어졌기 때문이다. 잘 알려진 것처럼 mRNA messenger RNA의 유전자 코드를 재조합해서 만든 백신들로서 AZ 백신과 비교해 더 나은 효과와 더 적은 부작용이 강점이다. 그런데 mRNA 백신에서도 CVT가 발생할 수 있음이 보고되고 국내에서도 해당 케이스가 기사화됐다.[32] mRNA 백신에서 발생하는 CVT는 AZ 백신과는 다르게 애초에 자가 면역 질환의 체질을 가진 사람에게서 발생할 수 있는 것으로 추정된다. 그중에서도 항인지질항체를 가진 사람과 연관될 수 있다는 가설이 제기되고 있는데,[33] 이는 아직 확실한 수준은 아니다.

사실 그동안 뇌졸중 클리닉에서 항인지질항체를 가진 많은 환자들에게 조금이라도 안전한 화이자, 모더나 백신을 맞으라고 추천했었다. 그런데 이들 백신도 혈전증이 생길 수 있다는 소식에 개인적으로 참 난감했다. 다행히 그 후 추적 관찰해보니 내 외래를 찾아오는 환자들 중 백신에 의한 심각한 부작용을 가진 분은 한 명도 없는 것 같다. 외래 전체 환자 수를 감안하면 부작용이 적어도 몇 명은 나왔어야 할 것 같은데, 언론의 공포심 조장이 너무 심한 것이 아닌가 싶다.

백신 맞고 뇌졸중?

앞에서 언급한 내용은 공식적으로 코로나19 백신에 의한 부작용으로 알려진 질환들이다. 그 외에도 백신은 과거부터 길렝바레증후군 Guillain-Barrésyndrome, 횡단성 척수염 transverse myelitis 등을 일으킬 수 있음이 잘 알려져 있다.[34-35] 따라서 이들 질환에 대해서는 의학적으로 백신 부작용임을 설명하고, 발생된 환자들은 그에 맞게 잘 치료하는 것이 적절하다. 그런데 CVT가 뇌졸중의 한 종류라고 알려지면서 일반 뇌졸중도 백신에 의한 부작용으로 의심하기 시작하는 사회 현상이 생기고 있다. 뇌경색, 뇌출혈, 심근경색, 급사 등을 겪은 환자의 가족들이 이를 백신 부작용이라고 언론이나 청와대 게시판에 호소하면서 많은 이들이 이에 선동되는 상황이 자주 발생한다. 뇌졸중 관련 단체나 학회가 이에 대해 국민의 혼란을 방지하는 메시지를 확실하게 전달하면 좋을 텐데 실망스럽게도 그 많은 단체들이 별다른 목소리를 내지 않고 숨죽이고만 있다. 단체들이 책임 있는 목소리를 내지 않는 상황에서 비록 개인적인 의견이긴 하지만 뇌졸중 전문가로서 이 책을 빌려 이에 대한 의견을 드리고자 한다.

기본적으로 뇌졸중과 심근경색이라는 질환은 오랜 시간 위험 요인에 노출된 것이 원인인 합병증임을 이해할 필요가 있다. 가장 중요한 원인은 죽상경화증으로 대표되는 동맥경화증이다. 이런 혈관 변화는 백신에 의해 어느 날 갑자기 발생하는 것은 아니다. 적어도 5~10년에 걸쳐 고혈압, 당뇨, 고지혈증, 흡연, 음주, 비만, 운동부족 등의 위험 요인에 노출되면 동맥경화증이라는 병변을 유발하고, 그 병변에서 발생한 혈전증이 비로소 뇌졸중을 일으키는 것이 이 병의 발생 기전이다. 즉 뇌졸중이나 심근경색은 과거에 성인병이라 부르던 대표적인 생활 습관병으로서 잘못된 생활

습관이 오랜 기간 누적됐을 때 나타나는 합병증이다.

환자 가족들은 멀쩡했던 환자가 백신을 맞고 며칠 뒤 갑자기 증상이 생겼으므로 당연히 백신이 원인이라고 주장한다. 물론 그 심정을 이해 못할 것은 아니지만 우리는 이 현상을 과학적으로 판단해야만 한다. 뇌졸중과 심근경색은 원래 갑자기 생긴다. 게다가 전 국민이 백신을 맞고 있는 상황에서 뇌졸중과 심근경색이 급증한다면 연관성이 있을지 모르겠지만 백신 접종 전과 후의 뇌졸중 발생률의 차이는 거의 없다. 발생 기전에 과학적 연관성이 없고, 통계적으로 환자 증가도 없다면 이를 관련된 부작용이라고 받아들일 근거는 약하다고 판단해야 한다.

대개 수년이 넘도록 혈관 변성이 이뤄져야 발생하는 뇌졸중이나 심근경색의 원인으로 코로나19 백신이 지목된 것은 어떤 이유 때문일까? 당사자나 가족들은 백신 접종 후에 몸살 등의 부작용을 겪다가, 갑자기 뇌졸중이 생겼다고 호소한 경우가 많다. 이는 뇌졸중의 발생에 있어서 두 가지 기여 요인이 있음을 고려할 만한 사안이다. 뇌졸중은 오랜 기간 누적된 동맥경화증으로 인해 서서히 진행되지 않는다. 수년간 가지고 있던 동맥경화증 병변에, 어느 날 갑자기 문제(경화반의 파열 등)가 생기면서 혈소판 활성화에 의한 급성 혈전증이 생기는 것이 원인이다. 위험 요인을 원인이라고 할 때 어느 날 갑자기 뇌졸중을 발생시키는 요인이 촉매 내지는 방아쇠 역할을 한다고 볼 수 있다. 권총을 예로 들어보자(그림 6). 총을 발사하려면 총알을 장전하고 방아쇠를 당겨야 한다. 총알을 장전하지 않는다면 아무리 방아쇠를 당겨도 권총은 발사되지 않는다. 총알이 장전된 상태를 동맥경화증이라고 볼 수 있고, 방아쇠를 당기는 상황을 촉매라고 볼 수 있다. 즉 뇌졸중은 장전된 총알 상태로 상당 기간 지내던 사람이 어

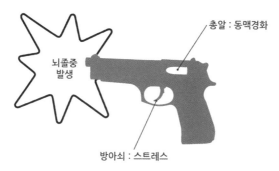

[그림 6] 뇌졸중 발생 과정의 비유

느 날 갑작스럽게 방아쇠 역할을 하는 상황을 만나서 발생하는 것이라고 이해할 수 있다.

이런 방아쇠 역할은 일상생활의 다양한 상황에서 생길 수 있다. TV 드라마에서는 갑작스럽게 화를 내거나 싸우다가 뒷목 잡고 쓰러지는 상황 등으로 많이 연출된다. 이런 것들이 조금 과장된 면은 있지만, 실제 환자에게서도 그런 상황이 드문 것은 아니다. 실제로 많은 환자들은 발생 전 감염, 과로, 수면부족 등 일상생활의 다양한 스트레스 상황에서 뇌졸중 증상이 발생했다고 호소한다. 이런 경우 의사들은 애초에 동맥경화를 일으킨 고혈압, 당뇨 등을 원인이라고 설명하지 스트레스 상황들을 뇌졸중의 원인이라고 설명하지는 않는다. 어느 누구도 일상생활에서 이를 완전히 피할 수는 없기 때문이다.

같은 이유로 백신 이후 뇌졸중이 생긴 환자들은 이미 머릿속에 장전된 총알(동맥경화 등의 병변)을 가지고 있는 상태이므로 백신이 아니었어도 가까운 시간 내에 뇌졸중이 발생했을 가능성이 높은 사람들이다. 이미 뇌졸중 발생을 위한 준비가 끝난 뇌혈관 상태였기 때문에 백신 정도의 스트레스로 쉽게 뇌졸중이 발생했다고 보는 것이 타당하다. 따라서 대부분의 경우 코로나19 백신은 뇌졸중의 원인이 아니다. 물론 정상 심장 및 혈관 상태에서라도 급작스럽게 발생한 많은 혈전이 원인이 돼 이런 질환이 발생하는 경우도 있을 수 있으니, 이 가능성을 완전히 배제하자는 것은 아니다. 하지만 이런 사례는 정말 극히 드물 것이라고 생각한다.

전 세계 수십억 명이 백신을 맞는 상황에서 어느 나라도 뇌졸중과 심근경색을 백신의 정식 부작용으로 인정하지는 않고 있다. 앞으로 기자 및 언론인들은 과학적 정보가 그 어느 때보다 중요한 이때에 일반인들을 호도하는 기사만 양산하지 말고, 전문가들의 취재를 통해 논리적으로 이해 가능한 심층 기사를 보도해주길 바란다. 내 개인 의견이니 이것으로 쉽게 일단락될 것이라 생각하지는 않는다. 하지만 팬데믹으로 전 세계인들이 고통받는 상황 속에서 일상적인 뇌졸중을 백신의 부작용이라고 보도하면서 사람들을 더욱 힘들게 하지는 않았으면 한다.

과연 우리나라에 명의는 존재하는가?

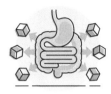

    요즘 세상에는 명의名醫가 너무 많다. 언론이나 TV 프로그램을 보면 명의들이 넘친다. 우리나라가 먹고살 만해지다 보니 건강과 질병에 관심이 많아지면서 전문적 의학 정보에 대한 수요도 많아졌다. 그런 곳에 등장하는 의사는 다 명의란다. 나는 사실 동료 의사임에도 이런 플랫폼에 출연하는 의사들의 명성이나 실력을 그다지 신뢰하지 않는다. 나 자신도 〈유 퀴즈 온 더 블럭〉에 출연하기는 했지만, 사실 이 프로그램이 나를 뇌졸중 명의라고 판정해서 섭외한 것이라고 생각하지는 않는다. 나는 그전까지 몇몇 언론과 인터뷰는 가끔 했지만, 대개는 내 연구 성과에 대한 정보 공유 목적이 대부분이었다. 뇌졸중에 대한 수많은 TV 프로그램이 만들어지는데, 여태껏 〈유 퀴즈〉를 제외하고는 단 한 번도 섭외에 응한 적은 없다. 내가 군이 이렇게 행동하는 이유는 무엇일까? 내 스스로 생각하는 이유는 아주 명백하다. 하지만 일반인들의 예상과는 괴리가 있을 것 같아 이 글에서 찬찬히 설명해보고자 한다.

'명의'는 과연 명의인가?

아침 프로그램에는 수많은 건강 정보가 나오고, 심지어 제목이 '명의'라는 프로그램도 있다. 지상파 외에도 종편 방송국들이 생기면서 건강정보가 범람하다 못해 쇼닥터라는 불명예스러운 별명이 붙었음에도 개의치 않고 방송에 자주 출연하는 의사들도 많다. 일반인 입장에서는 아무래도 방송에 나온 의사들이 조금이라도 수준이 높거나 좋은 실력을 가졌을 것이라고 짐작할 것 같다. 하지만 실제로는 방송에 나오는 의사가 좋은 실력을 가졌다는 것을 절대로 담보할 수가 없다. 그 이유는 방송국이 의사의 수준을 확인할 방법이 전혀 없기 때문이다. 명의라는 타이틀은 공신력 있는 기관이나 어느 누가 주는 것이 아니다. 대개는 방송국에서 명의를 수소문하면서 해당 영역에서 그 의사에 대한 평판을 수집한 후, 그들 나름의 필요에 맞춰 주관적으로 평가해서 초대를 하곤 한다. 그렇다면 그 평판의 출처는 무엇일까?

첫 번째로는 동료 의사의 평가다. 만약 뇌졸중 명의를 찾고 있다면 뇌졸중을 전공으로 하는 동료 혹은 선후배 의사에게 평판이 좋은 의사를 수소문할 것이다. 그런데 생각해보라. 동료 의사가 그 의사에게 뇌졸중 치료를 받은 적이 있을까? 아니면 자기 가족이나 지인을 그 의사에게 치료해달라고 보낸 후, 치료 결과를 제대로 평가한 사례들이 있었을까? 내가 병원에서 근무하면서 주변 지인들에게 받는 부탁 중에 가장 곤란한 부탁이 '어느 분야에서 제일 잘하는 의사를 소개해달라'는 부탁이다.

나로서는 참 난감한 부탁이다. 그분들과 식사를 하면서 병원 행정에 대해 대화를 한 적은 있어도 진료 실력을 확인한 적은 없다. 같은 병원에 있어도 그 의사의 실력을 알 방법이 거의 없으며, 소문에 의해 판단한다 하더라도 다양한 이유로 왜곡되는 경우가 많다. 따라서 그 의사와 함께 활동했던 학회 등의 학술 네트워크에서 인사하고 밥 먹었던 기억을 바탕으로 주관적으로 판단하는 경우가 대부분일 것이다.

결국 그 의사의 실제 진료 실력이나 학술 수준, 환자에 대한 진정성 있는 태도 등은 거의 알 방법이 없다. 그저 개인적인 기억 속에 남아 있는 추천 대상자에 대한 좋은 감정 유무에 따라 명의 여부를 결정할 가능성이 높다. 또 직접적인 인연이 없더라도 학술대회에서 좌장이나 연사 등 학술 활동을 활발하게 하면 왠지 수준 높은 의사라고 판단할 가능성이 높아진다. 그 의사가 현재 일하고 있는 병원의 브랜드(빅 5병원에 근무한다면 일반인 인식은 좋지 않겠나?)도 판단에 영향을 줄 것이다. 즉 의사들이 한 의사를 명의라고 판단하는 '객관적' 기준은 학술 활동 수준과 병원의 브랜드 파워이며, 실제 환자에게 도움이 되는 진료 수준은 동료 의사가 알 방법이 없다. 그나마 이 방법도 사람이 하는 일이다 보니 추천하는 사람의 주관적이고 감정적인 판단에 좌우된다. 실제 수준 높은 명의라 할지라도 주변 동료 의사들의 시기와 질투를 받고 있다면, 명의라고 추천될 가능성은 거의 없다. 오히려 너무 뛰어나기 때문에 명의로 추천되지 않는 상황이 얼마든지 생길 수 있다.

두 번째는 의료 소비자들의 평가다. 우리나라에서는 그 의사를 경험한 환자들의 정보 네트워크 내지는 환우회 등에서 다양한 의사들의 정보를 공유하고 있다. 주로 환자 당사자와 가족들이 간절하게 정보를 공유하는 곳이기에 의사들의 평가보다 오히려 공신력이 높을 수도 있다. 하지만 여기에서 공유하는 정보도 큰 한계가 있다. 바로 정보의 판단에 있어서 '기울어진 운동장' 문제가 발생하기 때문이다. 의료 소비자는 의료 전문가가 아니다. 일반적으로 전자 제품이나 다양한 생활 필수품에 대해서는 소비자의 파워가 막강할 수밖에 없다. 일반 소비자들은 제품의 사용 용도와 목적을 명확하게 알고 사용하며, 사용하는 순간 그 제품의 장단점을 소비자 스스로 판단할 수 있다.

하지만 질병에 있어서 의사와 환자의 정보 수준은 절대적으로 기울어져 있다. 의사가 아무리 자세히 설명한다 하더라도, 환자가 그 질병의 기저에 깔린 모든 정보를 완전히 이해한다는 것은 거의 불가능하다. 의사 입장에서는 최선의 치료를 했음에도 환자가 기대한 수준에 미치지 못해서 아쉬운 상황이 벌어질 수도 있고, 반대로 의사의 노력이 보잘것없었음에도 운이 좋아서 환자가 크게 만족하는 경우도 있다. 환우회에서 의사를 판단하는 기준의 대부분은 그 의사가 얼마나 친절한지에 달려 있는 경우가 많다. 사람 사는 곳은 다 비슷한가 보다. 하지만 친절도와 의사의 실력은 절대로 비례하지 않는다.

과거 서울대학교병원 병원장을 지내셨던 한만청 명예교수님이 암을 몸소 겪으면서, '의사가 환자로서 바라보는 의사'라는 주제로 칼럼을 투고한 적이 있다.[36] 그때 한 교수님은 자신의 주치의를 선택하는 철학 두 가지를 다음과 같이 얘기하셨다. 첫째, 절대적인 실력을 기준으로 주치의를 선택하라. 친절은 나를 치료하지 않는다. 둘째, 선택한 후엔 100퍼센트 신뢰하고 그대로 따르라. 이 두 가지는 내가 의사로서 절대 공감하는 얘기다. 환자들은 퉁명스럽고 말이 없는 의사를 꺼리는 경우가 많고, 친절하고 말이 많으면 좋은 의사라고 생각하는 경우가 많다. 환자와 의사 관계도 사람 간의 관계이니, 어찌 보면 쉽게 이해가 되는 상황이다. 하지만 자신의 목숨이 걸려 있는 절체절명의 상황이라면 의사의 겉모습보다는 내면의 실력에 대한 정보를 최대한 얻는 것이 현명하다.

내 지인 중에 우울증으로 여러 차례 자살 시도를 하며 생과 사의 갈림길을 넘나든 분이 있었다. 당시 그분의 우울증을 치료한 의사는 큰 병원의 병원장을 맡고 있는 인지도 높은 정신과 의사였다. 상당히 친절하고 말씀도 잘해서 환자와 가족들은 그를 믿고 한 달간 입원하며 치료를 받았다. 그런데 아무리 시간이 지나도 환자의 상태는 전혀 호전될 기미가 없었다. 결국 이 의사를 믿지 못한 가족들은 내가 근무하는 병원에 정신과 의사를 추천해달라고 했고 내가 그 과정을 중개한 적이 있었다. 새로 소개받은 정신과 의사는 방송에는 전혀 나오지 않고 말수도 적은 분이어서 가족들이 불안해했다. 하지만 그분은 병원에 입원한 지 약 보름 만에 해당 의사의 처방 아래 굉장히 빠른 속도로 호전되면서 매우 건강한 모습으로 퇴원했다. 그 이후로 수년 넘게 환자는 예전처럼 자살 시도를 하지 않았다고 한다. 내가 개인적으로 경험한 이 사례만 보더라도 의사의 친절과 실력은 비례하지 않는다는 것을 알 수 있다. 명의는 외부의 평가로 알 수 있는 것이 아니니 쉽지 않겠지만 최대한 객관적으로 의사의 실력에 대한 정보를 얻도록 해야 한다.

진정한 명의를 판별하려면?

명의의 기준은 사실 어렵지 않다. 비슷한 중증도의 환자들을 맡았을 때, 환자를 더욱 많이 호전시키는 의사가 명의다. 그런데 이 간단한 기준을 실제로 적용하려면 어떤 시스템을 만들어야 할까? 현실적 적용 여부를 떠나서 그 시스템이 가능한지 한번 생각해보자. 요즘은 병원에서 대부분 전자 차트를 활용하고 있어서 이를 활용하면 이론적으로는 진료 결과를 충분히 분석할 수 있다. 일정 기간 동안 내원한 환자들을 진료한 주치의에 따라 분류한다. 환자들의 질병, 중증도, 식이 등 다양한 통계적 변수들을 표준화한 다음 치료 후 경과를 서로 비교하면 된다. 대단히 간단한 방법이지만 사실 한 번도 우리나라에서 이런 식의 분석이 시행된 적은 없다.

보험심사평가원에서는 해마다 각종 질환의 의료 적정성 평가를 시행한다. 이는 의사들에 대한 평가가 아닌 병원의 수준별 평가다. 즉 적정성 평가는 각 질환에 대해 해당 병원의 수준이 A등급이냐, B등급이냐를 보여주는 결과만 공표한다. 대부분의 3차 병원은 각 질환에 대해 모두 A등급을 받고 있다. 이 기준으로는 각 질환의 명의가 이미 수백 명씩 있는 셈이다. 사실 의료 적정성 평가의 취지는 해당 질환 환자에게 필수적인 검사와 치료 방법 등을 빠지지 않도록 교육하면서 전국의 치료 수준을 상향 평준화하는 것이지, 뛰어난 기관이나 의사를 감별해서 순위를 매기는 것은 아니다. 이런 상황에서는 변별력 없이 대다수 의료기관이 A등급을 받게 된다. 결론적으로 환자들의 판단에 도움이 될 만한 국가 시스템 차원의 의사 진료 수준 조사는 존재하지 않는 셈이다.

그럼 이토록 간단한 의사들의 진료 수준 분석 연구가 실제로는 왜 수행되지 않는 것일까? 일단 의사협회나 병원협회와 같은 이익 집단들이 반대할 가능성이 높다. 의사의 수준을 나누는 분석은 직업 윤리적인 차원에서도 논란의 소지가 있는 것은 사실이다. 국민 전체의 건강이 목표인 정부 차원에서도 의사 순위를 만들면 불필요한 의료 집중을 유발할 가능성이 높으니 그다지 실익이 없다고 판단할 것 같다.

우리나라 외래 클리닉의 현실

최근 서울대학교병원의 외래 진료 시간이 평균 4.44분이라는 기사가 보도됐다.[37] 내가 근무하는 신경과는 3.99분이었다고 한다. 이게 실제 현실이다. 내 외래에는 3~4시간의 진료 예약 시간 동안 약 70명 정도가 내원한다. 평균 환자 진료 시간은 3~4분 정도라는 얘기다. 환자들도 이 상황을 잘 알기 때문에 오랫동안 상담하면 환자들이 오히려 더 미안해하는 경우가 많다. 내가 직접 세운 병원이라면 적당한 수준으로 환자 예약 시간을 배분이라도 할 텐데 여기에선 나도 급여를 받는 직장인이다 보니 병원에서 예약한 시간을 따를 수밖에 없다.

이런 외래가 일주일에 네 번이나 된다. 짧은 진료 시간 동안 실수하지 않기 위해 나를 포함한 세 명의 진료보조 간호사가 전날부터 환자 정보를 예습하고 준비한다. 외래 종료 이후에도 잘못된 오더가 없는지 몇 시간 동안 검토하는 작업이 진행된다. 환자들은 3분 진료받았다고 생각하겠지만, 3분을 위해서 앞뒤로 준비하는 시간이 생각보다 상당히 많다. 미국이나 서유럽 등 선진국에서는 한 시간에 2~4명 정도의 환자를 진료한다고 한다. 그게 가장 적절한 시간일 텐데 우리는 다른 산업 분야에서와 마찬가지로 박리다매薄利多賣가 현실이다. 외래 전날에는 외래에 대한 공포와 함께 저녁 약속도 피하면서 몸과 마음을 준비한다. 그리고 외래가 끝나면 완전히 녹초가 된다. 의사들에게도 외래 클리닉은 너무나도 고통스러운 시간이다.

수십 명의 환자를 보는 동안 나 스스로도 자랑스러울 정도로 잘 치료한 환자들이 여러 번 다녀간다. 그런 환자들을 만나면 치료에 대한 뿌듯함과 보람, 환자들이 느끼는 감사함 등을 누리고 싶은데 실상은 바로 다음 환자를 봐야 한다. 그러면 잠깐의 감동은 온데간데없고 다음 환자와 완전히 새로운 진료를 시작한다. 이 시간도 단 3분이다. 3~4시간 동안 감정의 업다운을 반복하다 보면 환자를 잘 치료하겠다는 생각보다는 별 사고 없이 외래를 끝낸 게 다행이라는 생각이 머리를 지배하게 된다. 전화 상담원들도 몹시 힘들겠지만, 의사들도 짧은 시간 동안 민원인을 상대하는 일종의 감정노동자다. 적어도 한국에서는.

나는 원래 내향적인 성격이라 사람들과 두루 잘 지내지는 못한다. 하지만 중요한 사람들과는 깊이 있게 교류를 하고 우정을 나누는 성격이다. 이런 성격은 외래 클리닉을 하는 데 있어서 가장 상성이 안 맞는 성격일 가능성이 높다. 시간이 없으니 모든 환자들에게 적당한 수준으로만 애정을 가지고 적당한 수준으로만 상처를 받아야 하는데 진정성 있는 관계를 추구하는 내 성격은 이런 시스템과의 궁합이 나쁘다.

게다가 나는 내심 스스로 우수한 실력을 가지고 있어서 많은 환자들에게 도움을 준다고 생각하지만 의사라는 직업을 좋아하는 것은 아니다. 사람마다 좋아하는 직업과 잘하는 직업이 다를 수 있듯이 나도 마찬가지다. 나는 연구와 신약 개발 등 학술 및 사업 활동을 훨씬 더 좋아하지만, 공교롭게도 누구나 힘들어하는 의사라는 직업을 수십 년째 유지하고 있다. 물론 살아남기 위해 다양한 삶의 지혜 등을 쓰고 있기는 하다. 그래도 나는 '의사질'을 잘하지만 좋아하지는 않는다. 3분 진료 시스템 속에서 의사질을 좋아하기란 정말 어렵다.

박리다매 의료시스템은 어디에서 시작됐는가?

우리나라 의료시스템을 이해하려면, 각 나라별 의료시스템을 개괄적으로 이해할 필요가 있다. 앞선 글에서도 조금은 소개했는데 여기에서는 각 나라의 의료시스템이 각 개인에게 어떤 영향을 미치는지에 초점을 맞춰 서술해보도록 하겠다.

자본주의의 천국 미국은 의료보험 제도조차 사보험 시스템이 근간이다.[38] 국가에서 저소득층을 위해 메디케이드 Medicaid 라는 의료 보호를 제공하지만, 일반 국민들에 대해서는 메디케어 Medicare 시스템이라는 불완전한 정부 의료보험 시스템이 마련돼 있다. 정부가 지원하지 않는 부분에 대해서는 해당 국민들의 능력에 따라 사보험을 가입할 수밖에 없는 상황이다. 오바마 전 대통령은 이러한 의료 공백을 보완하기 위해 오바마 케어라는 정책을 내세웠지만 후임 대통령인 트럼프에 의해 무력화되기도 했다. 사보험 제도는 HMO라 명명된 대기업들에 의해 운영된다. 이는 기본적으로 보험 가입자들의 수입과 계약 조건에 따라 진료 수준에 차이를 두는 제도다. 좋은 보험에 들면 평소 납부액은 크지만 좀 더 나은 진료를 받을 수 있고, 저렴한 보험에 가입하면 같은 병이라도 받을 수 있는 치료의 수준에 차이가 발생한다. 미국의 자본주의적 의료제도의 적나라한 현실은 마이클 무어 Michael Noore 감독의 〈식코 Sicko〉, 덴젤 워싱턴 Denzel Washington 주연의 〈존 큐 John Q〉에 잘 드러나 있다.

반면, 서유럽 국가들은 대부분 국가 책임제로 의료보험을 운영한다. 국민들의 의료비는 평소에 내는 세금 안에서 이미 충당하고 있는 구조다. 따라서, 모든 국민들은 죽을 때까지 병원에 의료비를 따로 내지 않고 진료받을 수 있다. 물론 평소에 납부하는 세금은 많은 편이다. 하지만 큰 병에 걸렸을 때 의료비를 마련하느라 집안이 곤경에 빠지는 문제를 애초에 국가에서 막아주는 시스템이다. 의료 천국 같은 느낌이 들 수도 있겠지만 단점도 명확하다. 국가가 의료를 책임지는 만큼 의료 공급이 상당히 인색한 편이어서 우리나라 병원을 이용하듯 원할 때마다 병원을 방문할 수는 없다. 주치의가 허락하지 않으면 환자가 아무리 원해도 상급 병원 진료는 꿈도 못 꾼다. 또한, 서유럽 국가들에서는 진료비 지불제도로 포괄수가제 diagnosis-related group, DRG를 기본으로 하고 있다. 이는 한 가지 진단에 대해 그 병원에 주는 진료비를 일정 수준으로 미리 정하는 제도다.[39] 예를 들어, 뇌졸중에 진료비 100만 원을 정했다면 환자가 병원에서 무슨 진단과 검사를 받든 그 금액만 나라로부터 보상받을 수 있다. 물론 이는 독자들의 이해를 위해 아주 간략하게 설명한 것이며 세부적으로는 차이가 있을 수 있음을 이해해주기 바란다.

우리나라 전 국민 의료보험 제도는 매우 복잡한 역사를 거쳐 2000년 7월 국민건강보험공단의 탄생으로 새롭게 시작됐다. 이 제도는 '본인부담금'과 '행위별수가제 fee-for-service, FFS'를 특징으로 한다. 본인부담금이란 의료 기관을 방문하고 진료를 받으면 서유럽처럼 국가가 진료비 전액을 부담하는 것이 아니라 환자 본인이 일정 비율을 부담하게 하는 제도다. 이는 아마도 일본의 의료보험 제도에서 차용한 것이라 추정된다.[40] 우리나라 국민들은 병원에 갈 때마다 의료비가 저렴한 편이긴 하지만 계속 비용 정산을 해야 하니 보험보다는 의료비 할인 제도라는 비아냥이 나오기도 한다. 행위별수가제는 각 진단 및 치료 행위를 할 때마다 의사가 시행한 진료 행위별로 모두 비용을 매겨 환자와 국가에 청구하는 방식이다. 다시 뇌졸중을 예로 들면 서유럽은 전체 비용이 진료비로 미리 정해져 있지만, 우리나라는 같은 진단이라 하더라도 각 환자에게 시행하는 의료 행위가 모두 다르므로 이에 대한 의료 비용도 모두 달라질 수밖에 없다. 일견, 행위별수가제가 더 논리적이고 합리적인 것 같은데, 과연 그럴까?

행위별수가제는 모든 의료인들이 환자에게 최저의 비용으로 최선의 진료를 한다는 전제를 바탕으로 한다. 그런데 그 전제가 깨질 수 있다면 어떻게 될까? 어떤 의사가 악의적으로 검사를 많이 하거나 아니면 실력이 부족하다면 어떻게 될까? 검사가 남발되고 진단은 지연되고 치료제는 많이 들어가면 각 행위가 많아지게 되니, 환자는 더 나쁜 치료를 받았음에도 더 많은 비용을 내야만 한다. 행위별수가제 아래에서 명의는 오히려 돈을 덜 번다. 불필요한 진단을 줄이고 꼭 필요한 치료제만을 사용하면서 환자의 예후는 좋게 하니 돈이 많이 들 일이 없다. 그러면 병원에선 명의를 좋아할까, 악의惡醫를 좋아할까?

우리나라 상당수 병원에서는 매달 그 의사가 벌어온 병원 수익을 집계하고 그 의사에게 유·무언의 압력을 행사한다고 한다. 그 의사에게 오는 환자의 수가 일정하다면 그 의사는 어떤 방법으로 병원 수입에 기여해야 할까? 과연 지금의 시스템이 명의를 만들어내 환자 진료비를 낮추려고 노력할 수 있는 시스템인가? 이런 시스템에서 명의를 기대하는 사회 풍조는 어쩌면 내면은 모르면서 지나치게 낭만적인 것은 아닌가? 다행히 내가 근무하는 병원은 이런 경영적 압박은 없다. 그래도 한 세션에 환자는 어김없이 70명씩 기다리고 있다.

그래도 좋은 의사는 많다

우리나라의 현실에서 명의는 존재하기 힘들다. 병원에서 자랑스럽게 생각하는 의사는 병원의 수입에 기여한 의사일 가능성이 높다. 학회에서 추천을 받은 의사는 학회사람과 두루두루 잘 지낸 웃어른일 가능성이 높다. 환우회가 추천하는 의사는 실력과 무관하게 친절하고 자상한 의사일 가능성이 높다. 그 병원의 동료의사가 추천하는 의사는 사실 실력을 알 방법은 없으면서, 옆 사람한테 물어 알게 된 정보로 판단했을 가능성이 높다. 의사도 모르는 명의를 방송국에서 섭외하는 일이 어떻게 가능하겠는가? 그러니 여러분들은 나를 포함해 언론이나 방송에서 떠드는 명의는 믿지 마라. 그분들은 다른 사회와 마찬가지로 주변 동료 및 선후배들과 사회생활을 잘해온 분들이지 실력으로 평가를 받은 분들이 아니다.

하지만 우리 사회가 그렇게 비인간적인 것이 아니듯이 환자를 위해 최선을 다하고 친절하게 대해주기 위해 노력하는 의사들도 정말 많다. 의사들은 의과대학을 졸업하고 병원에 근무하면서 사회생활을 많이 해보지 않은 순진한 성격을 가진 숙맥들이 많다. 방송이나 언론의 평가는 믿지 말고, 담당 의사와 많은 교감을 하면서 그 의사의 진정성과 실력을 스스로 잘 판단해보는 것이 최선이라 생각된다. 결론으로 얘기하기엔 내가 봐도 참 무책임해 보인다. 하지만 그나마 이 방법이 우리나라에서 명의라는 허울 없이 제대로 된 치료를 받기 위한 최선의 방법이라 생각한다. 우리나라에서 제대로 된 의사 하기는 정말 쉬운 게 아니다.

주석 및 참고문헌

내 몸은 내가 제일 잘 안다

1 조선일보, 2013년 10월 7일 (https://www.chosun.com/site/data/html_dir/2013/10/07/2013100702488.html)

2 YTN 뉴스, 2015년 5월 22일 (https://www.ytn.co.kr/_ln/0107_201505221706491533)

3 Gilgenkrantz H, Collin de l'Hortet A. Understanding Liver Regeneration: From Mechanisms to Regenerative Medicine. Am J Pathol. 2018 Jun;188(6):1316-1327.

건기식의 가능성과 한계

4 메디게이트, 2017년 6월 13일 (http://www.medigatenews.com/news/2621372610)

주석 '안아키'란, 2013년경에 등장한 인터넷 카페명으로, 아픈 아이들에게 약을 절대 사용하지 않고 자연치유를 해야 한다고 주장했던 한의사 김 씨의 인터넷 카페다. 한때 이 카페의 회원 수는 약 6만 명에 달했고, 안아키의 육아 방식을 따라 하다가 아이의 병을 키우고 사망하는 사례까지 등장하자 정부가 나서는 사태까지 발생하게 된다. 보건복지부는 안아키 카페 운영자인 한의사 김 씨를 식품위생법 및 아동복지법 위반으로 고소했고, 김 씨는 징역 2년 6개월, 집행유예 3년, 벌금 3,000만 원을 선고받았다.

5 중앙일보, 2019년 9월 24일 (https://www.joongang.co.kr/article/23585127#home)

6 헬스조선, 2019년 4월 29일 (https://m.health.chosun.com/svc/news_view.html?contid=2019042601911)

7 위키피디아, 오메가-3 지방산 (https://ko.wikipedia.org/wiki/%EC%98%A4%EB%A9%94%EA%B0%80-3_%EC%A7%80%EB%B0%A9%EC%82%B0)

8 Bhatt DL, Steg PG, Miller M, Brinton EA, Jacobson TA, Ketchum SB, Doyle RT Jr, Juliano RA, Jiao L, Granowitz C, Tardif JC, Ballantyne CM; REDUCE-IT Investigators. Cardiovascular Risk Reduction with Icosapent Ethyl for Hypertriglyceridemia. N Engl J Med. 2019 Jan 3;380(1):11-22.

주석 스타틴을 복용함에도 중성지방 수치가 높은 심혈관 질환 위험군 환자를 대상으로 한 이 연구에서 아이코사펜트 에틸(icosapent ethyl)의 복용은 위약에 비해 심혈관 질환으로 인한 사망, 심근경색, 불안정 협심증, 뇌졸중 등 심혈관 질환의 위험도를 유의하게 낮추었다.

9

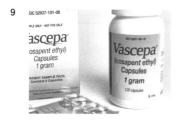

https://www.vascepa.com/about-vascepa/history

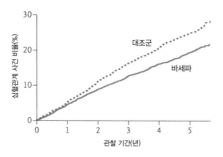

10 약사공론, 2021년 1월 11일 (https://www.kpanews.co.kr/academy/show.asp?search_cate=11&idx=462)

주석 ethyl EPA는 오메가-3 지방산의 한 종류인 에이코사펜타엔산(eicosapentaenoic acid)에 에틸 에스터화해 제조했다. 흡수율이 낮은 단점이 있지만, EPA, DHA 함량을 85퍼센트까지 높이면서 불순물을 최대한 제거했다는 장점이 있다.

11 https://www.drugs.com/price-guide/vascepa

주석 이 약물은 미국에서 1그램 1캡슐당 3.07달러(약 3,700원), 하루 약값은 1만 4,800원, 한 달 약값은 44만 4,000원 정도다.

약은 최대한 안 먹는 게 좋죠?

12 Staessen JA, Fagard R, Thijs L, Celis H, Arabidze GG, Birkenhäger WH, Bulpitt CJ, de Leeuw PW, Dollery CT, Fletcher AE, Forette F, Leonetti G, Nachev C, O'Brien ET, Rosenfeld J, Rodicio JL, Tuomilehto J, Zanchetti A. Randomised double-blind comparison of placebo and active treatment for older patients with isolated systolic hypertension. The Systolic Hypertension in Europe (Syst-Eur) Trial Investigators. Lancet. 1997 Sep 13;350(9080):757-64.

13 Rhee EJ, Kim HC, Kim JH, et al. 2018 Guidelines for the management of dyslipidemia [published correction appears in Korean J Intern Med. 2019 Sep;34(5):1171]. Korean J Intern Med. 2019;34(4):723-771.

14 Ridker PM, Danielson E, Fonseca FA, Genest J, Gotto AM Jr, Kastelein JJ, Koenig W, Libby P, Lorenzatti AJ, MacFadyen JG, Nordestgaard BG, Shepherd J, Willerson JT, Glynn RJ; JUPITER Study Group. Rosuvastatin to prevent vascular events in men and women with elevated C-reactive protein. N Engl J Med. 2008 Nov 20;359(21):2195-207.

15 FDA Talk Paper T01-34, 8 August 2001 (http://www.bl2.info/pdf/bios_life_fda_talk_papers. pdf)

> **주석** 세리바스타틴은 미국에서 1997년 콜레스테롤 강하제로 승인됐으나, 사용 중 치명적인 횡문근용해증과 신기능 손상의 발생이 보고됐고, 총 52명의 환자가 이 약으로 인해 사망했다. 이에, 2001년 이를 제조한 바이엘이 자발적으로 FDA 승인을 철회했다.

16 Cziraky MJ, Willey VJ, McKenney JM, Kamat SA, Fisher MD, Guyton JR, Jacobson TA, Davidson MH. Risk of hospitalized rhabdomyolysis associated with lipid-lowering drugs in a real-world clinical setting. J Clin Lipidol. 2013 Mar-Apr;7(2):102-8.

담배보다 전자담배가 낫나?

17 중앙일보, 2021년 10월 14일 (https://news.naver.com/main/read.naver?mode=LSD&mid=shm&sid1=104&oid=025&aid=0003142244)

적절한 체중이란 보기 좋은 체중인가요, 건강에 좋은 체중인가요?

18 Giugliano RP, Ruff CT, Braunwald E, Murphy SA, Wiviott SD, Halperin JL, Waldo AL, Ezekowitz MD, Weitz JI, Špinar J, Ruzyllo W, Ruda M, Koretsune Y, Betcher J, Shi M, Grip LT, Patel SP, Patel I, Hanyok JJ, Mercuri M, Antman EM; ENGAGE AF-TIMI 48 Investigators. Edoxaban versus warfarin in patients with atrial fibrillation. N Engl J Med. 2013 Nov 28;369(22):2093-104.

> **주석** 중등도 또는 중증의 신장장애 환자, 60킬로그램 이하의 낮은 체중 환자, 사이클로스포린, 드로네다론, 에리트로마이신, 케토코나졸 복용중인 환자는 에독사반 30밀리그램이 권고되고 있다.

19 WHO Body mass index (https://www.euro.who.int/en/health-topics/disease-prevention/nutrition/a-healthy-lifestyle/body-mass-index-bmi)

20 Lavie CJ, Osman AF, Milani RV, Mehra MR. Body composition and prognosis in chronic systolic heart failure: the obesity paradox. Am J Cardiol. 2003 Apr 1;91(7):891-4.

21　Lavie CJ, Milani RV, Ventura HO. Obesity and cardiovascular disease: risk factor, paradox, and impact of weight loss. J Am Coll Cardiol. 2009 May 26;53(21):1925-32.

22　Kim Y, Kim CK, Jung S, Yoon BW, Lee SH. Obesity-stroke paradox and initial neurological severity. J Neurol Neurosurg Psychiatry. 2015 Jul;86(7):743-7.

23　Kim BJ, Lee SH, Ryu WS, Kim CK, Lee J, Yoon BW. Paradoxical longevity in obese patients with intracerebral hemorrhage. Neurology. 2011 Feb 8;76(6):567-73.

24　Van Gaal LF, Mertens IL, De Block CE. Mechanisms linking obesity with cardiovascular disease. Nature. 2006 Dec 14;444(7121):875-80.

25　Flegal KM, Kit BK, Orpana H, Graubard BI. Association of all-cause mortality with overweight and obesity using standard body mass index categories: a systematic review and meta-analysis. JAMA. 2013 Jan 2;309(1):71-82.

26　위키피디아, 빌렌도르프의 비너스 (https://ko.wikipedia.org/wiki/%EB%B9%8C%EB%A0%8C%EB%8F%84%EB%A5%B4%ED%94%84%EC%9D%98_%EB%B9%84%EB%84%88%EC%8A%A4)

코로나19 백신은 뇌졸중 원인 맞아요?

27　Our World in Data (https://ourworldindata.org/covid-vaccinations)

28　메디칼업저버, 2021년 4월 7일 (http://www.monews.co.kr/news/articleView.html?idxno=303068)

29　Sharifian-Dorche M, Bahmanyar M, Sharifian-Dorche A, Mohammadi P, Nomovi M, Mowla A. Vaccine-induced immune thrombotic thrombocytopenia and cerebral venous sinus thrombosis post COVID-19 vaccination; a systematic review. J Neurol Sci. 2021 Sep 15;428:117607.

30　Anadolu agency, 2021년 4월 15일 (https://www.aa.com.tr/en/europe/astrazeneca-vaccine-increases-risk-of-blood-clots/2210260)

31　Greinacher A, Thiele T, Warkentin TE, Weisser K, Kyrle PA, Eichinger S. Thrombotic Thrombocytopenia after ChAdOx1 nCov-19 Vaccination. N Engl J Med. 2021 Jun 3;384(22):2092-2101.

32　SBS 뉴스, 2021년 10월 8일 (https://news.sbs.co.kr/news/endPage.do?news_id=N1006491486)

33　Talotta R, Robertson ES. Antiphospholipid antibodies and risk of post-COVID-19 vaccination thrombophilia: The straw that breaks the camel's back? Cytokine Growth Factor Rev. 2021

Aug;60:52-60.

34 Agmon-Levin N, Kivity S, Szyper-Kravitz M, Shoenfeld Y. Transverse myelitis and vaccines: a multi-analysis. Lupus. 2009 Nov;18(13):1198-204.

35 Vellozzi C, Iqbal S, Broder K. Guillain-Barre syndrome, influenza, and influenza vaccination: the epidemiologic evidence. Clin Infect Dis. 2014 Apr;58(8):1149-55.

과연 우리나라에 명의는 존재하는가?

36 조선일보, 2001년 10월 10일 (https://www.chosun.com/site/data/html_dir/2001/10/10/2001 101070486.html)

37 뉴시스, 2021년 10월 23일 (https://newsis.com/view/?id=NISX20211022_0001623999)

38 위키피디아, 미국의 의료 (https://ko.wikipedia.org/wiki/%EB%AF%B8%EA%B5%AD%EC% 9D%98_%EC%9D%98%EB%A3%8C)

    주석 미국의 의료보험은 노인 의료보험 또는 국민 의료 보조, 소아 의료보험, 노병 건강 관리국을 제외한 대부분의 의료보험을 사설 기관이 제공한다. 이러한 연유로 미국 인구조사국에 따르면 건강보험이 없는 미국 시민은 2007년 인구의 15.3퍼센트로 4,570만 명이다.

39 대한 병원 협회 Special, DRG 제도에 대한 외국동향과 시사점 (2008) (http://kha.or.kr:8080/ pgbuilder/cgi/pdf/08-05.06/04%ED%8A%B9%EC%A7%91-3,092046.pdf)

    주석 DRG지불제도는 비용 억제 정책의 일환으로 도입됐으며 유럽은 예산을 배정하는 방식으로 진행하고 있다. 유럽 국가들은 총액예산제하에서 병원의 활동 성과에 근거해 효과적인 예산 배분이 필요하다. 이러한 지불제도는 병원 관리 비용을 감소하려는 유인이 작용하면서 서비스 최소화 또는 규격화로 인한 의료서비스 질 저하에 대한 우려가 있다.

40 나무위키, 국민건강보험 (https://namu.wiki/w/%EA%B5%AD%EB%AF%BC%EA%B1%B4 %EA%B0%95%EB%B3%B4%ED%97%98)

이 책을 집필하는 데 7개월 정도가 소요됐다. 내 정규 업무로 인해 주말에만 작업이 가능했던 관계로 집필 기간이 꽤 오래 걸린 편이다. 완성된 지금 이 책을 보면 처음에 계획했던 것보다 충실하게 잘 만들어진 부분도 있지만, 여러 이유로 조금은 아쉬웠던 부분도 존재한다. 이런 부분은 개정판을 내거나 후속 집필을 통해서 좀 더 완전한 내용으로 개선해볼 예정이다. 나는 뇌졸중 전문가이지만, 첫 교양 서적을 뇌졸중에 대해서 내고 싶지는 않았다. 수십 년간 의학에 매진하고 질병을 가진 환자들을 돌보면서 내 나름대로 가진 '질병 철학'을 논리적으로 펼쳐내고 싶었다. 독자 여러분들이 보신 바와 같이 이번 책에 담고 싶었던 주제는 '질병에 대한 우리의 자세'다. 나의 욕심으로 많은 질병과 전문적인 의학 지식이 나열되면서, 독자 여러분들이 이해하기에 조금은 어려웠을지 모르겠다. 이 책을 끝맺으면서, 지금까지 언급한 나의 주장을 정리해보려고 한다.

나는 의사이자 환자다. 중증 질환을 가진 것은 아니지만, 사는 데 꽤 불편한 질환들을 스무 개 가까이 가지고 산다. 적극적으로 조절 중인 질환도 있고, 그냥 놔두는 게 오히려 낫기에 치료 없이 함께 사는 질환들도 있다. 의사는 신이 아니다. 병에 대해 조금 더 전문적인 지식을 가지고 있는 '사람'일 뿐이다. 실제로 의사의 평균 수명은 일반인들보다 짧다고 알려져 있다. 제 몸 간수도 잘 못하는 사람들이 의사랍시고 이래라 저래라 하는 꼴이다. 의사가 살라는 대로 살아야지, 의사처럼 살면 단명한다는 우스갯소리가 괜히 있는 건 아니다.

아무튼 여러 병을 가진 나이기에 병을 바라보는 태도를 갖추기 위해 예전부터 인류에게 병이라는 존재의 의미를 깊이 고민해왔었다. 이 책의 초반부에 우리 몸의 정상 구조와 기능을 언급한 건 질병을 이해하는 기본 지식이기 때문이다. 다른 책들보다 직관적이면서도 이해하기 쉽게 기술했다고 생각하는데, 독자 여러분들이 어떻게 느꼈는지 잘 모르겠다. 그 지식을 바탕으로 나는 질병을 외인성 혹은 내인성 질환으로 크게 분류했고, 그 안에서 우리가 가진 모든 질환을 일곱 개 소그룹으로 분류해서 설명했다. 2차성 질환의 대표 질환으로 뇌졸중을 자세히 설명했고, 노화성 질환에서는 암을, 감염성 질환에서는 감기와 코로나19를 나의 시각으로 새롭게 풀어내봤다.

뇌졸중은 2차성 질환이다. 고혈압, 당뇨, 고지혈증, 흡연, 음주 등의 위험 요인이 수년에서 수십 년 지속된 후 발생하는 동맥경화성 혈관병변이 일으키는 질환이다. 따라서 위험 요인이 생기지 않게 예방하거나 설사 위험 요인이 있어도 적극적으로 대처하면 뇌졸중의 발생을 대부분 막을 수 있다. 즉 뇌졸중은 본인이 자초한 질환이고, 본인 몸을 평소에 돌보지 않은 게으름에 의한 합병증이다.

감기는 우리가 살면서 피할 수 있는 질환이 아니다. 우리가 상상할 수 없을 만큼 수많은 바이러스가 지구에 존재하고 그들의 생존력에 의해 우리 몸은 평생 끊임없이 공격당하는 관계를 이루고 있다. 하지만 감기 바이러스의 생태를 이해한다면 우리의 컨디션이 중요한 시기, 적어도 일주일 정도는 발생을 원천 봉쇄할 수 있다. 그 방법의 근간은 '위생'이다. 자세한 대처법은 책의 본문에 언급했으니 다시 한번 봐주기 바란다.

코로나19 바이러스의 병태 생리는 감기 바이러스와 너무나도 흡사하다. 비말로 감염됐던 메르스 바이러스와 다르게, 에어로졸로 전파되는 양식이 감기와 거의 다를 바 없다. 우리가 일상생활에서 감기를 거의 피할 수 없듯 코로나19 바이러스도 철저한 방역 없이는 회피가 불가능하다. 이런 면에서 감기와 다르게 치명률이 높은 코로나19에는 백신과 치료제가 필수적이다. 인류 과학의 발전으로 효과적인 백신과 치료제가 쏟아져 나오고 있어서, 머지않아 인류는 코로나19를 완전히 극복할 것이라고 기대한다.

암은 대표적인 노화성 질환이다. 우리 몸에서는 어린 나이 때부터 수많은 암세포가 발생하지만, 뛰어난 면역력으로 이를 초반에 제거하는 시스템을 가지고 있다. 하지만 나이가 들면서 점차 떨어지는 면역력은 결국 온몸에 퍼지는 암의 발생을 막을 수 없게 된다. 이런 면에서 암은 대표적인 노화성 질환이다. 오래 살면 살수록 발생률이 높아질 수밖에 없다. 게다가 우리가 그렇게 무서워하는 발암물질은 일상생활에서 언제나 접하는 물질이다. 매운 음식을 먹기에 위암이 생기고, 변비로 인해 대장암이 생기며, 흡연과 훈연으로 인해 폐암이 생긴다. 암은 인류의 역사에서 진화 과정의 부산물일지도 모른다. 개인적으로 암은 불행이지만, 암이라는 질병은 인간에겐 장수의 부작용으로 따라오는 숙명과도 같은 질환이다. 평상시 과도하지 않은 건강검진을 통해 초기 단계의 암을 찾는 것이 가장 슬기로운 대처법이다.

내가 봤던 환자들 중 두 분의 임상 경험을 기술해보겠다. 이 책의 주제와 매우 연관된 분들이니 읽어보고 잘 생각해보길 바란다. 실제 임상 케이스이며 개인정보를 위해 나이와 성별은 공개하지 않겠다.

1번 환자는 뇌졸중에 처음 걸린 분이었다. 죽상경화증에 의한 뇌경색이었는데, 환자분과 보호자분들이 병에 큰 관심을 가지고 적극적으로 대하는 태도가 상당히 인상적이었다. 반신마비로 거동이 불편해져서 재활치료를 적극적으로 받으시던 매우 모범적인 환자분이었다. 다만, 혈관의 죽상경화증이 너무 심한 관계로 저혈압이 되거나 과로할 경우 오히려 뇌졸중이 재발할 수 있다고 충분히 경고도 했었다. 퇴원한 이후, 재활병원으로 전원해서 잘 지낸다고 알고 있었는데, 어느 날 뇌졸중이 재발했다며 다시 입원했다. 언급한 대로 과도한 재활치료가 오히려 독이 된 것이었다. 병에 너무 적극적인 나머지, 체력이 따를 수 없는 수준까지 심하게 재활치료를 했다고 한다. 뇌혈류가 원래 부족한 분이었는데, 심한 재활치료로 근육 혈류가 증가했고 그로 인해 뇌혈류가 더욱 감소해 뇌졸중이 재발한 상황이었다. 환자분은 거동이 불가능할 정도로 심한 뇌졸중이 왔지만, 이번에도 재활에는 대단히 적극적이었다. 과도한 재활치료의 부작용을 열심히 설명한 후 다시 퇴원했고 몇 개월 후 재활병원에서 뇌졸중이 재발한 후 사망했다는 부고를 듣게 됐다.

2번 환자는 평생 예술을 한 분이다. 수많은 제자를 키워내고 우리나라에서도 꽤 유명한 예술인으로 알려진 분이었다. 그런 만큼 몸과 건강에 대한 자신만의 철학이 확고했다. 하지만 몸 관리에 철저하다는 본인의 생각과는 다르게 갑작스러운 뇌졸중으로 나를 만나게 됐다. 작은 열공성 경색으로 상당히 운이 좋은 편이었다. 잘 치료하고 약물을 먹으면 일반인과 다를 바 없이 살 수 있는 뇌경색이었다. 하지만 환자는 퇴원한 이후 본인만의 생각으로 모든 약을 중단하고 침을 맞으며 다양한 민간요법 등을 지속했다고 한다. 외래 클리닉에도 오지 않던 환자는 관리하지 않은 고혈압 때문인지 이번에는 뇌출혈이 발생했다. 서울대병원에 재차 입원했는데, 그 환자는 이번엔 부끄러워하면서 나와 눈도 마주치지 못했다. 그전의 아집을 버린 환자는 이제는 나의 조언을 잘 듣고 열심히 따르는 모범적인 환자가 됐다. 하지만 이미 출혈에 의해 반신불수가 꽤 발생한 상태라 본인이 평생 해오던 예술 작업은 더 이상 할 수 없는 몸이 돼버렸다.

　독자 여러분들은 두 분의 케이스를 읽고 어떤 생각이 드는가. 어떤 질병에 대해 과잉 반응을 해서도 안 좋고 무대응도 좋지 않다. 마술적인 사고가 아닌, 객관적이고 합리적인 질병 지식으로 무장한 후 '적절한 수준'으로 질병에 대처하는 것이 가장 바람직하다. 병에 걸리면 그것은 본인이 재수 없거나 불행하거나 벌을 받은 것이 아니다. 그 질병에 걸릴 수밖에 없었던 객관적이고 논리적인 이유가 있을 뿐이다. 누구나 평생 질병에 걸리며 살 수밖에 없다. 어느 누구도 모든 질병을 완전히 회피하면서 건강하게 산다는 것은 절대 불가능한 일이다. 그럼 피할 수 없는 질병에 슬기롭게 대처할 것인가. 아니면 내 탓 남 탓하며 불행하게 고민할 것인가. 여러분들이 질병을 대처하는 태도에 이 책이 조금이라도 긍정적인 영향을 준다면, 내가 평생 질병 철학을 고민할 가치가 있었다고 생각한다.

병을 무서워하지 않습니다

초판 1쇄 발행 2022년 3월 20일 | 초판 8쇄 발행 2024년 12월 20일

지은이 이승훈

펴낸이 신광수
CS본부장 강윤구 | 출판개발실장 위귀영 | 디자인실장 손현지
단행본팀 김혜연, 조기준, 조문채, 정혜리
출판디자인팀 최진아, 당승근 | 저작권 김마이, 이아람
출판사업팀 이용복, 민현기, 우광일, 김선영, 이강원, 신지애, 허성배, 정유, 정승기, 박세화, 정재욱,
　　　　 김종민, 정영묵, 전지현
CS지원팀 봉대중, 이주연, 이형배, 이우성, 전효정, 장현우, 정보길
영업관리파트 홍주희, 이은비, 정은정

펴낸곳 (주)미래엔 | 등록 1950년 11월 1일(제16-67호)
주소 06532 서울시 서초구 신반포로 321
미래엔 고객센터 1800-8890
팩스 (02)541-8249 | 이메일 bookfolio@mirae-n.com
홈페이지 www.mirae-n.com

ISBN 979-11-6841-109-8 (03510)

북폴리오는 참신한 시각, 독창적인 아이디어를 환영합니다.
기획 취지와 개요, 연락처를 bookfolio@mirae-n.com으로 보내주십시오.
북폴리오와 함께 새로운 문화를 창조할 여러분의 많은 투고를 기다립니다.